Lynn Zimmer, John P. Morgan
Mathias Bröckers

Cannabis Mythen – Cannabis Fakten

Lynn Zimmer, John P. Morgan
Mathias Bröckers

Cannabis Mythen – Cannabis Fakten

Eine Analyse der wissenschaftlichen Diskussion

Aus dem Amerikanischen ins Deutsche übersetzt
und kommentiert von Claudia Müller-Ebeling

Solothurn, Nachtschatten Verlag 2004

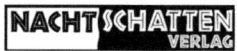

Impressum

Verlegt durch
Nachtschatten Verlag AG
Kronengasse 11
CH-4502 Solothurn
Tel: 0041 32 621 89 49
Fax: 0041 32 621 89 47
info@nachtschatten.ch
www.nachtschatten.ch

Die amerikanische Originalausgabe wurde 1997 unter dem Titel
Marijuana Myths – Marijuana Facts vom Lindesmith Center, New York,
publiziert.

© 1997 by Lynn Zimmer und John P. Morgan
© 2004 für die deutsche Ausgabe by Nachtschatten Verlag AG

Herausgeber der deutschen Ausgabe
Mathias Bröckers

Aus dem Amerikanischen übersetzt und kommentiert
von Claudia Müller-Ebeling

Lektorat: Cornelia Schönfeld
Layout und Umschlaggestaltung: trigger.ch, info@trigger.ch

Druck: Druckerei Uhl, Radolfzell

Printed in Germany

ISBN 3-03788-120-8

Für Lester Grinspoon

Inhalt

Vorwort zur deutschen Ausgabe

Jeder Richter, der Angeklagte wegen Cannabis verurteilt, jeder Politiker, der die Gesetzesgrundlagen für diese Urteile schafft, jeder Arzt, Polizist oder Sozialtherapeut, der unter diesen Gesetzen arbeitet, sollte dieses Buch lesen. Ja, er sollte nicht nur, er muss. Und ginge es mit rechten Dingen zu, müsste er es eigentlich längst gelesen haben. Oder kann es tatsächlich angehen, dass jahrein, jahraus weltweit Millionen Gerichtsverfahren geführt, abertausend Jahre Gefängnis verhängt, Vermögen beschlagnahmt, Geldstrafen ausgesprochen werden – und all dies auf Grundlage eines Mythos, eines Glaubens, eines Märchens? Es kann, und zwar seit vielen Jahrzehnten. Genauer: seit Anbeginn der neuzeitlichen Prohibition von Cannabis, seit den 30er Jahren in den USA. Von seinem Ruf als »Killerweed«, als »Mörder der Jugend« und als »gefährlichstes aller Rauschgifte«, der dem Hanf damals angedichtet wurde, hat er sich bis heute nicht erholt. Die erste Propagandaschlacht, die wir heute als »Krieg gegen Drogen« kennen, war der Prohibition der Hanfpflanze gewidmet. Die Lügen dieses PR-Feldzuges sind immer noch tief im öffentlichen Unterbewusstsein. Dass diese Mythen weiterleben, hat damit zu tun, dass diese nicht auf Rationalität und Vernunft beruhen, sondern auf dogmatischem Glauben. Als Galilei seinerzeit das Fernrohr erfand, weigerten sich die Mächtigen hindurchzuschauen, weil dies ihr Weltbild erschütterte. Als Leuwenhook nach dem Blick durch das erste Mikroskop erklärte, dass im Speichel kleine Tierchen leben, hielt man ihn für verrückt. Neue Werkzeuge gebären neue Weltbilder. Und Pioniere hatten zu allen Zeiten mit den Verteidigern des Alten zu kämpfen. Oft genug mussten erst ganze Generationen wegsterben, bevor das unerhörte Neue allgemeine Anerkennung fand. Mit dem Zeitalter der Aufklärung, der Etablierung der Vernunft und des wiederholbaren wissenschaftlichen Experiments zur Gewinnung objektiver, allgemeingültiger Erkenntnisse ist das dunkle Zeitalter der Glaubenskriege dennoch keineswegs beendet. Nach wie vor weigern sich die Mächtigen, ihr Weltbild durch neue Erkenntnisse erschüttern zu lassen – vor allem, wenn diese neuen Erkenntnisse den Abschied von alten Gewohnheiten fordern, wie zum Beispiel die Studie über die Wirksamkeit drogenpolitischer Maßnahmen, die eine europäische Kommission unter der Leitung des britischen Labour-Abgeordneten Paul Flynn für den Europarat erstellt hat. Am Beispiel von Schweden mit seiner sehr stark repressiven Drogenpolitik, von Großbritannien mit seinen überwiegend repressiven Maßnahmen sowie von den Niederlanden und der Schweiz mit ihren eher schadensreduzierenden Modellen hat die Kommission die Auswirkungen auf die Zahl der Konsumenten, des »Drogenschadens« und der »Drogentoten« untersucht. Das Ergebnis dieser Studie stellte keinen direkten Zusammenhang zwischen der Höhe der Strafen und der Häufigkeit des Konsums fest. Für die Hardliner im Europäischen Parlament war dieses Ergebnis so ernüchternd, dass die Parlamentarische Versammlung vor einer Annahme des Berichts 17 Klauseln ändern oder streichen wollte – und zwar vor allem jene, in denen die positiven Ergebnisse der Ansätze in der Schweiz und den Niederlanden herausgestellt wurden. Daraufhin zogen die Verfasser ihre Unterstützung für den Bericht zurück. Dort heißt es unter anderem: »Die Drogenpolitik der meisten Staaten scheint auf der Annahme zu beruhen, dass höhere Rechtsstrafen den Konsum begrenzen. Jedoch geht aus den Daten klar hervor, dass der Gebrauch von Cannabis in den Niederlanden, wo Besitz und Transport von ›Eigenbedarfsmengen‹ nicht bestraft werden, erheblich niedriger ist als in Großbritannien, wo die Rechtsstrafen relativ hart sind.«

Ähnlich klare Daten hatte schon 1997 eine Studie der UN erbracht, derzufolge harte Repression harte Drogen fördert. Der Marktanteil von harten gegenüber weichen Drogen liegt in den USA bei einem Verhältnis von 7:1, in Holland dagegen von 2:3. Doch verhält es sich mit diesen Studien heute ähnlich wie mit Galilaeis Fernrohr am Beginn der Renaissance. Die Gralshüter der alleinseligmachenden Prohibition wagen nicht, hindurchzuschauen! Und wenn es sich doch nicht vermeiden lässt, setzen sie alles daran, die unerwünschten Erkenntnisse in Frage zu stellen und die Ungereimtheiten wegzuerklären. Dies wird ihnen mit diesem Buch ein ganzes Stück schwieriger gemacht. Auch wenn es Politik und Justiz nicht dazu bringen kann, die Realität anzuerkennen und die Gesetze endlich nach ihnen auszurichten, zwingen die hier dargelegten und umfangreich dokumentierten Fakten sie immerhin, künftig noch unverschämter zu lügen.

Mathias Bröckers, Februar 2004

Vorwort zur Originalausgabe

In den USA sowie in den meisten anderen Ländern ist Cannabis bei weitem die meist gebräuchliche illegale Droge. Mehr als siebzig Millionen US-Amerikaner probierten sie aus und mehr als zwanzig Millionen rauchten Cannabis im vergangenen Jahr. Der Konsum von Cannabis mag in den nächsten Jahren zurückgehen, wie möglicherweise auch der von Alkohol, Tabak, Koffein und Medikamenten wie Valium und Prozac. Dennoch wird uns dessen Konsum und der ähnlicher psychoaktiver Substanzen weiterhin beschäftigen.

»Cannabis Mythen – Cannabis Fakten« bietet zuverlässige Informationen über die Wirkung von Cannabis auf den Menschen. Das Buch wendet sich sowohl an Menschen, die sich für Hanf interessieren, wie auch an diejenigen, die sich Sorgen über die Konsumenten machen. Es richtet sich an Eltern und Jugendliche, Beratungslehrer und Polizeibeamte, ebenso wie an Mitarbeiter von Einrichtungen zur Drogenberatung und an Politiker, die mit Novellen zur Drogengesetzgebung befasst sind. Dieses Buch wurde sowohl für Menschen geschrieben, die Cannabis lieben, wie für jene, die es hassen.

Es wäre eigentlich durchaus nahe liegend, wenn sich politische und persönliche Entscheidungen über das Für und Wider bezüglich des Konsums von Cannabis an der wissenschaftlichen Beweislage, an Informationen, die auf Fakten beruhen, sowie am gesunden Menschenverstand orientierten. Unglücklicherweise ist dies jedoch nur selten der Fall. Stattdessen basieren politische und persönliche Entscheidungen auf Fehlinformationen – auf Mythen über Cannabis. Sie überschwemmen die US-amerikanische Gesellschaft und liegen Berichten in Tageszeitungen, Magazinen, im Fernsehen und Regierungsverlautbarungen zugrunde. Diese Mythen mögen manche Kinder und deren Eltern erfolgreich abschrecken und dazu beitragen, dass manch einer davon absieht, Cannabis auszuprobieren. Für eigenverantwortliche Handlungen und regierungspolitische Entscheidungen stellen solche Fehlinformationen letztlich jedoch keine solide Grundlage dar. Es mag riskant sein, Wahrheiten über Cannabis verlauten zu lassen. Verglichen mit den Risiken, schlagen Lügen und gezielte Fehlinformationen jedoch weitaus empfindlicher zu Buche.

Die Professoren Lynn Zimmer und John P. Morgan unterzogen die über Cannabis im Umlauf befindlichen Behauptungen einer systematischen und gewissenhaften Überprüfung und sichteten die neuesten wissenschaftlichen Ergebnisse bezüglich der Wirkungsweise von Cannabis. Wissenschaftlichen Untersuchungsergebnissen zufolge kann ein exzessiver Cannabiskonsum durchaus gesundheitsschädlich sein. Generell ist der Genuss von Cannabis jedoch nicht annähernd so schädlich, wie die darüber im Umlauf befindlichen Mythen behaupten. Das ist nicht verwunderlich. Immerhin kamen in den letzten hundert Jahren mehr als ein Dutzend Kommissionen hochrangiger Experten der USA und anderer Länder zum Ergebnis, dass die von Cannabis ausgehenden Gefahren übertrieben wurden, und dass ein moderater Genuss von Cannabis in der Regel nur selten schädlich ist.

Was die meisten Menschen vermutlich am stärksten beunruhigt, ist der Gebrauch psychoaktiver Substanzen bei Kindern. Die meisten Menschen teilen sicherlich die Ansicht, dass der Genuss von Hanfprodukten nichts für Kinder ist. Außerdem ist der Besitz von Cannabis illegal und wird es in den kommenden Jahren vermutlich bleiben. Wer immer es also konsumiert, setzt sich der Gefahr aus, mit dem Gesetz in Konflikt zu geraten und seine Zukunft eventuell sogar mit einem Eintrag ins Vorstrafenregister zu ruinieren. Doch trotz der Kriminalisierung von Cannabis, trotz konzentrierter Aktionen zum weltweit ausgerufenen »Krieg gegen Drogen« [*War on Drugs*] und den damit verbundenen hohen Kosten kamen in den letzten Jahren mehr Jugendliche mit Cannabis in Berührung als jemals zuvor. Ein Umstand, der Eltern, Erzieher, Regierungsmitglieder und sogar Jugendliche gleichermaßen beunruhigt. Dies rechtfertigt jedoch weder Panikmache, Falschinformationen, noch jegliche Dämonisierung der Pflanze oder der Menschen, die sie nutzen. Wenn wir den Ausführungen der Professoren Lynn Zimmer und John P. Morgan folgen, sollte uns dieser Tatbestand eher dazu motivieren, über alternative Wege in der Drogenpolitik nachzudenken und aus den Erfahrungen anderer Länder zu lernen.Das *Lindesmith Center* versteht sich als drogenpolitisches Forschungsinstitut. Erklärtes Ziel ist es, öffentlichen Diskussionen über Drogen und einer auf Strafverfolgung basierenden Drogenpolitik Zugang zu kenntnisreichen Analysen zu verschaffen. Lynn Zimmer und John P. Morgan machten sich als ausgewiesene Wissenschaftler und Experten interdisziplinärer Studien über Drogen einen Namen. »Cannabis Mythen – Cannabis Fakten« ist als Titel einer Buchreihe konzipiert, für deren Veröffentlichung, Reprint oder Verbreitung sich das *Lindesmith Center* einsetzt. Die Veröffentlichung des vorliegenden Buches erfüllt uns als Mitglieder dieses Zentrums mit Stolz. Wir sind überzeugt, dass es zu einer ehrlicheren, präziseren und letztlich für alle Seiten produktiveren Diskussion über den Gebrauch von Cannabis und der damit verbundenen politischen Haltung beitragen wird.

Ethan A. Nadelmann, *Lindesmith Center* (1997)

Geleitwort

1971 widmete sich die *National Commission on Marihuana and Drug Abuse* [Nationale Kommission zu Marihuana und Drogenmissbrauch] dem Versuch der Entmythologisierung von Cannabis, um Wege für eine vernunftbetontere Drogenpolitik zu ebnen. Seither sind mehr als dreißig Jahre vergangen, doch nach wie vor beherrschen verzerrte Mythen und Übertreibungen über die Auswirkungen von Cannabis auf Konsumenten und Gesellschaft die öffentliche Meinung. »Cannabis Mythen – Cannabis Fakten« präsentiert präzise und unumwunden wissenschaftliche Erkenntnisse und leistet somit auf einer angemessen rationalen Grundlage einen wertvollen Beitrag zur öffentlichen Diskussion. Kein geringer Verdienst für den Umgang mit einem Thema, das jahrzehntelang durch Irrationalität gebrandmarkt wurde.

– Richard J. Bonnie, Lehrbeauftragter der *School of Law* [Juristische Fakultät] an der Universität von Virginia; Mitglied der von Präsident Nixon initiierten nationalen Kommission für Cannabis und Drogenmissbrauch und verantwortlich zeichnender Autor des Berichtes dieser Kommission aus dem Jahre 1972.

Danksagung und Referenzen

Wir widmen dieses Buch Lester Grinspoon, der seine 25-jährige Forschungstätigkeit in den Dienst von Cannabis stellte. In seiner 1971 veröffentlichten Publikation »**Marihuana Reconsidered**« kommentierte er erstmals die bis dahin erschienene wissenschaftliche Literatur zu diesem Thema. 1993 überarbeitete und erweiterte er mit James B. Bakalar die erstmals 1993 bei der Yale University Press erschienene Publikation »**Marihuana – The Forbidden Medicine**« [Marihuana – Die verbotene Medizin]. Die erste Auflage wurde in acht Sprachen übersetzt und gilt weltweit als Standardwerk zum medizinischen Gebrauch von Cannabis. Wir sind Lester Grinspoon für sein wissenschaftliches Geleit sehr dankbar.

Als Mitglied einer siebenköpfigen Expertengruppe prüfte er unser Manuskript im Laufe seiner Entstehung und gab uns manchen hilfreichen Hinweis. Die sechs anderen Experten waren Louis Lasagna M.D., David Levis M.D., die Soziologen Harry G. Levine und Marsha Rosenbaum, Aryeh Neier vom *Open Society Institute* und Ethan Nadelmann vom *Lindesmith Center*. Folgende Personen baten wir im Laufe unserer Bearbeitung, um kritische Meinungen zu einzelnen Kapiteln: Dan Abrahamson, Marianne Apostolides, Dan Baum, Wally Bachman, Joel Brown, Gregory Chesher, Peter D. A. Cohen, Jeffery Fagan, JoAnn Gampel, Dale Gieringer, Jean-Paul Grund, Lana Harrison, Leo E. Hollister, Douglas Husak, Denise Kandel, Steven B. Karch, Claudia B. Morgan, Herbert Moscowitz, Laura Murphy, Sheigla Murphy, Rik Musty, Stanton Peele, Craig Reinarman, John K. Robinson, G. Alan Robison, Sidney Schnoll, Loren Siegel, Steven Sifanek, William S. Slikker, Keith Stroup, Donald Tashkin, Chuck Thomas, Andrew Weil, Charles Winick und Kevin B. Zeese. Ihnen allen sind wir für ihre förderlichen Hinweise dankbar. Wir nahmen sie ernst und reagierten auf alle Hinweise und Kritikpunkte, auch wenn sie nicht immer deren Ansichten entsprachen. Für eventuelle falsche Auswertungen der erhaltenen Hinweise, Aussagen und Schlussfolgerungen zeichnen wir als Autoren verantwortlich.

Wesentliche Unterstützung und Kritik erfuhren wir in der Zeit, die wir in dieses Projekt investierten, von unserem Herausgeber Harry G. Levine. Er korrigierte unsere Aussagen, wenn wir von deren Richtigkeit überzeugt waren, überredete uns zur Weiterarbeit, wenn wir dachten, das Manuskript abgeschlossen zu haben, und überzeugte uns, es abzuschließen, als wir kein Ende fanden. Sollten wir uns je zu einem weiteren Buch entschließen, sind wir Harry G. Levine schon jetzt für ähnliche Hilfestellungen dankbar.

Besonderen Dank schulden wir Ethan Nadelmann und der *Smart Family Foundation*, die uns Zugang zur Princeton-Arbeitsgruppe verschafften. Bei dieser Gruppe handelt es sich um eine wissenschaftliche Forschungsgruppe, die sich im Zeitraum von 1990 bis 1994 in regelmäßigen Abständen traf, um über vergangene, gegenwärtige und zukünftige Wege in der Drogenpolitik zu beraten. Unsere vorliegende Dokumentation verdankt diesen Treffen wesentliche Einsichten. Sie ermöglichten uns Einblicke in den aktuellen Stand der Forschung, vermittelten uns aktuelle Erkenntnisse und förderten einen regen Informationsaustausch mit den Mitgliedern der Arbeitsgruppe. In seiner Funktion als Direktor vom *Lindesmith Center* engagiert sich Ethan Nadelmann auf wissenschaftlicher und sozialer Ebene für seriöse Studien über Drogen und für Wege in der Drogenpolitik, die sich an diesen Erkenntnissen orientieren.

Ohne die Unterstützung der Bibliothekarinnen Estelle Davis am *City College* von New York und Leigh Hallingby am *Lindesmith Center* hätten wir unsere Recherchen nicht abschließen können. Sie machten uns auf viele Titel aufmerksam und verschafften uns Zugang zu Büchern, Artikeln und Berichten, auf die wir uns im vorliegenden Buch beziehen. Josef Filip-Ryan, Bethami Cooper und Julie Copper sichteten kritisch diverse Fassungen von nahezu allen vorliegenden Kapiteln. Simon Rodberg stellte uns wochenlang als wissenschaftlicher Assistent seine Zeit zur Verfügung. Brent Gardner verdanken wir ein überaus zuverlässiges Lektorat unseres Manuskriptes. Karynn Fish vom Lindesmith Center, die mit der Betreuung unserer Arbeit betraut war, verblüffte uns wiederholt mit ihrem gesunden Menschenverstand und ihrer Effektivität. Ihr ist es letztlich zu verdanken, dass diese Untersuchung das Licht der Welt erblickte.

Ein von Regierungsseite ausgeschriebener Forschungspreis und ein Forschungsjahr befreiten Lynn Zimmer achtzehn Monate lang von ihren Lehrverpflichtungen am *Queens College der City University of New York* und ermöglichten ihr die Arbeit an diesem Buch. Peter Lewis unterstützte uns finanziell. Bei der Produktion unterstützte uns das *Lindesmith Center*. Moralischen Rückhalt fanden wir bei unseren Familien und Freunden. All das lies uns freie Hand, während der Arbeit an unserem Manuskript.

Lynn Zimmer, John P. Morgan (1997)

Danksagung zur Deutschen Ausgabe

Insbesondere Michael Schlichting sowie auch Ulrike und Paul Grossman, Wolf-Florian Kemper, Christian Rätsch, John Baker und William Mahoney verdankt die Übersetzerin sachkundige Hilfe bei medizinischen, therapeutischen, juristischen und sprachlichen Fragen. Ihr Dank für eine reibungslose Verständigung während der Produktion gilt Cornelia Schönfeld, Roger Liggenstorfer, Claude Steiner und Mathias Bröckers.

Claudia Müller-Ebeling

Einleitung

Im vergangenen Jahrhundert eruierte eine Vielzahl unabhängiger Kommissionen die Wirkungsweisen von Cannabis. 1893 beauftragte das britische Parlament die Kommission zur Erforschung von *Cannabis indica [Indian Hemp Commission]* mit einer Bestandsaufnahme zu den Auswirkungen des Gebrauches von Cannabis auf die »soziale und moralische Verfassung« des indischen Volkes. Die Untersuchung kam zum Schluss, dass »der gemäßigte Gebrauch von Hanfdrogen mit keinerlei Übel einhergeht«. 1925 erforschte ein Ausschuss den Cannabiskonsum bei den US-Soldaten, die in der Region des Panama-Kanals stationiert waren und konstatierte, dass die Auswirkungen von Cannabis »offensichtlich stark übertrieben wurden«. 1944, zwanzig Jahre später, kam ein medizinisches Expertenteam, das vom damaligen New Yorker Bürgermeister Fiorello La Guardia eingesetzt worden war, zum – von diesem selbst formulierten – Ergebnis, wonach »die Missstände auf soziologischer, psychologischer und medizinischer Ebene, die Cannabis gewöhnlich zugeschrieben werden ... übertrieben sind«.

Als Reaktion auf den gestiegenen Cannabisgebrauch in den 60er und 70er Jahren des vergangenen Jahrhunderts beriefen die Regierungen der USA, von Kanada, Großbritannien, Australien und den Niederlanden Kommissionen ein, um die wissenschaftlichen Ergebnisse über die Gefahren von Cannabis für Einzelne und die Gesellschaft auszuloten. Der britische Wootten Report kam 1969 zu Ergebnissen, die mit denen der *Indian Hemp Commission* und von La Guardia übereinstimmten. Er folgerte, dass »ein langfristiger Gebrauch von Cannabis in moderaten Dosierungen keine schädlichen Auswirkungen« habe. 1972 resümierte der Bericht einer von der niederländischen Regierung eingesetzten Kommission: »Die physiologischen Auswirkungen des Cannabisgebrauchs sind als relativ harmlos einzustufen«. Die 1972 von Präsident Richard Nixon eingesetzte *National Commission on Marihuana and Drug Abuse* [Nationale Kommission zu Marihuana und Drogenmissbrauch] folgerte: »Die Kommission ist einstimmig der Meinung, dass der Konsum von Cannabis kein derart gravierendes Problem darstellt, dass es Strafverfolgungen von Cannabiskonsumenten oder Individuen, die es zu diesem Zweck besitzen, rechtfertigen würde.«

Die Erkenntnisse dieser Expertenkommissionen wurden im Verlauf des 20. Jahrhunderts von Extrempositionen bezüglich der Gefahren von Cannabis überschattet. In den 20er und 30er Jahren wurden Gesetze auf Bundes- und Staatsebene gegen Cannabis erlassen. Diese basierten in der Regel auf Aussagen leitender Polizeibeamter, Ankläger und staatlicher Drogendezernenten[1], wonach Cannabis zu gewalttätigen und verabscheuungswürdigen Verbrechen verleite. »Cannabissüchtige« stellten für die Polizei der USA ein »massives Problem« dar, ließ Harry Anslinger, Direktor des *Federal Bureau of Narcotics* [Bundesministeriums für Betäubungsmittel und psychotrope Substanzen][2], verlauten. Er behauptete, dass »50 % aller von Mexikanern, Türken, Filipinos, Griechen, Spaniern, Lateinamerikanern und Negern verübten Gewalttaten« auf den »Missbrauch von Cannabis zurückzuführen« seien. Auf diesen Anti-Cannabisfeldzug schworen sich Organisationen ein, wie die *World Narcotic Defence Association* [Weltweite Vereinigung zum Schutz gegen Drogenmissbrauch], die *International Narcotic Education Association* [Internationale Vereinigung zur Drogenerziehung] und die *Women's Christian Temperance Union* [Christlich abstinenter Frauenbund]. Sie alle propagierten die Meinung, Cannabis mache süchtig, bewirke Geisteskrankheiten und sexuelle Promiskuität.[3] Ebenso behaupteten sie, dass »Cannabisdealer« den Stoff an Schulkinder verscherbelten, um sie süchtig zu machen.[4]

Ausgedehnte Untersuchungen und Undercover-Operationen auf den Schulhöfen in New York City veranlassten die *La Guardia Kommission* 1944 darauf hinzuweisen, dass die Öffentlichkeit unnötigerweise mit Hinweisen über Gefahren von Cannabis verunsichert worden sei. Nichtsdestotrotz wurden dreißig Jahre nach Beginn der *National Commission on Marihuana and Drug Abuse* noch immer dieselben Behauptungen aus den 20er und 30er Jahren ins Feld geführt. In den 50er Jahren bezeichneten Polizeibeamte Cannabis als »Sprungbrett« zu Heroin. Sie überzeugten den Kongress und die staatlichen Gesetzgeber davon, dass härtere Strafen für Cannabisdelikte – bis zu lebenslänglichen Verurteilungen – notwendig seien, um der Anzahl von Heroinsüchtigen entgegenzuwirken. In den 60er Jahren beteuerten Cannabisgegner die Gefährlichkeit der Droge, weil sie das Denkvermögen beeinträchtige und ein »Amotivationssyndrom« [Generelles Desinteresse, Lust- und Motivationslosigkeit] bewirke und somit die heranwachsende Generation zu akademischen Versagern verurteile. In den 70er Jahren erschienen die ersten wissenschaftlichen Berichte über gravierende organische Schäden durch Cannabis. Darin wird unter anderem ausgeführt, dass Cannabis die Chromosomen schädige, das Immunsystem beeinträchtige und dauerhafte Gehirnschäden bewirke.[5]

In den vergangenen dreißig Jahren untersuchten Wissenschaftler mit Hilfe von Regierungsgeldern alle erdenklichen Gefahren, die von Cannabis für einzelne Konsumenten und die Gesellschaft ausgehen. Sie fahndeten nach Belegen für Delikte, psychische Schäden und Amotivation, die mit Cannabis in einem ursächlichen Zusammenhang stehen. Sie studierten die Auswirkungen der Droge auf das Verhalten, auf psychomotorische und intellektuelle Fähigkeiten und fahndeten nach Gemeinsamkeiten zwischen dem Gebrauch von Cannabis und anderer Drogen. Auf der Suche nach organischen Schäden durch Cannabis verabreichten sie Labortieren hoch dosiertes THC (dem für die psychogene Wirkung von Cannabis verantwortlichen Wirkstoff) und versetzten Petrischalen mit Kulturen menschlichen Zellgewebes mit THC. All diese Versuchsreihen mündeten schließlich in einer Flut von hochgradig spezialisierter Fachliteratur, welche diverse wissenschaftliche Disziplinen umfasst.

Mit diesem Buch wollen wir Journalisten, Parteiideologen, Lehrern, Eltern, Ärzten, Cannabiskonsumenten und all jenen, die über diese weltweit genutzte Droge mehr erfahren wollen, den Zugang zu den wissenschaftlichen Untersuchungen über Cannabis erleichtern. Unsere Ausführungen orientieren sich an einer Reihe allseits bekannter Behauptungen über negative Auswirkungen von Cannabis, die sich allesamt auf wissenschaftliche Erkenntnisse berufen. Die zitierten Aussagen entstammen Regierungsberichten, Newsletters und Pressemitteilungen neueren Datums. Wir entdeckten sie in Informationsschriften zur Drogenaufklärung, in Anzeigen von Bündnissen für ein drogenfreies Amerika, in Reden von Regierungsmitgliedern. Ferner tauchten diese Statements immer wieder in unzähligen Artikeln von Tageszeitungen und Magazinen auf, die über negative Auswirkungen von Cannabis berichteten.

Auf der Suche nach relevanten Fakten für diese Behauptungen erforschten wir die wissenschaftliche Literatur. Dabei entdeckten wir immer wieder, dass Regierungsbeamte, Journalisten und sogar viele »Drogenexperten« die wissenschaftlichen Ergebnisse falsch interpretierten, unrichtig darstellten oder verdrehten. Da die hier aufgelisteten zwanzig Behauptungen, mit denen wir uns bei unseren Recherchen zu diesem Buch auseinandersetzten, jeglicher wissenschaftlichen Grundlage entbehren, entschlossen wir uns, sie als »Mythen« zu definieren. Wie allen Mythen liegt ihnen ein Funken Wahrheit zugrunde – aber nicht mehr.

Heute wie früher schüren Mythen über Cannabis in der Bevölkerung Ängste und sorgen dafür, dass Rufe nach einer verstärkten polizeilichen Kontrolle der Konsumenten laut werden. Mit den vorliegenden Fakten über Cannabis wollen wir eine Diskussion über den Umgang mit diesem Thema anregen, damit dieser weniger als bisher auf Sanktionen setzt und Eltern ihre Ängste nimmt. Wie die meisten US-Amerikaner glauben wir, dass psychoaktive Substanzen in die Hände von Erwachsenen gehören und nicht in die von Kindern. Außerdem sind wir davon überzeugt, dass Lügen und Übertreibungen hinsichtlich der Gefahren von Cannabis nicht geeignet sind, Jugendliche davon fernzuhalten, sondern eher einen gegenteiligen Effekt bewirken.

Ergebnisse der Kommissionen, Studien und Gerichtsentscheide

Indian Hemp Drugs Commission, 1894
Cannabis indica-Kommission
Die Kommission kam zum Schluss, dass ein moderater Genuss von Hanfprodukten keinerlei schädliche Auswirkungen hat.[6]

Panama Canal Zone Report, 1925
Report zum Gebiet des Panama-Kanals
Die Gefährdungen durch [Cannabisgenuss] ... wurden offensichtlich stark übertrieben. ... Für nennenswerte schädliche Einflüsse auf Konsumenten liegen keine Beweise vor.[7]

La Guardia Commission Report, 1944
Es gibt keinen unmittelbaren Zusammenhang zwischen Gewalttaten und Cannabis ... und Cannabis weist keine spezifische Stimulation des Geschlechtstriebes auf.[8] Der Gebrauch von Cannabis führt nicht zu Abhängigkeiten von Morphin, Kokain oder Heroin.[9]

The British Wootten Report, 1969
Wir sind der Ansicht, dass die in der Vergangenheit viel beschworenen von (Cannabis) ausgehenden Gefahren ... überbewertet wurden. ... Es gibt keine Belege dafür, dass ernstliche Gesundheitsgefährdungen westlicher Gesellschaften unmittelbar auf das Rauchen von Cannabis zurückzuführen sind.[10]

Canadian LeDain Commission Report, 1970
Bericht der kanadischen LeDain-Kommission
Es gibt keinerlei Belege für physische Abhängigkeiten durch Cannabis. Selbst bei Langzeitkonsumenten resultiert Abstinenz normalerweise in keinerlei physischen Nebenwirkungen.[11]

National Commission on Marihuana and Drug Abuse, 1972
Nat. Kommission zu Marihuana und Drogenmissbrauch
Zum einmaligen oder sporadischen Konsum natürlicher Hanfprodukte liegen nur unzulänglich geprüfte Daten zu physischen oder mentalen Schädigungen vor. ... Die derzeitigen sozialen und legislativen Maßgaben befinden sich in einem unverhältnismäßigen Kontrast zu den schädlichen Auswirkungen auf individueller oder sozialer Ebene.[12]

Dutch Baan Commission, 1972
Holländische Baan-Kommission
Bei Cannabis gibt es keine Toleranzschwelle oder körperliche Abhängigkeit. Die physiologischen Auswirkungen des Cannabisgenusses sind relativ harmlos.[13]

Commission of the Australian Government, 1977
Kommission der australischen Regierung
Es ist eine vollkommen überraschende Tatsache, dass seine unmittelbare Toxizität gegenüber der aller anderen Drogen sehr niedrig ist. ... In der Szene manifestierten sich keine gravierenden gesundheitlichen Probleme.[14]

National Academy of Science Report, 1982
Bericht der nationalen Akademie der Wissenschaft
In den vergangenen vierzig Jahren beschuldigte man Cannabis, antisozialen Zündstoff zu bergen, unter anderem ... die Auslösung von Straf- und Gewalttaten, ... Heroinabhängigkeit, ... und dass es die Arbeitsmoral junger Menschen in Nord- und Südamerika mindere. Diese Vorstellungen wurden von wissenschaftlichen Studien nicht bestätigt.[15]

Entscheidung des Schweizerischen Bundesgerichts 1991
»Cannabis kann nach dem derzeitigen Stand der Erkenntnisse auch in grossen Mengen die Gesundheit vieler Menschen im Sinne von Art. 19 Ziff. 2 lit. a BetmG nicht in Gefahr bringen.« Auszug aus dem Urteil des Kassationshofes vom 29. August 1991
http://www.bger.ch/index/juridiction.htm

Die Cannabis-Entscheidung des deutschen Bundesverfassungsgerichts, 1994
Der Gesetzgeber wurde verpflichtet, neuere wissenschaftliche Erkenntnisse und Erfahrungen aus dem Ausland zu berücksichtigen um in Zukunft zu entscheiden, ob das Strafrecht tatsächlich das geeignetste Mittel ist um die angestrebten Schutzfunktionen zu erreichen
http://www.oefre.unibe.ch/law/dfr/bv090145.html

Report by the Dutch Government, 1995
Bericht der holländischen Regierung
Cannabis wirkt sich körperlich nicht sehr toxisch aus. ... Aus allem, was bislang bekannt ist, kann gefolgert werden, dass die Risiken des Cannabiskonsums nicht als »ungeheuerlich / unakzeptabel« zu bezeichnen sind.[16]

Studie der Weltgesundheitsorganisation zu Cannabis, 1997
»Es gibt gute Gründe festzustellen, dass Cannabis nicht dieselben Risiken für die öffentliche Gesundheit mit sich bringt wie Alkohol und Tabak, selbst wenn genauso viele Menschen Cannabis benutzten wie jetzt Alkohol trinken oder Tabak rauchen.«
http://www.cannabislegal.de/studien/who/index.htm

Die Cannabisstudie der Schweizerischen Fachstelle für Alkohol-
und andere Drogenprobleme, 2000
Diese Studie zeigt dass die Kriminalisierung von Konsumenten in der Westschweiz keine niedrigeren Konsumraten erreichte als die liberalere Politik der Deutschschweiz. Die SFA nahm Stellung zum Cannabiskonsum in der Schweiz und sprach sich für eine Entkriminalisierung des Besitzes, Erwerbs und Anbaus von Cannabis für den Eigenkonsum aus.
http://www.sfa-ispa/Actions/de/Cannabisbefragung1.PDF

Studie des Büro für Verbrechensstatistiken und Forschung New South Wales,
Australien, 2001
Das strafrechtliche Verbot von Cannabis schreckt kaum von seinem Gebrauch ab und scheint im Vergleich zum Nutzen zuviel kosten.
http://www.cannabislegal.de/studien/nsw.htm

Euregio-Studie »Jugendliche 2001«
Die Untersuchung Jugendliche 2001 der Gesundheitsdienste der Euregio hat festgestellt, dass der Cannabisgebrauch unter Schülern im Alter von 14-16 Jahren auf der deutschen Seite der Grenze weiter verbreitet ist als in den Niederlanden, wo Cannabis seit Jahrzehnten in Coffeeshops an Erwachsene verkauft wird.
http://www.cannabislegal.de/studien/euregio.htm

20 Mythen über Cannabis

- Die Schädlichkeit von Cannabis ist wissenschaftlich erwiesen.
- Cannabis ist von keinem medizinischen Wert.
- Cannabis wirkt stark Sucht erregend.
- Cannabis ist eine Einstiegsdroge.
- Cannabisdelikte werden nicht streng genug bestraft.
- Die Cannabispolitik in den Niederlanden ist fehlgeschlagen.
- Cannabis zerstört die Gehirnzellen.
- Cannabis bewirkt ein Amotivationssyndrom.
- Cannabis schädigt das Gedächtnis und das Denkvermögen.
- Cannabis wirkt sich auf die Psyche schädlich aus.
- Cannabis führt zu Straftaten.
- Cannabis beeinträchtigt die Produktion männlicher und weiblicher Sexualhormone.
- Cannabiskonsum während der Schwangerschaft schadet dem Fötus.
- Cannabis schädigt das Immunsystem.
- Cannabis schädigt die Lungen stärker als Tabak.
- Cannabis lagert sich im Fettgewebe ein.
- Der Genuss von Cannabis ist eine wesentliche Ursache für Unfälle im Straßenverkehr.
- Auf Cannabisgenuss zurückzuführende stationäre Behandlungen häufen sich.
- Cannabisprodukte haben heutzutage einen stärkeren Wirkstoffgehalt als früher.
- Man kann den Genuss von Cannabis verhindern.

MYTHOS

Die Schädlichkeit von Cannabis ist wissenschaftlich erwiesen. In den 60er und 70er Jahren des vergangenen Jahrhunderts glaubten viele Cannabis sei harmlos. Inzwischen wissen wir, dass Cannabis weitaus gefährlicher ist als bislang angenommen.

»Jede einzige wissenschaftliche Studie der letzten Jahre belegt einen alarmierenden Anstieg der Toxizität und der Gefahr, die vom Cannabiskonsum ausgeht.«[1]

»Eltern von heute, ... die [als Jugendliche] Cannabis rauchten ... sollten wissenschaftliche Forschungen zur Kenntnis nehmen, ... denen zufolge die Droge weitaus gefährlicher ist, ... als man in den 60er und 70er Jahren annahm.«[2]

»Neue Forschungsmethoden und hoch spezialisierte bildgebende Verfahren [PET, Positronen-Emissions-Tomografie], mit deren Hilfe man die Konzentration biochemischer Botenstoffe im Gehirn studieren kann, ... vermitteln neue Einblicke in die meist überaus subtilen Wirkungsweisen von Cannabis.«[3]

»Es liegen über 10.000 dokumentierte Studien vor, welche die schädlichen Auswirkungen des Rauchens von Cannabis auf körperlicher und psychischer Ebene belegen.«[4]

»Was immer du in den 60er, 70er und 80er Jahren über Cannabis gehört und gedacht hast: Vergiss es.«[5]

FAKTUM

Nach Sichtung der wissenschaftlichen Literatur kam die *National Commission on Marihuana and Drug Abuse* [Nationale Kommission über Marihuana und Drogenmissbrauch] 1972 zu dem Schluss, der Konsum von Cannabis sei zwar nicht bedenkenlos sicher, die daraus resultierenden Gefahren seien jedoch stark überbewertet worden. Seither wurden tausende Studien an Menschen, Tieren und Zellkulturen durchgeführt. Kein Ergebnis unterschied sich wesentlich von denen der Kommission von 1972. Vor dem Hintergrund einer 30-jährigen wissenschaftlichen Forschung stellten Herausgeber der medizinischen Fachzeitschrift LANCET 1995 fest, dass »der Genuss von Cannabis selbst bei langjährigen Gewohnheitsrauchern nicht gesundheitsschädlich ist.«

1

Cannabis im Spiegel
der Wissenschaft

Angesichts der rasch anwachsenden Popularität von Cannabis genehmigte der Kongress 1970 eine Million US-Dollar für eine nationale Kommission über Cannabis.[6] Die auch unter der Bezeichnung Shafer-Kommission bekannte *National Commission on Marihuana and Drug Abuse* [Nationale Kommission über Marihuana und Drogenmissbrauch) wurde vom ehemaligen Gouverneur von Pennsylvania, Raymond Shafer, geleitet. Unter den zwölf Mitgliedern dieser Kommission waren vier Mediziner, zwei Anwälte und vier Kongressmitglieder.

Die Shafer-Kommission sichtete Stellungnahmen zu den von Cannabis ausgehenden Gefahren, die bis in die 20er Jahren zurück reichten und sich noch in den 70ern allgemeiner Akzeptanz erfreuten. Die Kommission beauftragte Gutachter mit der Sichtung der wissenschaftlichen Literatur und finanzierte Grundlagenstudien, um offenkundige Lücken in der Beweislage zu schließen. Ferner veranstaltete die Kommission im ganzen Land öffentliche Anhörungen, bei denen Anwälte, Mediziner, Forscher, Erzieher, Studenten und Polizeibeamte ihre Meinungen über Cannabis, seine Wirkungsweisen und die Strafregelungen zum Verkauf und Gebrauch darlegten.

Die Shafer-Kommission fand keine überzeugenden Beweise zur Unterstützung der Behauptungen, Cannabis stimuliere zu Straftaten, bewirke Geisteskrankheiten, sexuelle Promiskuität und generelles Desinteresse [Amotivationssyndrom] oder fungiere als Sprungbrett zum Konsum härterer Drogen. Ergebnisse aus Tierversuchen ergaben, dass keinerlei Dosierungen von Cannabis für Menschen tödlich sind und selbst hohe Dosierungen weder Zellstrukturen noch Organe schädigen. Eine auf Geheiß der Kommission durchgeführte Versuchsanordnung, bei welcher die Forscher Versuchspersonen unter Laborbedingungen über einen Zeitraum von 21 Tagen unbegrenzten Zugang zu Cannabis gewährten, ergab selbst bei Verabreichung hoher Dosierungen keinerlei Beeinträchtigungen auf körperlicher oder mentaler Ebene. Wissenschaftliche Studien in Jamaika und Griechenland, die von der US-Regierung finanziert wurden, konstatierten keinerlei physische oder mentale Probleme bei männlichen Probanden, die Cannabis jahrelang in großen Mengen rauchten. Zahllose Studien belegten, dass Cannabis – selbst bei langzeitigem Gebrauch und in hohen Dosierungen – keine physische Abhängigkeit und Entzugserscheinungen bewirkt.

Die Shafer-Kommission räumte für jede von Menschen genutzte Substanz ein gewisses Restrisiko ein. Von der gesundheitsschädlichen Wirkung des Tabakrauchens schlossen die Kommissionsmitglieder auf eine Schädigung der Lungen durch das Rauchen von Cannabis. Sie waren in Sorge, dass Verkehrsteilnehmer unter dem Einfluss von Cannabis eine Unfallgefahr darstellten. Wie die meisten US-Amerikaner waren die Kommissionsmitglieder der Meinung, dass Cannabis nicht in die Hände von Kindern und Jugendlichen gehört, und befürchteten, dass langjähriger gewohnheitsmäßiger Konsum von Cannabis bei Erwachsenen zu sozialen Anpassungsproblemen führt. Dennoch kamen sie zum Schluss, dass »die auf Cannabis zurückzuführenden Probleme, welche nur bei einem drastisch hohen Konsum über einen langen Zeitraum zu Tage treten, verallgemeinert und dramatisiert wurden«. Mit Bezug auf ein beträchtliches Forschungsmaterial resümierte die Shafer-Kommission: »aus den gegenwärtigen Erkenntnissen über Cannabis und dessen Gebrauch ... resultiert keine gravierende Gefahr für die öffentliche Gesundheit«.[7]

Die Shafer-Kommission hoffte, ihre Auswertung wissenschaftlicher Studien könne dazu beitragen, soziale Konflikte zu lösen, die sich in der US-amerikanischen Gesellschaft seit mehr als einem Jahrzehnt an der Cannabispolitik entzündeten. 1972, zu Beginn der Untersuchung, hatten mehr als 24 Millionen Amerikaner Cannabis konsumiert. Die Jugend hatte Cannabis zum Erkennungszeichen der Rebellion erkoren. Den bis dahin verlauteten Behauptungen, Cannabis führe zu Straftaten und Wahnsinn begegnete diese Generation mit größter Skepsis. Desgleichen misstrauten sie den damaligen Verlautbarungen, dass Cannabis geistige und körperliche Schäden bewirke. Eine große Zahl Jugendlicher widersetzte sich durch den öffentlichen Genuss von Cannabis dem Gesetz. Solche Verstöße gegen das Betäubungsmittelgesetz führten zu einer stetig wachsenden Zahl von Inhaftierungen. Der Besitz geringer Mengen von Cannabis brachte jugendliche Konsumenten ohne Vorstrafenregister ins Gefängnis. Aus diesen (und anderen Gründen) gab die Shafer-Kommission zu bedenken, dass die Cannabispolitik der amerikanischen Gesellschaft weitaus mehr Schaden zufüge als der Konsum von Cannabis. »In Anbetracht des hohen Grades von Fehlinformationen über Cannabis« bestand das vorrangige Ziel der Kommission »im Versuch seiner Entmythologisierung« zugunsten einer Diskussion der Cannabispolitik auf einer rationaleren Grundlage.[8]

Bezüglich der Cannabispolitik empfahlen alle dreizehn Mitglieder der Shafer-Commission das Verbot der Kultivierung und des Verkaufs von Cannabis aufrecht zu erhalten, von Strafverfolgungen auf staatlicher und Bundesebene bezüglich des Besitzes und Konsums von Cannabis jedoch abzusehen. Diese Empfehlung wurde von allgemein akzeptierten Organisationen unterzeichnet, beispielsweise von der *American Bar Association* [der amerikanischen Rechtsanwaltskammer], der *American Medical Association*, der *American Public Health Association* [der US-amerikanischen medizinischen Vereinigung], dem *National Council of Churches* [dem nationalen Konzil aller Kirchen], der *National Education Association* [der nationalen Bildungsorganisation][9] und der *New York Academy of Medicine* [Akademie der Medizin von New York].[10] Aufgrund einzelner Auswertungen der wissenschaftlichen Beweislage pflichteten mehrere unabhängige Forscher der Shafer-Kommission bei, dass ein moderater Konsum von Cannabis gefahrlos sei.[11] Zur selben Zeit konstatierten Kommissionen in Großbritannien, Kanada, Australien und den Niederlanden im Auftrag ihrer Regierungen, dass die Risiken des Cannabiskonsums zu minimal seien, um rigorose Strafverfolgungen zu rechtfertigen.[12]

Gabriel Nahas, Anästhesist an der Columbia University und langjähriger Gegner des Cannabiskonsums in den Vereinigten Staaten und in seinem Heimatland Ägypten, forderte die Shafer-Kommission öffentlich heraus.[13] Er unterstützte 1974 Senator James Eastland, richterliche Kommissions-Anhörungen zu organisieren, mit dem expliziten Ziel, die Ergebnisse der [Shafer]Kommission zu widerlegen.[14] Dabei waren nur Zeugen zugelassen, die für ein Cannabisverbot eintraten. Sie alle beklagten, die Shafer-Kommission habe Beweismaterial für die sozialen und moralischen Gefährdungen von Cannabis außer Acht gelassen. Die Zeugen beschrieben den schädlichen Einfluss von Cannabis auf Motivation, Persönlichkeit, Urteilsvermögen, Intelligenz und die persönliche Lebensführung der Konsumenten und äußerten, dass sich Cannabismoleküle in den Gehirnzellen ablagern. Daher seien selbst Menschen, die Cannabis nur einmal pro Woche rauchten, in einem permanenten Rauschzustand. Die Redner verwiesen auf das Suchtpotenzial von Cannabis und die darauf zurückzuführenden Gewalttaten. Sie behaupteten, Cannabis setze die Hemmschwelle herab, sich auf homosexuelle Abenteuer einzulassen und mache für kommunistische Propaganda

empfänglich. Ferner verwiesen sie auf viele College-Studenten, die durch
den Konsum von Cannabis der Heroinsucht verfallen seien.

Redner der Eastland-Anhörungen beklagten zudem, die Shafer-Kommission habe wissenschaftliche Belege über biologische Gefährdungen
durch Cannabis außer Acht gelassen. Viele von ihnen hatten eigene Studien
zum Nachweis der biochemischen Toxizität von Cannabis durchgeführt.
Einer von ihnen berief sich auf eigene Beweise für Gehirnschädigungen bei
jugendlichen Cannabiskonsumenten. Ein anderer verwies auf gravierende
Lungenschäden bei US-Soldaten, die seit weniger als einem Jahr Haschisch
geraucht hatten. Ein weiterer brachte eigene Forschungsergebnisse ins
Spiel, die bei männlichen Cannabisrauchern einen verminderten Testosteronspiegel und eine geringere Anzahl von Spermien attestierten. Einige der
Referenten der Eastland-Anhörungen hatten Versuchstieren hoch dosiertes
THC verabreicht, die Hormonstörungen, Unfruchtbarkeit und Schädigungen der Föten zur Folge hatten. Ein Wissenschaftler berichtete, das forcierte
Inhalieren von Cannabisrauch habe bei Rhesusaffen zu irreversiblen Gehirnschäden geführt. Andere referierten Ergebnisse von Zellstudien, bei denen menschliches Zellgewebe unter Laborbedingungen in Petrischalen mit
THC geimpft worden war. Sie erklärten, diese Versuchsanordnungen belegten, dass THC Chromosomschäden und Immunschwäche auslöse.

Alle Anwesenden der Eastland-Anhörungen warnten vor einem sozialen Desaster als Folge der Entkriminalisierung von Cannabis. Sie sagten
voraus, dass dies zu einem explosiven Anstieg des Cannabiskonsums führe
und Probleme im Zusammenhang mit Cannabis epidemische Ausmaße annähmen. Manche gaben zu bedenken, das Angebot potenterer Cannabiszüchtungen bewirke zwangsläufig eine verstärkte Nachfrage und somit größere Gefährdungen. Auf der Basis dieser Ergebnisse prognostizierte Senator
Eastland einen alarmierenden Verfall der amerikanischen Gesellschaft
durch den fortgesetzten Cannabiskonsums in der Jugend:

> *Unser Land wird von einer Cannabisepidemie paralysiert. … Wenn wir
> dieser Entwicklung nicht Einhalt gebieten, wird unsere Gesellschaft von ei-*
> *ner ›Cannabiskultur‹ vereinnahmt werden, … einer Gesellschaft, welche*
> *jede Orientierung an höheren moralischen Werten in den Wind schreibt*
> *und lediglich darauf aus ist, sich mit Hilfe dieser Droge eine schnelle Lust-*
> *befriedigung zu verschaffen. Eine derartige Gesellschaft wäre nicht lange*
> *überlebensfähig.*«[15]

Im Verlauf der vergangenen 25 Jahre finanzierte das *National Institute
on Drug Abuse* (NIDA) Studien zur Erforschung nahezu aller Behauptungen, die bei den Eastland-Anhörungen vorgebracht worden waren. Die an

diesen Studien beteiligten Wissenschaftler verglichen Hormonspiegel und Gehirnwellen von Cannabiskonsumenten mit einer Vergleichsgruppe cannabisabstinenter Probanden. Sie fahndeten nach abnormen Spermienproduktionen bei männlichen Cannabiskonsumenten und nach Beeinträchtigungen / Schäden bei Kindern von Frauen, die während der Schwangerschaft Cannabis geraucht hatten. Mediziner untersuchten das Lungengewebe von Langzeit-Cannabiskonsumenten und unterzogen diese wiederholten Tests zur Überprüfung ihrer Lungenfunktion. Sozialwissenschaftler unterzogen Cannabiskonsumenten und eine abstinente Vergleichsgruppe Tests zur Erfassung der Persönlichkeitsentwicklung, sozialen Anpassungsfähigkeit und Intelligenz. Sie verglichen die Leistungen von Studenten, die Cannabis rauchten, mit denen abstinenter Studenten und die Löhne von Arbeitern, die Cannabis zu sich nahmen, mit denen, die es nicht konsumierten. Wissenschaftler gingen der Frage nach, inwiefern Verkehrsunfälle auf den Konsum von Cannabis zurückzuführen seien. Epidemiologen erforschten Zusammenhänge zwischen dem Konsum von Cannabis und dem anderer illegaler Drogen. Um die Auswirkungen von Cannabis auf Gedächtnisleistungen, Motivation, psychomotorische Fähigkeiten und soziale Interaktionen zu überprüfen, verabreichte man Testpersonen unter Laborbedingungen Cannabis. Um Aufschluss über das physische Suchtpotential von Cannabis zu gewinnen, verabreichte man Testpersonen, Ratten, Mäusen und Affen monatelang hoch dosiertes THC. Um mit dem Mikroskop Aufschluss über etwaige Zellveränderungen zu erhalten, setzte man menschliches Zellgewebe im Labor THC oder dem Rauch von Cannabis aus,

1982 sichteten die Komitees des *Institute of Medicine* (IOM) und der *World Health Organization* (WHO) die Cannabisliteratur, inklusive der zehnjährigen im Anschluss an die Shafer-Kommission von 1972. Kein Komitee-Mitglied stieß auf überzeugende Belege für körperliche und geistige Beeinträchtigungen oder soziale Fehlleistungen bei Menschen, die Cannabis moderat konsumierten. Zwar verwiesen Studien darauf, dass manche starken Gewohnheitsraucher von Cannabis Probleme hatten, doch aus keiner Studie resultierte, dass diese unmittelbar auf Cannabis zurückzuführen waren. Stattdessen stellten die Forscher immer wieder fest, dass starke Raucher bereits vor ihrem Cannabiskonsum mit gravierenden psychischen und sozialen Problemen zu kämpfen hatten.

Obwohl die Studien am Menschen keinerlei Rückschlüsse auf Gesundheitsschädigungen infolge von Cannabis erlaubten, waren die IOM- und WHO-Komitees von der großen Zahl der Tierversuche und Zellkultur-

Untersuchungen beunruhigt, die eine *mögliche* physische Toxizität suggerierten. Obgleich die meisten der bei den Eastland-Anhörungen zitierten
Studien von anderen Forschern nicht bestätigt worden waren, boten neue
Behauptungen Anlass für weitere Tierversuche und Zellkulturstudien. Ko-
mitee-Mitglieder bezweifelten zwar, ob derartige Studien für Menschen relevant seien, wollten sie jedoch nicht gänzlich verwerfen. Kein Untersu-
chungsbericht enthielt deutliche Warnungen bezüglich der Gefahren von
Cannabis. Trotzdem fielen die IOM- und WHO-Vorlagen von 1982[16] zu-
rückhaltender aus, als die der Shafer-Kommission ein Jahrzehnt zuvor.

Nach 1982 stellte die Regierung zunehmend mehr Geld zur Erforschung der Auswirkungen von Cannabis zur Verfügung. 1982 belief sich
das Budget des NIDA-Forschungsberichtes über Cannabis auf etwa 3 Millionen US-Dollar, 1987 auf 15 Millionen und 1990 auf 26 Millionen.[17] Die
Forschung konzentrierte sich vor allem auf die Behauptungen, Cannabis
wirke physisch toxisch, die erstmals in den frühen 70er Jahren verlautet
worden waren. Zellstudien erwiesen, dass hohe Dosierungen von THC
oder Cannabisrauch regelmäßig die Funktion der Zellen in den Laborkulturen störte. Tierversuche erlaubten Forschern die Simulation einer Vielzahl biochemischer Wirkungsweisen, vor allem wenn sie THC unmittelbar
in die Venen, die Bauchhöhle oder ins Gehirn der Tiere injizierten. Derartige Tierversuche und Zellstudien ergaben wiederholt biologische Beeinträchtigungen, die bei Testreihen mit Cannabiskonsumenten niemals zu
Tage getreten waren, zum Beispiel Unfruchtbarkeit, Hirnschäden, Immunschwäche und körperliche Abhängigkeit.

Im Gegensatz zu den 70er Jahren finanziert die NIDA heutzutage nur
wenige Forschungen mit Cannabiskonsumenten. Frühe Versuche am Menschen stützten sich meist auf Vergleiche zwischen einer Gruppe von moderaten Cannabisrauchern und einer Vergleichsgruppe von Nichtrauchern.
Nur selten ergaben sich daraus Hinweise auf physische oder psychische
Schäden, auf Beeinträchtigungen des Denkvermögens oder auf ein gestör-
tes Sozialverhalten infolge von Cannabis. Zeigten sich Unterschiede zwischen beiden Vergleichsgruppen, führte man selten zusätzliche Studien
durch, um diese Daten zu verifizieren. Heutzutage beziehen sich die an
Menschen durchgeführten Versuchsreihen nahezu immer auf Vergleiche
zwischen starken Gewohnheitsrauchern und Gelegenheitskonsumenten
oder Nichtrauchern. Von den beiden letzteren Gruppen unterscheiden sich
starke Cannabisraucher gewöhnlich in mancherlei Hinsicht – nicht nur was
ihren Umgang mit Cannabis betrifft. So sind beispielsweise die meisten
starken Cannabiskonsumenten Männer. Die meisten von ihnen haben Er-

fahrungen mit diversen Psychedelika und die Lebensläufe vieler offenbarten mannigfaltige Probleme, die schon vor ihrer ersten Begegnung mit Cannabis bestanden. So könnten solche Studien also negative Aspekte bei Cannabiskonsumenten aufspüren, die auf Faktoren zurückzuführen sind, welche mit dem Gebrauch von Cannabis nichts zu tun haben.

Multiple-Choice-Tests erhöhen die statische Wahrscheinlichkeit positiver Befunde [nicht im wertenden, sondern im wissenschaftlichen Sinne]. Neue Technologien offenbaren heutzutage subtile Unterschiede zwischen Cannabiskonsumenten und Nichtkonsumenten, die zuvor nicht aufzuspüren waren. So wiesen Wissenschaftler neuerdings beispielsweise mit Hilfe computergenerierter quantitativer Analysen »statistisch signifikante« Unterschiede zwischen den Gehirnwellen-Mustern starker Cannabisraucher und denen von Nichtrauchern nach; Unterschiede, die mit tatsächlichen psychischen oder intellektuellen Beeinträchtigungen nicht in Zusammenhang gebracht wurden.

1972 warnte die Shafer-Kommission, dass die »Wissenschaft zur Waffe in einer Propagandaschlacht« geworden ist.[18] Diese Aussage trifft heute mehr denn je zu. Das *National Institute on Drug Abuse* (NIDA) finanziert Forschungen zum Nachweis der Schädlichkeit von Cannabis. Die daraus resultierenden negativen Befunde [hier im wertenden und nicht im wissenschaftlichen Sinne gemeint] werden dann vom NIDA und anderen regierungstreuen Institutionen anhand von offiziellen Stellungnahmen, Pressemitteilungen und Flugblättern zur Drogenaufklärung an den Kongress und an die Presse verteilt. Ergebnisse von Tierversuchen und Zellkulturstudien werden als Belege für die gesundheitsschädliche Wirkung von Cannabis gewertet und als solche zitiert – selbst wenn Wissenschaftler derartige schädliche Auswirkungen auf den Menschen prinzipiell nicht nachweisen konnten, werden äußerst bescheidene Ergebnisse als »signifikant« präsentiert. Rein statistische Zusammenhänge – beispielsweise zwischen starkem Cannabiskonsum und Straftaten durch Jugendliche oder zwischen starkem Cannabis- und Kokainkonsum – werden zur Begründung kausaler Zusammenhänge angeführt. Studien, die diesbezüglich keinerlei Ergebnisse erbrachten – oder gar positive Wechselbeziehungen mit Cannabis belegten – werden hingegen vollständig ignoriert. Kurzum: Man bedient sich der Wissenschaft auf selektive Weise, um die Behauptung zu untermauern, die Gefährlichkeit von Cannabis sei wissenschaftlich erwiesen.

Bezüglich der Gefahren von Cannabis für den Menschen kamen wir, nach eingehender Sichtung der wissenschaftlichen Literatur, nicht zu anderen Ergebnissen als die Shafer-Kommission 1972. Im Gegenteil ergibt sich

aus der Forschungslage, dass Cannabis unter gewissen Aspekten sogar weniger schädlich ist, als die Shafer-Kommission angenommen hatte. So formu-
lierte 1995 ein Komitee der niederländischen Regierung: »Alles, was wir
heute wissen ... gibt Grund zur Annahme, dass die von Cannabis ausgehenden Risiken als solche nicht als ›unakzeptabel‹ bezeichnet werden können.«[19] Im selben Jahr konstatierte die Redaktion der britischen medizinischen Fachzeitschrift LANCET ohne jede Einschränkung: »Das Rauchen von
Cannabis ist selbst über lange Dauer nicht gesundheitsschädlich.«[20]

Im folgenden Kapitel untersuchen wir die 30-jährigen Forschungsergebnisse, auf denen die Aussagen der niederländischen Regierung und des
Fachmagazins LANCET beruhen.

MYTHOS

Cannabis ist von keinerlei medizinischem Nutzen. Auf dem Markt sind sicherere und effizientere Medikamente erhältlich, zum Beispiel die synthetische Form von THC, dem wichtigsten Wirkstoff von Cannabis, die in den USA unter der pharmazeutischen Handelsbezeichnung Marinol® vermarktet wird [auch als Dronabinol® in Deutschland und in der Schweiz].

»Es gibt keinen Beleg für eine sinnvolle Anwendung von Cannabis in der Chemotherapie. Unzählige alternative Medikamente machen es überflüssig, Forschungen zu diesem Thema überhaupt in Angriff zu nehmen.«[1]

»Das Thema ›Cannabis als Medizin‹ ist eine sorgfältig orchestrierte Kampagne ... alternder Hippies, Anwälte und Cannabiskonsumenten, die mit diesem Gerücht ihr grausames Spiel auf Kosten Kranker und Sterbender treiben.«[2]

»In Anbetracht der bekannten Auswirkungen von Cannabis auf das Kurzzeitgedächtnis erscheint es plausibel, andere lebensrettende Medikamente in Erwägung zu ziehen.«[3]

»Die Pro-Drogen-Lobby beutet das Leid chronisch kranker Patienten aus ... im Rahmen einer Strategie, Cannabis für den allgemeinen Gebrauch zu legalisieren.«[4]

»Es gibt keine schlechtere Botschaft an junge Menschen ... Just dann, wenn sich die Nation mit allen Kräften bemüht, Teenager davon zu überzeugen, vom Gebrauch psychoaktiver Drogen abzusehen, bekommen sie zu hören, Cannabis sei eine Medizin.«[5]

FAKTUM

Cannabis reduziert nachweislich die während der Krebs-Chemotherapien auftretende Übelkeit. Es stimuliert den Appetit bei AIDS-Patienten und reduziert den Innenaugendruck bei Glaukom-Patienten. Es liegen anerkennenswerte Belege vor, dass Cannabis unwillkürliche Muskelzuckungen von Patienten vermindert, die unter neuronalen Störungen leiden. Kapseln mit synthetischem THC sind gegen Rezept erhältlich. Für viele Patienten sind sie jedoch weniger effizient als das Rauchen von Cannabis. Zudem bewirkt reines THC unangenehmere psychoaktive Nebenerscheinungen als gerauchtes Cannabis. Trotz seiner Illegalität nutzen heutzutage viele Menschen Cannabis als Heilmittel und setzen sich somit der Gefahr aus, festgenommen und inhaftiert zu werden.

2
Cannabis als Medizin

Therapeutische Anwendungen von Cannabis sind in der modernen wissenschaftlichen Literatur gut belegt. Man führte kontrollierte Studien zum
Einsatz von gerauchtem Cannabis oder oral verabreichten Zubereitungen
von Delta-9-THC (dem wichtigsten Wirkstoff von Cannabis) durch. Sie
erwiesen den sinnvollen Einsatz von Cannabis zur Linderung von Übelkeit
und Erbrechen[6], zur Anregung des Appetits und Förderung der Gewichts-
zunahme[7] sowie zur Reduzierung des Augeninnendrucks bei Glaukomen[8].
Des Weiteren ergaben sie, dass das Rauchen von Cannabis, wie auch oral
verabreichtes THC, Muskelspasmen bei Wirbelsäulenverletzungen[9] und
Multipler Sklerose[10] sowie die bei diesen Patienten auftretenden unwillkür-
lichen Zuckungen reduziert.[11] Andere therapeutische Nutzanwendungen
von Cannabis wurden nicht ausführlicher untersucht. Patienten und Ärzte
erwähnten jedoch, dass das Rauchen von Cannabis Linderung bei Migräne-
anfällen, Depressionen, Schlaganfällen, Schlaflosigkeit und chronischen
Schmerzen bringt.[12] Vermutlich ist Delta-9-THC für die meisten therapeutischen Wirkungen von Cannabis verantwortlich. Cannabidiol, eines der
anderen Cannabinoide, scheint jedoch als krampflösendes Mittel nützlich
zu sein.[13] Der medizinische Wert weiterer Cannabinoide kann sich noch
herausstellen.

In den Vereinigten Staaten ist der medizinische Gebrauch von Cannabis verboten, da es laut Betäubungsmittelgesetz zu den unter Schedule I
aufgelisteten verbotenen Substanzen gehört [entspricht im europäischen
Betäubungsmittelgesetz, Anhang 1]; einer Kategorie von Drogen, die als
unsicher, stark missbrauchgefährdet und ohne jeglichen medizinischen
Nutzwert gelten.[14] Dennoch wurden seit den 70er Jahren des vergangenen
Jahrhunderts 35 bundesstaatliche Gesetzesvorlagen verabschiedet, die den
medizinischen Wert von Cannabis unterstreichen.[15] 1996 befürworteten
Wahlberechtigte in Kalifornien und Arizona in Volksabstimmungen, die

Straffreiheit des Besitzes von Cannabis für medizinische Zwecke[16] [einige weitere Bundesstaaten von Alaska bis Hawaii haben mittlerweile ähnliche Regelungen getroffen]. Allerdings verbietet es die bundesstaatliche Gesetzgebung in den USA einzelnen Bundesstaaten, Cannabis legal zur Verfügung zu stellen. Acht Personen erhalten Cannabis auf der Basis eines so genannten staatlichen »Nutzungsprogramms für Betroffene«, das die Aufnahme neuer Patienten 1992 allerdings stoppte, nachdem die Zahl der eingereichten Rezepte (meist von AIDS-Patienten) dramatisch angestiegen war.[17] Tausende Amerikaner nutzen Cannabis illegal als Medizin und setzen sich somit der Gefahr aus, inhaftiert oder verfolgt zu werden.[18] Viele, die vom medizinischen Potenzial von Cannabis profitieren könnten, werden zweifellos vom Tatbestand der Illegalität abgeschreckt.

Seit 1986 ist synthetisches THC (Marinol) als Schedule-II-Droge [in Anhang 2 aufgelistete Substanz] erhältlich. Somit können Ärzte es unter streng regulierten Rahmenbedingungen verschreiben. Marinol wird offiziell als Mittel gegen Übelkeit und zur Appetitförderung gehandelt. Theoretisch und faktisch kommen jedoch auch weitere therapeutische Indikationen für ärztliche Verschreibungen in Betracht, beispielsweise bei Depressionen und Muskelkrämpfen. Diese in Sesamöl gelöste Form der oralen Verabreichung von THC leistet manchen Patienten durchaus gute Dienste. Viele Patienten empfinden gerauchtes Cannabis jedoch als weitaus effizienter. Für all jene, die unter Übelkeit und Erbrechen leiden und deshalb Schwierigkeiten haben, Pillen zu schlucken oder bei sich zu behalten, erweist sich das Inhalieren von THC als die einzig zuverlässige Form der Verabreichung. Inhaliertes THC gelangt innerhalb von Minuten über die Lungen in die Blutbahn und befreit Patienten, die unter permanenter Übelkeit leiden, auf schnellstem Weg von ihren Beschwerden. Oral verabreichtes THC benötigt dagegen eine Stunde und mehr, um die gewünschte Wirkung zu entfalten.[19]

Das Inhalieren von Cannabis ermöglicht nicht nur einen rascheren Transfer von THC in den Blutkreislauf, sondern auch eine effizientere Verwertung als beim Schlucken von Marinol. Synthetisches Marinol, also oral eingenommenes THC, verteilt sich über den Magen im Dünndarm und gelangt erst dann in den Blutkreislauf – und zwar erst nachdem ein nicht unbeträchtlicher Anteil in der Leber in andere chemische Substanzen umgewandelt wurde. Der Leberstoffwechsel absorbiert 90 % oder mehr des geschluckten THC, bevor es seine Wirkung an den gewünschten Stellen des Organismus entfalten kann.[20] Einer aktuellen Studie zufolge war zwei Stunden nach der oralen Einnahme von 10 bis 15 Milligramm Marinol bei 84 % der beteiligten Versuchspersonen kein messbarer THC-Wert im Blut nach-

weisbar. Bei 57 % der Probanden lagen sechs Stunden später noch immer
keinerlei nachweisbare Befunde vor[21]. Im Gegensatz dazu resultierten 2 bis
5 Milligramm inhaliertes THC innerhalb von wenigen Minuten in einer im
Blut nachweisbaren Konzentration oberhalb des effektiven Wirkungsgra-
des.[22]

Beim oralen Gebrauch von synthetischem THC variiert das Wirkungsspektrum deutlich zwischen einzelnen Versuchspersonen wie auch situa-
tionsbedingt bei ein und derselben Person.[23] Da sich die Wirkung erst nach
ein bis zwei Stunden einstellt, fällt die exakte Dosierung bei Patienten
schwer, denen Marinol verschrieben wurde. Verglichen mit der Wirkungs-
dauer von ein bis zwei Stunden bei gerauchtem Cannabis hält die Wirkung
beim Schlucken von THC bis zu sechs Stunden länger an.[24] Daher gewährt
inhaliertes THC flexiblere Anwendungsmöglichkeiten als die orale Verabreichung. Beim Rauchen von Cannabis können die Patienten die Dosierung der an- und abklingenden Kurve ihrer Krankheitssymptome anpas-
sen.[25] Die insgesamt niedrigere Dosierung von inhaliertem THC verschafft
AIDS- oder Krebspatient, denen Übelkeit und Erbrechen als Nebenwirkungen der Chemotherapie zu schaffen machen, eine raschere Linderung
ihrer Leiden.

Zudem sind die psychoaktiven Nebenwirkungen bei der oralen Verabreichung von THC intensiver als beim Rauchen. Durch den Stoffwechsel-
prozess der Leber wird THC unter anderem in den Metaboliten 11-
Hydroxy-THC verwandelt – einen Inhaltsstoff mit einer vergleichbaren
oder sogar stärkeren psychoaktiven Wirkung.[26] Auch beim Rauchen von
Cannabis wird 11-Hydroxy-THC freigesetzt, überschreitet jedoch selten
die psychoaktive Schwelle.[27] Bei oraler Einnahme bescheren THC *und* 11-
Hydroxy-THC den Patienten psychoaktive Wahrnehmungsveränderun-
gen[28] und erhöhen somit die Wahrscheinlichkeit unangenehmer psychischer Reaktionen (vgl. Kapitel 10). Des Weiteren gibt es Belege, dass Cannabidiol, ein weiteres Cannabis-Cannabinoid, die psychoaktiven Eigenschaften von Cannabis verändert.[29] In einer Testreihe mit älteren Patienten
bewirkte die zur Linderung von Übelkeit und Erbrechen erforderliche hohe
Dosierung von THC gravierende psychoaktive Nebenwirkungen, welche
die medizinische Nutzanwendung beeinträchtigte.[30]

In Anbetracht der geschilderten Probleme ist es nicht verwunderlich,
dass Ärzte nur selten Marinol verschreiben. In einer Studie wurden Onkologen [Krebsspezialisten] von Forschern gebeten, die Wirksamkeit der verfügbaren Medikamente zur Behandlung bekannter Nebenwirkungen der
Chemotherapie, wie Übelkeit und Erbrechen, einer Rangliste zuzuordnen.

Dabei rangierte THC (in seiner natürlichen als auch synthetischen Form) an neunter Stelle, was 2% der verschriebenen Mittel gegen Übelkeit und Erbrechen entsprach[31]. Einer anderen Studie zufolge gaben 49% der Onkologen an, Marinol verschrieben zu haben; lediglich 5% von ihnen mehr als zehn Mal.[32] 1990 wurden Onkologen in einer Untersuchung um einen Vergleich der Wirksamkeit von Marinol und gerauchtem Cannabis gebeten. Nur 28% der Befragten waren mit beiden Drogen ausreichend vertraut, um diese Frage beantworten zu können. 13% der befragten Onkologen hielten Marinol für besser, 43% empfanden beide Formen von THC als gleichermaßen wirksam und 44% glaubten, Cannabis sei besser. 432 Onkologen (44% derer, die den Fragebogen beantwortet hatten) hatten zumindest einem ihrer Krebspatienten das Rauchen von Cannabis empfohlen.[33] 1994 teilten 12% der Onkologen bei einer Befragung mit, sie hätten das Rauchen von Cannabis empfohlen und 30% gaben an, es verschreiben zu wollen, falls es legal wäre.[34]

Rauchen ist eine höchst ungewöhnliche Methode der Einnahme eines Medikamentes. Viele Drogen könnten geraucht werden. Medizinisch betrachtet, macht dies jedoch keinen Sinn, da oral eingenommene Präparate ähnliche Konzentrationen im Blutspiegel bewirken. Dies ist bei THC nicht der Fall. Verglichen mit der sonst üblichen oralen Form der Einnahme, ist das Inhalieren effektiver. Es ist ähnlich effizient wie eine intravenöse Injektion, aber bei weitem praktikabler.[35]

Abgesehen vom Faktor der Illegalität besteht der entscheidende Nachteil des Rauchens von Cannabis darin, dass die Rückstände die Lungen irritieren. Ein fortgesetzter Konsum großer Mengen kann Lungenkrankheiten auslösen (vgl. Kapitel 15). Bei zeitlich befristetem gelegentlichen Gebrauch ist das diesbezügliche Risiko allerdings gering. Unheilbar Kranke werden der schnellen Linderung ihrer Beschwerden den Vorrang gegenüber einem sich langfristig auswirkenden Gefahrenpotenzial geben. Andere Verabreichungsformen von THC, wie Zäpfchen[36] oder Sprays[37], erwiesen sich bislang nicht als wirksam und bedürfen eingehender Untersuchungen. Angesichts der gegenwärtig verfügbaren Möglichkeiten erweist sich das Rauchen von Cannabis als billigste und wirksamste Form der Einnahme von THC. Patienten, denen pro Tag 20 Milligramm Marinol verschrieben werden, müssen dafür monatlich 600 US-Dollar bezahlen. Entfiele der Schwarzmarktpreis für Cannabis, könnten Patienten mit Präparaten der Naturdroge versorgt werden, die lediglich einen Bruchteil der Kosten für Marinol betragen.

In den 70er Jahren finanzierte die US-Regierung Forschungen zum therapeutischen Nutzen von Cannabis[38] und stellte qualifizierten Forschern[39] diese Droge zur Verfügung. Auf diesen Forschungen basiert das »Nutzungsprogramm für Betroffene«, welches Patienten letztlich nach individueller Prüfung die Zuteilung von Cannabisrationen aus einer regierungseigenen Farm in Mississippi gestattete.[40] Auf der Grundlage der Kongress-Berichte über *Marijuana and Health* [Marihuana und Gesundheit] von 1976 befürwortete das *National Institute on Drug Abuse* (NIDA) weitere Untersuchungen zum medizinischen Nutzen von Cannabis.[41] Die darauf folgenden Berichte von 1977 und 1980 bekräftigten diesen Standpunkt.[42]

Die Wahl von Ronald Reagan zum Präsidenten hatte eine erneute Kriegserklärung gegen Cannabis[43] zur Folge und beendete jegliche Unterstützung seitens der Bundesregierung zur Erforschung des medizinischen Nutzens von Cannabis. Der NIDA-Bericht von 1982 über *»Marihuana und Gesundheit«* verkehrte die frühere Position ins Gegenteil. Er warnte vor »den negativen Auswirkungen von Cannabis für die Gesundheit«, stellte dessen therapeutisches Potenzial in Frage und schlug vor, stattdessen die »synthetischen Analoge der Cannabisabkömmlinge« weiter zu verfolgen[44].

Die Opposition gegen Cannabis als Heilmittel wurde unter der ersten Bush-Administration fortgesetzt. 1989 wies John Lawn, Direktor der *Drug Enforcement Administration* (DEA), eine Petition der Nationalen Vereinigung zur Reform der Cannabisgesetzgebung (NORML) zurück, die Cannabis als Schedule-II-Droge neu klassifizieren wollte.[45] Diese Gesetzesänderung hätte Ärzten die Möglichkeit eröffnet, Cannabis im Rahmen der auf Amphetamin, Morphin und Kokain zutreffenden strengen Regulierungen verschreiben zu können. Lawn widersetzte sich diesem Antrag entgegen der Empfehlung zur Neuklassifizierung aus eigenen DEA-Reihen durch den Juristen der Rechtsabteilung Francis L. Young. Richter Young war nach eingehendem Studium der Forschungsergebnisse nicht nur zum Schluss gekommen, dass die medizinische Nutzanwendung von Cannabis angemessen nachgewiesen worden ist, sondern auch, dass sich Cannabis als eine »der zuverlässigsten therapeutischen Substanzen, die der Humanmedizin bekannt sind«[46], erwiesen hat. Das US-Berufungsgericht wies die Verantwortlichen der DEA-Rechtsabteilung an, die Erkenntnisse von Richter Young zu ignorieren[47]. Somit verblieb Cannabis bis heute unter Schedule I, einer Kategorie von Drogen, die als riskant, stark missbrauchsgefährdet und ohne jeglichen medizinischen Nutzwert erachtet werden.[48]

1992 setzte die Bush-Regierung das »Nutzungsprogramm für Betroffene« außer Kraft[49] und die Clinton-Administration entschied sich nach ei-

nigem Hin und Her, es nicht wieder in Kraft zu setzen[50]. Die DEA setzt ihre
Opposition gegen jede Gesetzesänderung fort, Cannabis als Heilmittel verfügbar zu machen[51] und widersetzt sich überdies allen Forschungen auf diesem Gebiet[52]. Seit mehr als einem Jahrzehnt wurden mit Hilfe von Regierungsgeldern keine weiteren Studien zum medizinischen Gebrauch von
Cannabis durchgeführt. Als der kalifornische AIDS-Forscher Dr. Donald
Abrams vorschlug, das therapeutische Wirkungsspektrum von Marinol und
gerauchtem Cannabis der Anorexie [Auszehrungssyndrom, Magersucht]
von AIDS-Patienten zu vergleichen, versagte das NIDA die dafür erforderliche Versorgung mit Cannabis, obgleich diese Studie zuvor von der *Food
and Drug Administration* (FDA) genehmigt worden war.[53] 1996 widersetzte
sich die Clinton-Regierung den Wählerinitiativen von Kalifornien und Arizona zur Legalisierung von Cannabis für medizinische Zwecke.[54] Nachdem
diese beiden Initiativen erfolgreich waren, drohten Bundesbeamte damit,
Ärzte strafrechtlich zu verfolgen oder ihnen die Lizenz zur Verschreibung
kontrollierter Substanzen zu entziehen, selbst wenn sie ihren Patienten das
Rauchen von Cannabis lediglich empfehlen.[55]

Diverse Anti-Drogen-Kampagnen führten ins Feld, jedwede Legalisie-
rungsbestrebungen zugunsten des medizinischen Gebrauches von Cannabis
seien in Anbetracht der Gefahren eine »falsche Botschaft« an Teenager.[56]
Die meisten offiziellen Ärztevereinigungen bezogen zur Frage Cannabis als
Heilmittel keine offizielle Stellung.[57] Dennoch steht die strikte Prohibi-
tionshaltung des US-Staates im Gegensatz zum Standpunkt diverser Vereinigungen: etwa der amerikanischen *Public Health Association* [der amerikanischen Gesundheitsorganisation][58], der Vereinigung amerikanischer Wissenschaftler *[Federation of American Scientists]*[59], der Ärzteschaft zur AIDS-
Fürsorge *[Physicians Association for AIDS Care]*, der Lymphoma-Stiftung
von Amerika *[Lymphoma Foundation of America]*[60], der ehemaligen Chefin
der Bundesgesundheitsbehörde Joycelyn Elders[61], wie auch zu den nationalen Vereinigungen der Anwälte[62] und Strafverteidiger[63]. Das NEW ENGLAND
JOURNAL OF MEDICINE zeigte Flagge, indem es sich für die Genehmigung
von Cannabis als Heilmittel einsetzte.[64] Dieselbe Botschaft vermittelten
Gastherausgeber des JOURNAL OF THE AMERICAN MEDICAL ASSOCIATION.[65]
Die Herausgeber zahlreicher Zeitungen forderten die Clinton-Regierung
auf, ihre gegenwärtige Restriktionspolitik zu lockern[66] – eine Haltung, die
laut aktueller Meinungsumfragen von der Mehrheit der amerikanischen
Öffentlichkeit geteilt wird.[67]

Trotz der gegenwärtigen Rechtslage nutzen viele Menschen im gesamten Land Cannabis als Heilmittel. Manche sogar mit dem Wissen und der

Zustimmung ihrer Hausärzte.[68] Da dies illegal ist, nutzen die meisten Patienten Cannabis ohne medizinische Beratung und Begleitung als Heilmittel.[69] Das staatliche Verbot von Cannabis setzt für Patienten die Regelungen des Verbraucherschutzes außer Kraft, weshalb sie Gefahr laufen, keine standardisierten Produkte zu erhalten, die frei von Pilzsporen sind. Für das geschädigte Immunsystem von AIDS-Patienten stellt dies ein gravierendes Problem dar (vgl. Kapitel 14). Daher wurden in einigen Städten so genannte »Clubs für Cannabiskäufer« gegründet, um Patienten mit Produkten zu versorgen, die frei von Verunreinigungen sind.[70] In den meisten Teilen des Landes sind Patienten jedoch auf den Schwarzmarkt angewiesen, der ihnen Zugang zu Cannabis von fraglicher Wirksamkeit und Reinheit verschafft. Eine Neuklassifizierung von Cannabis als Schedule-II-Droge [in Anhang 2 aufgeführte Droge] und die Etablierung eines legalen Vertriebssystems würde all diesen Patienten den Zugang zu reinem und standardisiertem Cannabis ermöglichen.

Um einer Neuregelung des Drogengesetzes zustimmen zu können, benötigt die FDA »eindeutige Belege« der Wirksamkeit, die auf »adäquaten und bestmöglich kontrollierten klinischen Untersuchungen« basieren, sowie Beweise für die begrenzte Toxizität der in therapeutischen Dosierungen verabreichten Droge.[71] Die vorliegenden Erkenntnisse über das Rauchen von Cannabis erfüllen diese Anforderungen. Gestützt auf die Auswertungen der 25-jährigen Forschung folgert der Pharmakologe Roger Pertwee, es gäbe »keinerlei Grund für die Annahme, psychotrope Cannabinoide (oder Cannabis) seien riskanter oder hätten in jedweder Hinsicht gravierendere oder inakzeptablere Nebenwirkungen als viele Drogen, die heutzutage klinisch verwendet werden«[72].

In einem bedeutenden Sinne *ist* die vormalige Anerkennung der FDA von oralem THC bereits ein Beleg für die therapeutische Wirkung von Cannabis gegen Übelkeit, Erbrechen und Anorexie als Folgeerscheinungen von AIDS. Die wenigen Studien, welche die beiden Verabreichungsformen von THC miteinander verglichen, belegen, dass gerauchtes Cannabis wirksamer ist, als die orale Form der Einnahme.[73] Ob Cannabis *besser* als andere existierende Heilmittel ist, steht nicht zur Frage. Für viele medizinische Befunde stehen zahlreiche Medikamente zur Verfügung. Manche wirken bei dem einen besser und manche bei dem anderen. Mit einer größtmöglichen Bandbreite von Arzneimitteln können Ärzte im Einzelfall die bestmögliche medizinische Hilfe bieten.

Nicht die medizinische Forschung, sondern die Politik versagt Cannabis die Anerkennung als legales Arzneimittel! 1982 betonte der Kongressabgeordnete Newt Gingrich in einem öffentlichen Brief im JOURNAL OF THE AMERICAN MEDICAL ASSOCIATION bezüglich des Einsatzes von medizinischem Cannabis, das »veraltete staatliche Verbot« korrumpiere »die Intention der staatlichen Gesetzgebung« und »verweigere Tausenden von Glaukom- und Krebspatienten die medizinische Hilfe, die ihnen laut Gesetzgebung zusteht«. Laut Gingrich ist es auf »Hysterie … anlässlich des sozialen Missbrauchs von Cannabis« und »bürokratische Einmischungen« seitens der Regierung zurückzuführen, dass »ein faktischer [und] wohl bemessener Zugang zum medizinischen Gebrauch von Cannabis« unmöglich wurde.[74] Eine Aussage die heute, nach 20 Jahren, noch immer zutreffend ist.

MYTHOS

Cannabis ist höchst suchterregend. Langzeitkonsumenten leiden unter körperlicher Abhängigkeit und Entzugserscheinungen und sind häufig auf professionelle Hilfe angewiesen, um von ihrer Cannabissucht kuriert zu werden.

»Der große Bedarf an spezifischen Entzugsmethoden für Cannabisabhängige ist derzeit nicht zu befriedigen. Entgegen landläufiger Meinung verblassen die spezifischen Herausforderungen, die sich durch die Cannabissucht stellen, nicht gegenüber anderen Suchterscheinungen.« [1]

»Cannabis hält Langzeitkonsumenten, die davon loskommen wollen, eisern im Griff.« [2]

»Studien zufolge können Gewohnheitskonsumenten nach dem abrupten Abbruch des starken Cannabiskonsums sämtliche Symptome von Entzugserscheinungen entwickeln.« [3]

»Mehr als 100.000 Menschen nahmen 1993 an einem Entzugsprogramm teil. Sie nannten Cannabis als primäre Quelle des Drogenmissbrauchs und signalisierten, auf Hilfe von außen angewiesen zu sein, um davon loszukommen.«[4]

FAKTUM

Die meisten Cannabisraucher sind Gelegenheitskonsumenten. Nur eine kleine Minderheit von Amerikanern – weniger als 1% – raucht Cannabis täglich oder nahezu täglich. Und noch weniger Menschen entwickeln eine gewisse Abhängigkeit. Einige, die Cannabis oft und in großen Mengen konsumieren, können ohne größere Probleme damit aufhören. Andere ersuchen dabei professionelle Hilfe. Cannabis bewirkt keinerlei körperliche Abhängigkeit und falls Entzugserscheinungen auftreten, dann in bemerkenswert milder Form.

3
Cannabis und Abhängigkeit

Epidemiologische Untersuchungen belegen, dass die große Mehrheit derer, die mit Cannabis in Berührung kamen, nicht zu Gewohnheitsrauchern wird. Eine an Erwachsenen durchgeführte Langzeitstudie, die das dritte Lebensjahrzehnt erreicht hatten und erstmals in der Oberstufe beobachtet worden waren, ermittelte bezüglich des Konsums von Cannabis eine höchst »diskontinuierliche Rate«. 75 % derjenigen, die Cannabis versucht hatten, hatten es im vergangenen Jahr nicht konsumiert und 85 % nicht im vergangenen Monat[5]. 31 % der Amerikaner, die 12 Jahre und älter waren, hatten im Stichjahr 1994 einige Male in ihrem Leben Cannabis geraucht; 11 % hatten es im vergangenen Jahr geraucht und 2.5 % durchschnittlich ein oder mehrmals pro Woche. Gegenwärtig konsumieren lediglich 0.8 % der Amerikaner Cannabis täglich oder fast täglich.[6]

Manche rauchen Cannabis jahrelang regelmäßig ohne irgendwelche negativen körperlichen, psychischen oder sozialen Folgeerscheinungen.[7] Viele Gewohnheitsraucher großer Mengen von Cannabis entscheiden sich an einem bestimmten Zeitpunkt, ihren Verbrauch zu reduzieren oder den Konsum gänzlich einzustellen. Dies ist für die meisten ein relativ simpler Vorgang. So richtete eine Studie beispielsweise ihr Augenmerk auf eine Gruppe von Männern im Alter von 28 und 29 Jahren, die Cannabis im zurückliegenden Lebensjahrzehnt gelegentlich täglich konsumiert hatten. Zum Zeitpunkt der Untersuchung hatten 85 % von ihnen den täglichen Konsum aufgegeben, doch fast alle von ihnen rauchten weiterhin gelegentlich einen Joint.[8]

Einigen Menschen, die Cannabis oft und in großen Mengen konsumieren, fällt es schwer, ihren Konsum zu drosseln oder gänzlich aufzugeben. Manche von ihnen ersuchen daher um professionelle Hilfe bei Suchthilfeeinrichtungen.[9] Mit steigender Tendenz nehmen neuerdings Menschen an

Entzugsprogrammen teil, denen zuvor eine Abhängigkeit von Cannabis attestiert wurde.[10] Die meisten der an solchen Entzugsprogrammen beteiligten Cannabiskonsumenten blicken auf eine polytoxikomane Drogenkarriere [gleichzeitiger Konsum diverser Rauschmittel] zurück und berichten von ähnlich gelagerten Missbrauchsproblemen mit Alkohol, Kokain, Amphetaminen, Beruhigungsmitteln oder Heroin.[11]

Langzeitstudien, die jahrzehntelang in einer Vielzahl von Settings durchgeführt wurden, erwiesen, dass Cannabiskonsumenten, die den Konsum hoher Dosierungen einstellten, selten unter Entzugserscheinungen litten.[12] Falls sie dennoch auftraten, waren sie in der Regel nur »milde und von begrenzter Dauer«.[13] In den 60er Jahren versetzte man in einer am *Federal Narcotics Hospital* in Lexington, Kentucky durchgeführten Studie zehn Männer 30 Tage lang während des Wachzustandes mit mindestens einem Cannabisjoint pro Stunde in ein permanentes »High«. Der abrupte Abbruch dieses Konsums zeitigte keinerlei Entzugserscheinungen.[14] In einer anderen Studie verabreichte man den Versuchspersonen über denselben Zeitraum hohe Dosierungen von oralem THC. Beim Abbruch der Dosierung klagten die Testpersonen lediglich über geringfügige Anzeichen von Rastlosigkeit, gestörter Nachtruhe, Übelkeit, verminderten Appetit und Schweißausbrüche.[15] In einer neueren Studie gaben 16% der starken Cannabiskonsumenten beim Absetzen der Droge am häufigsten Nervosität und unruhigen Schlaf zu Protokoll.[16]

Tierversuche, bei welchen intravenöse Injektionen von hohen THC-Dosierungen abrupt abgesetzt wurden, hatten Verhaltensänderungen zur Folge, die sich in gesteigerter Aggressivität und motorischer Unruhe äußerten. Unabhängig von den verabreichten Dosierungen von THC zeigten die Versuchstiere beim plötzlichen Abbruch keinerlei Verlangen, sich den Wirkstoff selbständig zuzuführen.[17] In einer neueren Studie an Labormäusen provozierten Forscher stärkere körperliche Entzugserscheinungen. Daher verabreichten sie den Mäusen vier Tage lang ununterbrochen hoch dosierte Infusionen von THC und verabreichten ihnen anschließend einen Cannabinoid-»Blocker«; eine Substanz, die das THC mit einem Schlag von den Rezeptoren verdrängt.[18] Diese von der NIDA finanzierte Studie zum »forcierten Entzug« bei Nagetieren wird nun als Beleg herangezogen, dass Cannabis körperliche Abhängigkeit bewirkt.[19] Die Ergebnisse dieses Tierversuchs sind jedoch für menschliche Cannabiskonsumenten irrelevant, da sie beim Abbruch des Konsums immer eine graduelle Ablösung des THC von den Rezeptoren erleben.

Selbst wenn Menschen eine gewisse Abhängigkeit von Cannabis entwickeln können, ist in einem Kongressbericht des *US-Department of Health and Human Services* [Ministerium für Gesundheit und Soziales] von 1991 zu lesen: »Gemessen an der großen Zahl von Cannabiskonsumenten und der spärlichen medizinischen Befunde zu negativen Auswirkungen auf die Gesundheit durch den Entzug stellen Fragen zur Toleranzentwicklung und Abhängigkeitsphänomenen derzeit keine gravierenden Probleme dar.«[20]

1994 ordneten die Pharmakologen Jack Henningfield und Neal Benowitz sechs psychoaktive Substanzen – Koffein, Nikotin, Alkohol, Heroin, Kokain und Cannabis – einer ihres jeweiligen Suchtpotenzials entsprechenden Rangfolge zu. Beide stuften Koffein und Cannabis als die am wenigsten suchterzeugenden Stoffe ein. Bei Henningfield erzielten beide Substanzen dieselbe Punktzahl. Benowitz stufte Cannabis als geringfügig weniger suchterzeugend als Koffein ein.[21]

Trotzdem steigt die Zahl derer stetig an, denen eine Abhängigkeit von Cannabis bescheinigt wird, wie auch der Konsumenten, die an Entzugsprogrammen teilnehmen.

In Anlehnung an den Kriterienkatalog für Drogenabhängigkeit, der von der *American Psychiatric Association* (APA) erstellt wurde, werteten Forschungsteams Stichproben-Erhebungen der Bevölkerung hinsichtlich des Gebrauchs von Cannabis aus und folgerten, dass nur 25 % die Kriterien einer Abhängigkeit von Cannabis erfüllten.[22] Norman Miller und Mark Gold entwickelten Therapien zum Drogenentzug (Suchthilfeprogramme). Da Symptome einer Cannabisabhängigkeit »häufig subtil und schwer zu erkennen« seien, sollte man ihrer Forderung nachkommen und Cannabiskonsumenten selbst dann als süchtig einstufen, wenn sie dem APA-Standard nicht entsprechen.[23] Gold spricht sich dafür aus, dass es »von entscheidender Bedeutung ist, jeglichen Gebrauch von Cannabis unter dem Blickwinkel der potenziellen Suchtgefahr einzustufen.«[24]

Die meisten Artikel und Bücher neueren Datums, die vor einem stetig anwachsenden Problem der Cannabisabhängigkeit warnen, wurden von Personen verfasst, die Programme zur Suchthilfe entwarfen.[25] Diese Berufsgruppe profitierte außerordentlich von der Verbreitung von Suchthilfeeinrichtungen für Cannabiskonsumenten, die häufig von Eltern, Verwandten, Gerichten oder Arbeitgebern zur Teilnahme genötigt oder gezwungen wurden.[26] Die meisten Arbeitnehmer, deren Drogenscreening als Eignungsprüfung zur Einstellung zum Arbeitsplatz positiv war, sind Cannabiskonsumenten[27] Die meisten von ihnen konsumieren Cannabis nur gelegentlich. Arbeitgeber gehen dazu über, die Fortsetzung des Arbeitsvertrages von der

Teilnahme an Drogenerziehungsprogrammen abhängig zu machen.[28] Derartige Programme diagnostizieren Cannabiskonsumenten als »Cannabissüchtige«, auch wenn sie den offiziell anerkannten Kriterien für Drogenabhängigkeit nicht entsprechen.

MYTHOS

Cannabis ist eine Einstiegsdroge. Auch wenn Cannabis an sich nur geringfügige Schäden bewirkt, geht davon eine gravierende Gefahr aus, weil es zum Gebrauch »harter Drogen« wie Heroin, LSD und Kokain verleitet.

»Der Gebrauch von Cannabis erfreut sich gegenwärtig zunehmender Beliebtheit. ... Dies ist vor allem deshalb alarmierend, weil der Gebrauch von Cannabis – der am weitesten verbreiteten Droge – häufig den Einstieg zum Gebrauch anderer und gefährlicherer Drogen bedeutet.«[1]

»Wer bereits als Kind mit Cannabis in Berührung kam, wird mit einer 85-prozentig höheren Wahrscheinlichkeit zu Kokain greifen, als Kinder, die niemals damit in Berührung kamen.«[2]

»Offenbar provozieren die durch Cannabis stimulierten biochemischen Veränderungen im Gehirn die Suche und das Verlangen nach Drogen, weshalb viele Konsumenten dazu verleitet werden, mit anderen Genussmitteln zu experimentieren.«[3]

»Da der an sich harmlose Gebrauch von Cannabis häufig ein Vorspiel für den Genuss anderer Drogen darstellt ... [ist dieser Konsum] doppelt verhängnisvoll.«[4]

»Selbst wenn Cannabis weniger suchterregend oder toxisch ist, als der Gebrauch von Kokain, ... werden manche Menschen durch das Rauchen von Cannabis oder den Anblick anderer, die es konsumieren, der Gefahr ausgesetzt, andere Drogen zu konsumieren.«[5]

FAKTUM

Cannabis verleitet Menschen nicht zum Gebrauch harter Drogen. Die These der Einstiegsdroge präsentiert eine rein statistische Beziehung zwischen weit und weniger verbreiteten [und akzeptierten] Drogen als kausale Erklärung, deren Gebrauch zeitlichen Schwankungen unterliegt, je nachdem, welche Droge gerade beliebt ist. Gegenwärtig ist Cannabis die populärste illegale Droge in den Vereinigten Staaten. Wer Bekanntschaft mit weniger verbreiteten Drogen wie Heroin, Kokain und LSD machte, wird logischerweise auch Cannabis konsumiert haben. Die meisten Cannabisraucher kamen jedoch niemals mit irgendeiner anderen illegalen Droge in Berührung. Somit markiert Cannabis de facto in Wirklichkeit für die große Mehrheit eher einen *Schlusspunkt* als einen *Einstieg.*

4
Cannabis und die These von
der Einstiegsdroge

Verfechter der Einstiegsdrogentheorie (zuvor bekannt als »Sprungbrett-Hypothese«) propagierten, dass Cannabis – selbst wenn es an sich nicht gefährlich ist – dennoch zum Konsum gefährlicherer Drogen verleite[6]. In den 50er Jahren galt es als Einstiegsdroge für Heroin.[7] In den 60er Jahren erachtete man es als Sprungbrett zum Konsum von LSD.[8] Und heutzutage gilt Cannabis vor allem als Einstiegsdroge für Kokain.[9]

Wer Bekanntschaft mit einer vergleichsweise wenig populären Droge wie Kokain machte, wird vermutlich die weiter verbreitete Substanz Cannabis kennen. Ebenso werden Cannabiskonsumenten häufiger als Nichtraucher zuvor Bekanntschaft mit legalen Drogen wie Alkohol, Tabak und Koffein gemacht haben.[10] Der Konsum von Alkohol, Tabak und Koffein ist ebenso wenig für den Konsum von Cannabis verantwortlich, wie der Konsum von Cannabis für den Gebrauch von Heroin, LSD oder Kokain.

Das Verhältnis zwischen Cannabis und anderen Drogen variiert von Kultur zu Kultur.[11] In den USA unterliegt der Genuss bestimmter Substanzen Schwankungen zwischen Altersgruppen[12] und sozialen Schichten[13]. Schließlich spielt auch der Zeitfaktor eine Rolle. So ist das Verhältnis zwischen einzelnen Substanzen und Cannabis von der jeweils vorherrschenden Popularität bestimmter Drogen abhängig. In den 60er und 70er Jahren genoss Cannabis eine zunehmende Popularität und die von Heroin ging zurück. Während die Popularitätsrate von Cannabis in den letzten zwanzig Jahren Schwankungen unterlag, blieb die von LSD konstant. In den früheren 80er Jahren wurde Kokain zunehmend populärer und der Gebrauch von Cannabis ging zurück. Später nahm die Popularität beider Drogen ab. Inzwischen [1997] ist Cannabis wiederum populärer, während der Gebrauch von Kokain kontinuierlich weniger wurde.[14]

Die Grafik (Seite 56) dokumentiert die sich wandelnde Beziehung zwischen dem Gebrauch von Cannabis und dem von Kokain von 1975 bis

1996. 1986, zur Hochzeit der Popularität von Kokain, waren 33% der Schüler aus den letzten Jahrgängen der Highschool, die Cannabis kennen gelernt hatten, auch mit Kokain in Berührung gekommen. Doch selbst Cannabiskonsumenten, die Kokain probierten, werden nicht zwangsläufig zu regelmäßigen Kokainkonsumenten. Tatsächlich sind es nur wenige. Wie die Grafik zeigt, probierten von 72 Millionen Amerikanern, die Cannabis rauchten, etwa 20 Millionen Kokain aus. 30% von ihnen nahmen Kokain nur ein, zwei Mal und nur 17% mehr als hundert Mal. Anders ausgedrückt wurde nur einer von 100 Cannabisrauchern zum regelmäßigen Konsumenten von Kokain.

Proportionaler Anteil von Cannabiskonsumenten, die jemals Kokain benutzten (Absolventen der Highschool, 1975-1996)

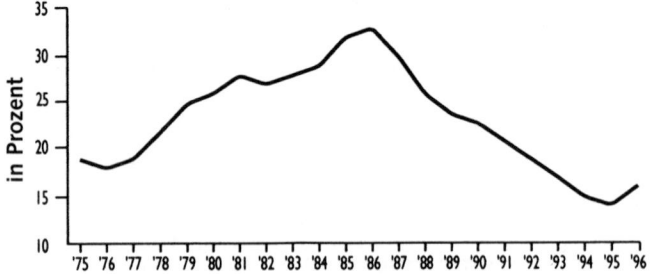

Basierend auf den Daten der *National Survey Results on Drug Use from The Monitoring the Future Study*, 1975-1996 *(National Institute on Drug Abuse)*.

Nicht bei allen Cannabiskonsumenten ist die Wahrscheinlichkeit gleich groß, dass sie zu Kokain greifen. Teenager, die – außer gelegentlich Cannabis – keine weiteren verbotenen Drogen nehmen, werden vermutlich niemals Kokain probieren. Die meisten, die jemals Cannabis probierten, werden noch nicht einmal zu regelmäßigen Konsumenten dieser Droge. 1994 rauchten in der Gruppe der 12- bis 17-jährigen, die damit in Berührung kamen, 60% weniger als zwölf Mal und 40% lediglich ein oder zwei Mal Cannabis.[15]

Studien zufolge hatten die meisten Teenager, die Kokain kennen lernten, zuvor diverse Erfahrungen mit Drogen gemacht. Die meisten von ihnen konsumierten Alkohol und Cannabis früher als ihre Altersgenossen, nutzen beide Drogen nach wie vor regelmäßig und häufig[16] und machten vor Kokain bereits Bekanntschaft mit diversen anderen illegalen Drogen.[17] Laut einer Erhebung an Erwachsenen, die in der Oberstufe Cannabis geraucht hatten, konsumierten mehr als 80% derer, die schließlich Kokain ausprobierten, schon vorher diverse Drogen. Sie griffen regelmäßig zu Alkohol, Tabak, Cannabis und hatten darüber hinaus auch Stimulantien, Beruhigungsmittel und Psychedelika ausprobiert.[18]

Wenige Erwachsene werden schon früh zu Polytoxikomanen. Wenn doch, dann unterscheiden sie sich in vielerlei Hinsicht von ihren Altersgenossen. Tendenziell zählen sie eher zu armen Bevölkerungsschichten, leben in Stadtteilen, wo der Gebrauch illegaler Drogen an der Tagesordnung ist, kommen aus zerrütteten Elternhäusern, waren in der Schule wenig erfolgreich und haben eher psychische Probleme als andere.[19] Die meisten polytoxikomanen Drogenkonsumenten zeigten schon vor dem Gebrauch legaler oder illegaler Drogen diverse Verhaltensauffälligkeiten und waren in Straftaten verwickelt.[20] Folglich gibt es unter erwachsenen Cannabiskonsumenten eine abweichende Randgruppe, die sich zu polytoxikomanen Konsumenten entwickelt.

Ein Bericht des *Center on Addiction and Substance Abuse* (CASA) [Zentrum für Sucht und Drogenmissbrauch] besagt, dass jugendliche Cannabisraucher – im Gegensatz zu Nichtrauchern – mit einer 85% höheren Wahrscheinlichkeit zu Kokain greifen.[21] Diese Zahl basiert auf der Beliebtheitsskala von Cannabis und Kokain aus dem Jahre 1991. Zur Berechnung dieses »Risikofaktors« dividierte das CASA den Anteil von Cannabiskonsumenten, die jemals Kokain probierten (17%) durch den der Kokainkonsumenten, die niemals Cannabis konsumierten (0.2%). Der Risikofaktor ist nicht deshalb so hoch, weil so viele Cannabiskonsumenten mit Kokain experimentiert hätten, sondern weil nur wenige ohne vorherige Erfahrung mit Cannabis Kokain probierten.

Neuere Tierversuche zeigen, dass THC die Ausschüttung von Dopamin im »Belohnungszentrum«[22] des Gehirns erhöht. Diese Ergebnisse werden angeführt, um zu belegen, dass Cannabis das Gehirn für Heroin und Kokain »empfindlich macht«[23] – Drogen, die ebenfalls den Dopaminspiegel in diesem System beeinflussen. Andere Forscher konnten keinen Nachweis für den Einfluss von THC auf das dopaminerge System erbringen.[24] Darüber hinaus gibt es keine Studien, die nachweisen konnten, dass Labortiere, die mit THC-Injektionen »empfindlich gemacht« wurden, eine erhöhte Bereitschaft zeigten, sich selbst Heroin oder Kokain zuzuführen. Diese Versuchsanordnung führt noch nicht einmal zu ihrem selbst gesteuerten Abruf von THC.

Kurz gesagt entbehren pharmakologische Erklärungen für den Effekt von Cannabis als Einstiegsdroge jeglicher Grundlage.

**Nur sehr wenige Cannabiskonsumenten werden
regelmäßige Kokainkonsumenten.**

Von 100 Menschen, die Marihuana probierten...
(72 Millionen Amerikaner haben Cannabis probiert)

konsumierten 28 Kokain
(20 Millionen Amerikaner
versuchten Kokain)

konsumierten 12 Kokain
12 Mal oder mehr
(8,64 Millionen Amerikaner haben
gelegentlich Kokain-Erfahrungen)

konsumierten 5 Kokain
mehr als 100 Mal
(3,6 Millionen Amerikaner
sind mehr oder weniger
regelmässige Kokainkonsumenten)

konsumiert 1 Kokain
einmal pro Woche
oder mehr
(0,7 Millionen Amerikaner
sind regelmäßige
Kokainkonsumenten)

Basierend auf Bevölkerungsstichproben von 1994 aus dem Bundesstaat
Maryland [*National Household Survey on Drug Abuse: Population Estimates*
1994, Rockville, MD: U.S. Department of Health and Human Services
1995; *National Household Survey on Drug Abuse: Main Findings* 1994,
Rockville, MD: U.S. Deparment of Health and Human Services 1996.]

Folglich ist die These von der Einstiegsdroge als Theorie untauglich. Sie beschreibt vielmehr, in welcher typischen Abfolge politoxikomane Konsumenten mehr oder weniger beliebte Drogen konsumieren. Eine ähnliche statistische Beziehung existiert ebenso zwischen mehr oder weniger beliebten Aktivitäten. So waren beispielsweise die meisten Motorradfahrer (eine statistisch gesehen eher seltene Form der Freizeitgestaltung) zunächst Fahrradfahrer (was weitaus verbreiteter ist). Vermutlich kommt es überaus selten vor, dass Motorradfahrer davor nie auf dem Fahrrad saßen. Dennoch steigen vermutlich äußerst selten Fahrradfahrer auf das Motorrad um. Entsprechend abwegig wäre es, zu behaupten, wer Fahrrad fährt, steigt anschließend aufs Motorrad und eine wachsende Popularität des Fahrradsportes bewirke automatisch eine entsprechend größere Beliebtheit des Motorradsports. Ebenso wenig führt der Anstieg des Cannabiskonsums automatisch zu einem vermehrten Konsum von Kokain oder anderen Drogen.

MYTHOS

Verstöße gegen Cannabisgesetze werden nicht streng genug geahndet. Nur wenige, die gegen cannabisspezifische gesetzliche Regelungen verstoßen, werden verhaftet und so gut wie keiner landet im Gefängnis. Dieser lasche Umgang ist für die allgegenwärtige Verfügbarkeit und den fortgesetzten Gebrauch von Cannabis verantwortlich.

»Verstöße gegen die Cannabisgesetzgebung werden bei weitem zu lax gehandhabt. ... Man sollte härter gegen solche Schwerverbrecher mit Verhaftungen und Gefängnisstrafen vorgehen.«[1]

»Die lasche Handhabung ermöglichte Kriminellen weitgehend straffrei mit Cannabis umgehen und handeln zu können.«[2]

»Das Drogenproblem in unserem Land ist in erster Linie auf Marihuana zurückzuführen. ... Der Besitz von weniger als einer Unze [= 30 Gramm] ... [wird oft] als geringfügiges Vergehen eingestuft. Ich denke dies ist bei weitem zu milde.«[3]

»Es wird Zeit, eine härtere Gangart gegenüber denjenigen einzulegen, die Cannabis an die Bürger verkaufen, die sich am verletzlichsten sind: Kinder. ... Wir sollten so hart mit Cannabisdealern verfahren, wie mit Heroin- und Kokain-Pushern.«[4]

FAKTUM

In den Vereinigten Staaten verdoppelte sich zwischen 1991 und 1995 die Rate der Festnahmen aufgrund von Cannabis. Wegen Verstößen gegen die Cannabisgesetzgebung wurden allein 1995 mehr als eine halbe Million Menschen festgenommen; 86 % aufgrund des Besitzes von Cannabis. Zehntausende von Menschen sitzen gegenwärtig wegen Verstößen gegen Cannabisgesetze in Gefängnissen. Weitaus mehr wurden mit Bewährungsstrafen, Bußgeldern und Arbeitseinsätzen in sozialen Einrichtungen belegt. Im Zuge dessen wurde ihr Besitz beschlagnahmt, ihr Führerschein entzogen und ihr Arbeitsverhältnis gekündigt. Doch trotz all dieser sozialen und strafrechtlichen Maßnahmen ist Cannabis nach wie vor leicht verfügbar und weit verbreitet.

5
Cannabisgesetze und Justiz

Die von Präsident Nixon eingesetzte Shafer-Kommission kam 1972 zu dem Schluss, dass Cannabiskonsumenten weitaus größeren Schaden durch Inhaftierungen nähmen, als durch den Genuss der Droge. Die Kommission empfahl daher, die Gesetzgebung auf Staats- und Bundesebene solle dahingehend geändert werden, dass der »persönliche Besitz von Cannabis« und der »gelegentliche Verkauf kleiner Mengen gratis oder gegen geringfügige Bezahlung, aus der kein Profit resultiert« straffrei bleiben sollte.[5] Ebenso kam der Cannabisbericht der *National Academy of Science* 1982 zu dem Schluss, dass Strafverfolgungen unverhältnismäßig seien und sich letztlich schädlich auswirkten. Die Autoren empfahlen nicht nur, den Besitz von Cannabis nicht zu kriminalisieren, sondern der Gesetzgeber solle ernsthaft über einen regulierten Vertrieb und Verkauf nachdenken.[6]

Seit dem Bericht der Shafer-Kommission von 1972 wurden 10 Millionen Menschen in den USA aufgrund von Verstößen gegen die Cannabisgesetzgebung verhaftet. Staatliche Drogendezernenten – von DEA, FBI, US-Zollbehörden, *US-Forest Service* [Staatsforstbehörde] und *National Park Service* [Überwachung von Nationalparks] – richten ihre Aktivitäten vornehmlich gegen Anbauer, Verteiler und Verkäufer großer Mengen.[7] 1994 wurden etwa zwei Drittel der Straftäter, die gegen die Cannabisgesetzgebung verstießen, vom Bundesgerichtshof aufgrund des Besitzes von 200 oder mehr Pfund Marihuana verurteilt.[8]

Diese Inhaftierungen auf staatlicher Ebene machen in den USA nur einen Bruchteil der Festnahmen im Zusammenhang mit Cannabis aus – weniger als 5%. Auf bundesstaatlicher oder lokaler Ebene beziehen sich meisten Inhaftierungen wegen Cannabis auf den simplen Tatbestand des Besitzes und nicht auf den des Anbaus, Verkehrs oder Verkaufs. Diese Entwicklung erreichte ihren Höhepunkt 1995, als Polizeibeamte einzelner Bundesstaaten und Regionen etwa 589.000 Menschen aufgrund von Ver-

stößen gegen die Cannabisgesetzgebung festnahmen. Die meisten von
ihnen (86 %) wurden wegen Besitzes von Cannabis festgenommen (vgl. Tabelle). Vereinbarungen zwischen Richtern und Verteidigern, denen zufolge
bestimmte Anklagepunkte beim Schuldanerkenntnis fallengelassen werden,
lassen vermuten, dass es sich bei manchen, die des Besitzes von Cannabis
für *schuldig* befunden wurden, um Cannabisdealer handelt. Doch wie dem
auch sei, sind die meisten, die wegen Cannabisbesitzes hinter Gitter kamen,
Konsumenten geringer Mengen zum Eigengebrauch.

Landesweit nahmen Festnahmen im Zusammenhang mit Cannabis zu.
Zwischen 1990 und 1994 verdoppelte sich in Georgia die Zahl der canna-
bisspezifischen Festnahmen – von 9.000 auf etwa 18.000 Fälle. Entsprechende Festnahmen Jugendlicher erhöhten sich von weniger als 4 % (1990)
auf etwa 13 % (1995)[9]. 1996 wurden in Wisconsin 12.408 Menschen aufgrund des Besitzes von Cannabis festgenommen; eine Zahl, die sich gegenüber 1992 mehr als verdoppelte.[10] In der Stadt New York erhöhte sich
innerhalb von zwei Jahren (von 1992 bis 1994) die grob geschätzte Zahl
von 6.000 Festnahmen wegen öffentlichen Rauchens von Cannabis auf
mehr als 14.000.[11]

Ethnische Minderheiten sind bei Festnahmen wegen Verstößen gegen
die Cannabisgesetzgebung überdurchschnittlich stark vertreten. Obgleich
Schwarze und Latinos lediglich rund 20 % der Cannabiskonsumenten in
den USA ausmachen[12], stellten sie 58 % der 1995 von staatlichen Gerichten
verurteilten Cannabisstraftäter[13]. In Illinois waren 57 % derjenigen, die
wegen Cannabisdelikten ins Gefängnis kamen, Schwarze oder Latinos.[14] In
Kalifornien belief sich deren Anteil auf 49 %[15]. 1995 waren 71 % derer, die
wegen Übertretung der gesetzlichen Reglementierung des Besitzes von
Cannabis verurteilt wurden, keine Weißen.[16]

Strafen bei Übertretungen der Cannabisgesetze variieren von Bundesstaat zu Bundesstaat. Zehn Staaten ahnden den Besitz von kleinen Mengen
Cannabis, die gewöhnlich unter einer Unze [unter 30 Gramm] liegen, mit
einem Bußgeld. In anderen Staaten sind Gefängnisstrafen möglich, obgleich auf Bewährung ausgesetzte Strafen und Bußgelder häufiger vorkom-
men. Laut staatlicher Gesetze wird für den Besitz eines einzigen Cannabis-
joints (oder weniger) ein Bußgeld von 1.000 bis 10.000 US-Dollar und bis
zu einem Jahr Gefängnis fällig. Dasselbe Strafmaß wird für den Besitz kleiner Mengen Heroins, gepulverten Kokains und Cracks angesetzt. Laut
Strafregelung einzelner Bundesstaaten werden für den Besitz weniger Unzen [60 und mehr Gramm] Cannabis Gefängnisstrafen zwischen sechs Monaten und lebenslänglich verhängt.

Cannabis-Inhaftierungen in den USA auf bundesstaatlicher und lokaler Ebene, 1970-2001

	Total Inhaftierungen	% wegen Besitzes
1970	188,903	*
1971	225,828	*
1972	191,179	*
1973	420,700	*
1974	445,600	*
1975	416,100	*
1976	414,100	*
1977	457,600	86%
1978	445,800	86%
1979	391,600	87%
1980	401,982	84%
1981	400,329	86%
1982	452,244	85%
1983	403,454	83%
1984	415,831	82%
1985	451,138	81%
1986	361,779	82%
1987	378,709	83%
1988	391,612	83%
1989	398,977	79%
1990	327,860	80%
1991	283,700	79%
1992	340,890	79%
1993	380,399	82%
1994	481,098	84%
1995	588,963	86%
1997	695,200	87%
1998	682,885	87%
1999	704,812	86%
2000	734,498	88%
2001	723,627	88%

* = Daten nicht verfügbar
Quelle: Uniform Crime Reports, 1970-2001 (FBI)

Desgleichen variiert das Strafmaß für den Verkauf von Cannabis in den einzelnen Bundesstaaten. Zehn Staaten verhängen eine maximale Strafe von fünf Jahren oder weniger und elf Staaten Maximalstrafen von 30 Jahren und mehr. Laut staatlicher Gesetzgebung sowie in sechs Bundesstaaten müssen alle jene Personen mit lebenslänglichen Haftstrafen rechnen, die Cannabis importieren oder in den Drogenhandel verwickelt sind. In einigen Staaten wird der Anbau weniger Cannabispflanzen zum persönlichen Gebrauch ebenso streng geahndet wie Drogenhandel und Verkauf im großen Stil.[17]

Es gibt keine systematische Aufstellung über die Höhe von Haftstrafen, die aufgrund von Cannabisvergehen in den Vereinigten Staaten verhängt wurden. Die Daten, die von übergeordneten Gefängnisbehörden und einigen Staaten vorliegen, belegen jedoch, dass eine große Zahl von Straftätern, die des Vergehens gegen die Cannabisgesetzgebung überführt wurden, in Gefängnissen landeten. Dies Zahl ist im Ansteigen begriffen – nicht nur hinsichtlich der Ahndung des Verkaufs, sondern auch des Besitzes von Cannabis. Dazu folgende Beispiele:

• Seit 1990 pro Jahr wurden etwa 3.677 Cannabisstraftäter in Staatsgefängnisse überführt. Das entspricht einer durchschnittlichen Zahl von etwa 1.900 Inhaftierungen pro Jahr seit den 80er Jahren des vergangenen Jahrhunderts und etwa 1.200 pro Jahr seit den 70er Jahren.[18] Setzt man ein gleich bleibend durchschnittliches Strafmaß von etwa vier Jahren voraus, befinden sich gegenwärtig nicht weniger als 16.000 Marihuanastraftäter in Staatsgefängnissen. Das entspricht etwa 17 % der gesamten Population von Gefängnisinsassen.[19]

• In Michigan kamen 22 % derer ins Gefängnis, die Gesetzesverstößen im Zusammenhang mit Cannabis für schuldig befunden wurden.[20] Im selben Jahr wurden im Staate New York 34 % bei entsprechenden Urteilen inhaftiert.[21]

• In Texas wurden 33 % der Straftäter, die des Besitzes von Cannabis überführt worden waren, zu Gefängnisstrafen verurteilt. Eine nur geringfügig größere Prozentzahl (43 %) wurde wegen Handel und Vertrieb mit Gefängnisstrafen belegt, von denen die Hälfte bei ihrer Verhaftung zwei Unzen [etwa 60 Gramm] und weniger Cannabis bei sich hatten.[22]

• In Georgia verdoppelten sich seit 1990 entsprechende Verhaftungen. 1995 landeten etwa 400 Personen aufgrund von Cannabisdelikten im Gefängnis, mehr als die Hälfte von ihnen wegen illegalen Besitzes.[23]

• Von den 1.500 Personen, die sich wegen Cannabisdelikten in kalifornischen Gefängnissen befinden, wurde die Hälfte des Besitzes von Cannabis überführt.[24] Seit in Kalifornien das »three strikes« Gesetz in Kraft trat, wodurch jeder, der zum dritten Mal der selben Straftat überführt wird, mit harten Gefängnisstrafen zu rechnen hat, sitzen mehr Menschen wegen Besitzes von Cannabis ein, als für alle Gewalttaten zusammengenommen.[25]

• Zehntausende von Häftlingen wurden zu Haftstrafen von einem Jahr und mehr in Staats- und Bundesgefängnissen verurteilt. Ebenso viele, die Cannabisdelikten für schuldig befunden wurden, sitzen landesweit Gefängnisstrafen von weniger als einem Jahr ab.

Wer Cannabisdelikte beging und Gefängnisstrafen umgehen will, wird häufig mit Bewährungsstrafen, Arbeitsstrafen, die in sozialen Einrichtungen abzuleisten sind oder mit Bußgeldern belegt, die sich auf bis zu 10 Millionen US-Dollar beziffern können.[26] Gerichte können diesen Straftätern auch Zuwendungen von Seiten des Staates oder Bundes verweigern, inklusive College- und Existenzgründungsdarlehen, landwirtschaftlicher Subventionen, Lizenzen zur Berufsausübung, Regierungssubventionen, vertraglich zugesicherten Beträgen und Forschungsstipendien.[27] Mehr als die Hälfte der Bundesstaaten verabschiedete Gesetze nach dem Prinzip: »Mit einem Joint verwirkst du deine Lizenz«. Im Gegensatz zu Gesetzen, die das Führen eines Fahrzeugs im berauschten Zustand ahnden, wobei der Führerscheinentzug an den nachweisbaren Verlust der Kontrolle über das Fahrzeug gekoppelt ist, riskiert jeder, der eines Vergehens gegen die geltenden Cannabisgesetze für schuldig befunden wird, automatisch seinen Führerschein, auch wenn dieses Vergehen in keinerlei Zusammenhang mit dem Fahrverhalten steht.[28]

Die bloße Verhaftung aufgrund eines Cannabisdeliktes stellt an sich bereits eine Form der Bestrafung dar. Bis zur Gerichtsverhandlung können Personen nach derartigen Verhaftungen stunden- oder tagelang in Untersuchungshaft festgesetzt werden. Dies kann kostspielig sein. Nicht nur bezüglich der Anwaltskosten. Für manche summieren sich auch Ausfallgebühren durch Abwesenheit vom Arbeitsplatz.[29] In einigen Bundesstaaten informiert die Polizei die Arbeitgeber über die betreffenden Vorgänge, was Arbeitnehmern ihren Job kosten kann.[30] Wer auf Bewährung entlassen wurde oder auf Freigang ist, landet durch eine Verhaftung aufgrund von Cannabisdelikten ohne Wenn und Aber hinter Schloss und Riegel.[31] Wer in öffentlichen Heimen oder sozialen Einrichtungen lebt, riskiert durch die Verhaftung im Zusammenhang mit Drogendelikten irgendeines Familienmitgliedes die Ausweisung der gesamten Familie – selbst wenn keinerlei Schuldspruch daraus resultiert.[32] Nicht weniger als 21 staatlich verankerte Regelungen setzten Gesetze in Kraft, denen zufolge Besitzer illegaler Drogen mit ihrer Festnahme unverzüglich zur Zahlung einer entsprechenden Steuer verpflichtet sind. Die Gebühr für eine einzige Unze [30 Gramm] Marihuana bewegt sich zwischen 100 bis 2.800 US-Dollar, wobei die fällige Gebühr bei größeren Mengen nach oben offen ist.[33]

Aufgrund staatlicher und bundesstaatlicher Gesetzgebung kann die bloße Beweisaufnahme eines Cannabisdeliktes den Verlust des Eigentums – inklusive sämtlicher Ersparnisse, Autos, Boote, Grundstücke und Häuser – zur Folge haben.[34] Regierungsbeamte konfiszieren ganze Anwesen wegen einiger weniger Cannabispflanzen, die dort wachsen. Sie beschlagnahmen Autos, die zum Erwerb oder Transport geringer Mengen Cannabis benutzt wurden. Mancherorts bedient sich die Polizei verdeckter Ermittler und V-Männer, die Drogen an Konsumenten verkaufen, um deren Autos beschlagnahmen zu können.[35]

Wurde das Eigentum potenzieller Tatverdächtiger in Sachen Drogen beschlagnahmt, verbleibt es im Besitz der Regierung, selbst wenn keine formalen Beweise für die Anklage erbracht wurden. Es gibt zwar legale Mittel, mit denen unschuldig Angeklagte die Rückgabe ihrer Besitztümer erwirken können – die erforderlichen Schritte verschlingen jedoch Zeit und Kosten. Da solche Fälle von Zivilgerichten und nicht von Strafkammern abgewickelt werden, wird keine Unschuld vorausgesetzt. Stattdessen müssen die Bürger *beweisen*, dass sie sich der Übertretung der gültigen Drogengesetze nicht schuldig machten, um wieder in den Besitz ihres Eigentums zu gelangen[36]. Selbst ein formaler Freispruch garantiert keine Rückgabe des konfiszierten Eigentums. So behielten beispielsweise Staatsbeamte in Kentucky die 37 Acre [rund 150.000 Hektar] große Farm eines Angeklagten ein, obwohl dieser der Kultivierung von Marihuana für unschuldig befunden wurde. Erst nachdem er der Zahlung der Prozesskosten in Höhe von 12.500 US-Dollar zustimmte, bekam er sein Land zurück.[37] Allein die DEA beschlagnahmte von 1992 bis 1995 Vermögenswerte in Höhe von über 217

Millionen US-Dollar aufgrund angeblicher Cannabisdelikte.[38] Dabei geht es oft um geringfügige Übertretungen der Drogengesetze. So lag beispielsweise der Durchschnittswert der von Polizeibeamten des Staates Michigan 1992 beschlagnahmten Häuser unter 16.000 US-Dollar.[39] Diese Summe macht deutlich, dass die Eigentümer nicht gerade Personen waren, die sich durch den Anbau oder Verkauf von Cannabis Reichtümer erwarben.

In zunehmendem Maße wird der Gebrauch von Cannabis im Geschäftsleben, in Schulen und sozialen Einrichtungen mit zivilrechtlichen Sanktionen belegt, die an die Stelle strafrechtlicher Verfolgungen treten oder diese ergänzen. Wer sich um einen Arbeitsplatz bewirbt, muss den üblichen Urintest bestehen. Bewerber mit positiven Ergebnissen bei Drogentests werden in der Regel vom Auswahlverfahren um einen Arbeitsplatz disqualifiziert. Dasselbe gilt für Personen mit einem gültigen Arbeitsvertrag. Wer positiv getestet wird, kann gefeuert werden – unabhängig von einem nachweisbaren Drogenkonsum am Arbeitsplatz oder einer entsprechenden Beeinträchtigung der erforderlichen beruflichen Qualifikationen.[40] Da inaktive Metaboliten von Cannabis Tage oder Wochen nach der Einnahme nachweisbar sind, fallen hauptsächlich Cannabiskonsumenten solchen Drogen-Screenings zum Opfer, obgleich viele von ihnen lediglich Gelegenheitskonsumenten sind.[41] Private und öffentliche Schulen bedienen sich entsprechender Methoden zum Nachweis des Drogengebrauchs ihrer Schüler. Dies befugt sie zu diversen Sanktionen – wie den Ausschluss von außerschulischen Aktivitäten, einen zeitweiligen Ausschluss vom Schulbesuch oder den Verweis von der Schule.[42] Einige Bundesstaaten versagen Drogenkonsumenten medizinische Betreuung, staatliche Zuwendungen[43] und verweisen sie sogar aus Obdachlosenasylen[44].

Bislang gibt es keinerlei Belege dafür, dass diese Eskalation von Strafmaßnahmen dazu geführt hätte, die Verfügbarkeit von Cannabis oder dessen Gebrauch zu reduzieren. Seit 1975 belegen Untersuchungen an Highschool-Schülern [Schülern der Oberstufe] einen geringen Wandel von 83 % und 90 % hinsichtlich der Verfügbarkeit von Cannabis.[45] Im Laufe der Zeit gab es keine nachweisbare Beziehung zwischen der Häufigkeit des Cannabisgebrauchs und dem Maß oder der Härte entsprechender Strafen. Trotz Verschärfung zivil- und strafrechtlicher Sanktionen und einer in der Geschichte der USA bisher nie da gewesenen Zunahme von Verhaftungen und Inhaftierungen wegen Cannabisdelikten stieg die Zahl jugendlicher Cannabiskonsumenten seit 1990 an[46] und blieb der Cannabisgebrauch bei Erwachsenen konstant[47].

MYTHOS

Die Cannabispolitik in den Niederlanden ist ein Fehlschlag. Die niederländischen Gesetze, die den Ankauf, Verkauf und öffentlichen Gebrauch von Cannabis gestatten, führten vor allem bei Jugendlichen zu einem Anstieg des Konsums.

»Im Ausland sind Experimente in ... Freizügigkeit gescheitert. In den Niederlanden ... stieg der Gebrauch von Cannabis bei Erwachsenen um 250 % an.«[1]

»In Holland kann jeder, der über 15 Jahre alt ist, Cannabis ebenso einfach erwerben wie unterschiedliche ... Sorten von Eiskrem. Wer dieser Politik ein Loblied singt, nimmt den Anstieg des Cannabisgebrauchs bei Erwachsenen um 250 % nicht zur Kenntnis.«[2]

»Die Niederlande haben eine tolerante Haltung gegenüber ... Marihuana und Haschisch ... Ich wanderte dort durch die Parks und sah Kinder, die wie Zombies herumliefen.«[3]

»Die Niederlande haben die höchste Verbrechensrate in Europa und sie erhöhte sich in dem Maße, in dem sich die Coffeeshops und die Drogenkonsumenten vermehrten.«[4]

FAKTUM

Verglichen mit anderen europäischen Ländern setzt die niederländische Drogenpolitik am wenigsten auf Strafen. Seit mehr als 20 Jahren ist es holländischen Bürgern über 18 Jahren gestattet, Cannabis (Marihuana und Haschisch) in Coffeeshops zu kaufen, die einer Reglementierung seitens der Regierung unterliegen. Diese Politik führte nicht zu einer dramatischen Eskalation des Cannabisgebrauchs. Bei den meisten Altersgruppen entspricht der Cannabisgebrauch den Verhältnissen in den USA. Bei Jugendlichen liegen die Raten des Cannabiskonsums in den Niederlanden sogar niedriger als in den Vereinigten Staaten. Die holländische Bevölkerung stimmt mit überwältigender Mehrheit der gegenwärtigen Cannabispolitik zu, die bestrebt ist, den Gebrauch von Cannabis eher zu *normalisieren*, als zu *dramatisieren*. Die Regierung der Niederlande überarbeitet hin und wieder die bestehende Politik, hält jedoch am Prinzip der Entkriminalisierung fest.[5]

6

Cannabispolitik in den Niederlanden

In den 1970er Jahren setzten die Vereinigten Staaten und einige andere Länder die Strafen für Cannabisvergehen herab. Mancherorts verzichtete man vollständig auf Verurteilungen für persönlichen Besitz. Inzwischen gibt es in Europa und Australien eine zweite Reformwelle in der Cannabis-gesetzgebung.[6] Damals wie heute nehmen die Niederlande bei diesen Bemühungen eine führende Rolle ein. 1976 folgte das holländische Parlament den Empfehlungen zweier nationaler Kommissionen, indem es den Besitz von Cannabis und den Verkauf geringer Mengen entkriminalisierte. Schon vor diesem Zeitpunkt sah die Polizei weitgehend von Verhaftungen beim Besitz oder dem Verkauf kleiner Mengen ab.[7] Obgleich Cannabis nicht offiziell legalisiert wurde, ermöglichte diese 1976 beschlossene Handhabe der niederländischen Regierung ein Bündel von Richtlinien, die es Coffeeshops gestattete, Marihuana und Haschisch ohne Angst vor Strafverfolgung verkaufen zu können.

Die Richtlinien für Coffeeshops wurden im Laufe der Zeit geringfügig verändert und von einzelnen Kommunen unterschiedlich ausgelegt. Die heutzutage allgemein befolgten Regeln umfassen ein Werbeverbot, die Beschränkung des Erwerbs auf Personen, die das 18. Lebensjahr erreichen und ein Höchstmaß von 5 Gramm bei individuellen Transaktionen. Der Verkauf aller anderen illegalen Drogen ist streng verboten und führt bei Nichtbeachtung zur unmittelbaren Schließung des Geschäftes. Es obliegt den örtlichen Behörden, die Anzahl von Coffeeshops in einem bestimmten Gebiet zu begrenzen und Betriebe zu schließen, die einen öffentlichen Störfaktor darstellen. In den Niederlanden gibt es derzeit [1997] über 1.000 Coffeeshops [2003 lag die Zahl bei 800 bis 900 registrierten Coffeeshops], wo Erwachsene Cannabis und Haschisch zum unmittelbaren Konsum oder späteren Gebrauch kaufen können.[8]

Die Entscheidung holländischer Gesetzgeber, den regulierten Verkauf und Gebrauch von Cannabis zuzulassen, basiert auf einer Reihe praktischer Erwägungen.[9] Der tolerierte Verkauf von Cannabis verlagert entsprechende Transaktionen von der Straße in geschlossene Räume und trägt somit zur öffentlichen Ordnung bei. Die Trennung des Verkaufs von Cannabis an Endverbraucher vom Kleinhandel mit »harten Drogen« verringert das Risiko, dass Cannabiskonsumenten mit Heroin oder Kokain in Berührung kommen. Wenn der Konsum von Cannabis nicht in ein zwielichtiges Milieu verbannt wird, eignet sich die Droge weniger als Symbol jugendlicher Rebellion. Niederländische Behörden vertrauen wenig auf die abschreckende Wirkung von Strafmaßnahmen, um Menschen vom Cannabiskonsum abzubringen. Eher befürchten sie, dass Verhaftungen und Strafen vor allem jugendliche Cannabiskonsumenten von den allgemein akzeptierten Regeln, Werten und gesellschaftlichen Institutionen entfremden.

Auch der Umgang der Holländer mit Drogenerziehung und Prävention orientiert sich an diesen Prinzipien der Normalisierung. Die entsprechenden Entwürfe sind möglichst zurückhaltend und nüchtern konzipiert, um bei den Jugendlichen kein Interesse für Drogen zu provozieren. Es gibt keine Medienkampagnen, die vor Drogen warnen, und die Aufklärungskampagnen in Schulen setzen weder auf Abschreckung noch auf moralische Botschaften nach dem Motto »Sag ›NEIN‹ zu Drogen!« Stattdessen stellt man Jugendlichen im Zuge allgemeiner Kampagnen zur Förderung der öffentlichen Gesundheit Informationen über Drogen zur Verfügung und warnt gelegentlich vor potenziellen Gesundheitsgefährdungen.[10] Faltblätter, die in Coffeeshops an Konsumenten verteilt werden, appellieren an einen »weitsichtigen und verantwortungsvollen Umgang«.[11]

Diese pragmatische Cannabispolitik führte nicht zur Explosion des Cannabiskonsums. In den 1970er Jahren stieg der Gebrauch von Cannabis

Prozentuale Erhebung von Personen, die jemals mit Cannabis in Berührung kamen

	USA	Niederlande
Total Population	31.1[12]	28.5[13]
Junge Erwachsene	47.3[14]	45.5[15]
Ältere Teens	38.2[16]	29.5[17]
Jüngere Teens	13.5[18]	7.2[19]

in den Niederlanden[20] im selben Maße an, wie in den Vereinigten Staaten. Die Tabelle veranschaulicht, dass sich das Ausmaß der Verbreitung von Cannabis bei den meisten Altersgruppen in den Niederlanden und den USA ähneln. Allerdings ist der Cannabisgebrauch bei jungen Erwachsenen in den Niederlanden mit 7 % niedriger, als in den Vereinigten Staaten, wo er bei 13 % liegt. 1994 wurde in Amsterdam eine Untersuchung durchgeführt, also an einem Ort, wo Cannabis leichter zu bekommen ist, als irgendwo sonst in der Welt. Dieser Untersuchung zufolge liegt das Durchschnittsalter der ersten Begegnung mit Cannabis bei 20 Jahren[21]; in den USA liegt es hingegen bei 16.3 Jahren.[22]

Innerhalb der letzten Jahre stieg der Gebrauch von Cannabis in den Niederlanden im selben Maße an, wie in den Vereinigten Staaten oder in anderen westlichen Ländern[23]. Amerikanische Kritiker der holländischen Drogenpolitik stützen ihre Behauptung, dass eine lasche Drogenpolitik für den Anstieg des Cannabiskonsums um 250 % verantwortlich ist, auf Erhebungen unter holländischen Studenten aus den Jahren 1984, 1988 und 1992. Mit Verweis auf die Einführung neuartiger Stichprobenerhebungen seit 1992 warnen die holländischen Autoren dieser Studien vor solchen voreiligen Interpretationen.[24] Eine weitere Untersuchung in Amsterdam erwies keinen Anstieg des Cannabisgebrauchs bei Jugendlichen im Untersuchungszeitraum zwischen 1987 und 1994.[25] Die Verbreitung von Cannabis in den Niederlanden entspricht der Situation in anderen Ländern – selbst solchen, deren Drogenpolitik auf rigiden Verboten basiert.[26] In den Niederlanden gebrauchen weniger Jugendliche illegale Drogen als in den USA. 1994 probierten in Amsterdam nur 0.3 % der Altersgruppe zwischen 12 und 19 Jahren jemals Kokain.[27] Die entsprechende Rate derselben Altersgruppe lag in den USA mit 1.7 % höher[28]. Die meisten Kokainkonsumenten in den Niederlanden, wie auch in den Vereinigten Staaten, hatten zuvor Kontakt mit Cannabis. Die holländischen jugendlichen Cannabiskonsumenten, die im Klima einer liberalen Drogenpolitik heranwuchsen, neigen weniger dazu, Kokain auszuprobieren als ältere Konsumenten.[29] Dies mag an der erfolgreichen Politik der Niederlande liegen, Cannabis und »harte Drogen« sowohl auf sozialer Ebene voneinander zu trennen, als auch hinsichtlich ihres Verkaufs an Endabnehmer[30], so das folgende Zitat aus einem neueren Regierungsbericht:

> *Wenn junge Erwachsene weiche Drogen konsumieren wollen – und die Erfahrung erwies, dass dies bei vielen der Fall ist – sollten sie … von Berührungen mit der kriminellen Halbwelt, in welcher harte Drogen angesiedelt sind, ferngehalten werden. Toleriert man einen relativ leichten Zugang*

zu kleinen Mengen weicher Drogen für den persönlichen Gebrauch, sorgt man für eine Trennung der Vertriebswege weicher und harter Drogen und schafft so eine Barriere, die den Umstieg von weichen auf harte Drogen erschwert.« [31]

Auch wenn einige Bürger Kritik an der gegenwärtigen Drogenpolitik [32] der Niederlande anmelden, ist ihr eine breite öffentliche und politische Unterstützung sicher. Insbesondere weil sie, objektiv betrachtet, die gehegten Erwartungen erfüllte. Ohne die Bürger durch Androhung von Strafmaßnahmen einzuschüchtern, entsprechen die Verbreitungsraten von Cannabis in den Niederlanden denen der USA, wo – im Gegensatz dazu – mehr als 10 Millionen Menschen seit 1970 aufgrund von Verstößen gegen gesetzliche Regelungen von Marihuana inhaftiert wurden (siehe Kapitel 5).

Der Vertrieb von Cannabis im großen Stil ist nach wie vor illegal in den Niederlanden. Daher beziehen Coffeeshops ihren Nachschub an Cannabis von denselben kriminellen Organisationen, die auch in Ländern mit einer prohibitionistischen Drogenpolitik existieren. Zur Lösung dieses Problems dachten Entscheidungsträger in den Niederlanden über eine uneingeschränkte Legalisierung nach. [33] Gegenwärtig scheitern solche Überlegungen jedoch an der Opposition von prohibitionistisch eingestellten Regierungen anderer Länder. [34] Zudem scheitert die formale Legalisierung von Cannabis in den Niederlanden politisch an den Bedingungen internationaler Abkommen. [35]

Neuerdings reagierte die holländische Regierung auf Eingaben führender politischer Parteien der Nachbarländer mit einer Verminderung der Cannabismengen, die in Coffeeshops an Einzelne verkauft werden dürfen. Damit will man vornehmlich Ausländer davon abhalten, in den Niederlanden Cannabis zu erwerben, um es anschließend jenseits der Grenzen weiterzuverkaufen. [36] Diese Änderung besagt jedoch nicht, dass die Unterstützung der Holländer für eine Entkriminalisierung schwindet. Polizeibeamte, Angestellte öffentlicher Gesundheitseinrichtungen und die Repräsentanten aller wichtigen politischen Parteien fühlen sich weiterhin den Reformen aus den 1970er Jahren verpflichtet. [37] Die politische Haltung dieser Zeit beruhte auf der Meinung von Experten, dass Cannabis zwar nicht gänzlich gefahrlos sei, die damit verbundenen Risiken für Einzelne und die Gesellschaft aber in einem »akzeptablen Rahmen« blieben. [38] Seither wurden Tausende zusätzlicher Studien über die Auswirkungen von Cannabis durchgeführt. Aus den gewonnenen Erkenntnissen folgerte 1995 ein holländischer Regierungsbericht, dass diese keine wesentliche Veränderung der Cannabispolitik rechtfertigen:

»*Cannabis ist für den Organismus nicht besonders toxisch ... Abhängig von der konsumierten Menge wirkt es sich hauptsächlich auf die Stimmungslage, das Bewusstsein und das Gedächtnis aus. ... Es hat weder tödliche Überdosierungen noch körperliche Abhängigkeit zur Folge. ... Der Gebrauch von Cannabis bedingt weniger ein aggressives Verhalten als der Genuss von Alkohol und führt mit Sicherheit nicht automatisch zum Gebrauch harter Drogen. ... Der gegenwärtige Stand der Erkenntnis ... gibt Grund zur Annahme, dass die Risiken von Cannabis als solche nicht als ›unakzeptabel‹ bezeichnet werden können.*«[39]

MYTHOS

Cannabis lässt Hirnzellen absterben. Bei längerem Gebrauch verändert Cannabis dauerhaft die Hirnstruktur und -funktion und bewirkt somit Gedächtnisverlust, Beeinträchtigungen des Denkvermögens, Veränderungen der Persönlichkeit und nachlassende Produktivität.

»Wenn die Zellwände des Hirngewebes vollständig mit THC überflutet werden, sterben die Hirnzellen irreversibel ab.«[1]

»Ein regelmäßiger Konsum von Cannabis führt bei jungen Erwachsenen zu einer cerebralen Atrophie [Schwund des Hirngewebes].«[2]

»Der chronische Cannabisgebrauch führt zu Hirnschäden und Veränderungen im Gehirn, die den Vorgängen des Alterungsprozesses ähneln.«[3]

»Delta-9-THC, der psychoaktive Wirkstoff von Cannabis, ... bewirkte bei Menschenaffen, die als Primaten am nächsten mit dem Menschen verwandt sind, dauerhafte Schäden der Gehirnfunktion und -struktur.«[4]

FAKTUM

Keiner der medizinischen Tests, die gegenwärtig zur Feststellung von Hirnschäden bei Menschen angewandt werden, gab Grund zur Annahme von Schädigungen durch Cannabis, selbst bei langjährigem hoch dosiertem Konsum. Bei einem frühen Tierversuch, bei welchem Rhesusaffen sechs Monate lang hohen Konzentrationen von Cannabisrauch ausgesetzt worden waren, zeigten sich Gehirnschäden. In einer neueren, sorgsamer durchgeführten Studie, bei welchen Affen ein Jahr lang täglich eine Menge inhalieren mussten, die vier bis fünf Cannabiszigaretten entsprach, konnten die Wissenschaftler keinen Nachweis für abnorme Veränderung im Gehirn erbringen. Die Behauptung, Cannabis töte Gehirnzellen ab, basiert auf einem spekulativen Bericht, der ein Vierteljahrhundert zurückliegt und von keiner einzigen wissenschaftlichen Studie belegt werden konnte.

7
Cannabis und Gehirn

Die Erforschung von Hirnschäden durch Cannabis setzte in den frühen
70er Jahren ein und wurde motiviert durch Beschreibungen, wonach Cannabiskonsumenten faul, schwerfällig, apathisch, unproduktiv, irrational,
wahnhaft und in ihren intellektuellen Fähigkeiten beschränkt seien. Von
solchen allgemeinen Beobachtungen schlossen Cannabisgegner auf Hirnschäden.[5] Vorbehaltlos[6] akzeptierten sie einen frühen Bericht britischer
Ärzte, in dem von irreversiblen Hirnschäden bei zehn männlichen Cannabiskonsumenten die Rede ist. Allerdings waren die betreffenden Personen
wegen psychischen Erkrankungen, neurologischen Störungen oder Problemen mit Drogenmissbrauch in medizinische Behandlung gekommen. Mit
Hilfe eines Bild gebenden Verfahrens namens Pneumoencephalographie
schleusten Dr. A. M. G. Campbell und seine Kollegen Luft durch den Wir-
belsäulenkanal, die bis ins Gehirn der Patienten gelangte. Mit Hilfe dieser
Methode zeigten sich degenerative Veränderungen, die einer cerebralen
Atrophie, d. h. einem Abbauprozess des Hirngewebes entsprechen.[7] Psychiater und Neurologen kritisierten die Methoden und Schlussfolgerungen
von Campbell[8] und binnen weniger Jahre gab man dieses Bild gebende Verfahren als medizinisch riskant und unzuverlässig auf.

Auch mit Hilfe modernerer Bild gebender Verfahren, wie zum Beispiel
der Computertomographie, konnten Wissenschaftler keinen Nachweis für
Hirnschäden bei Cannabiskonsumenten erbringen[9], selbst wenn die Probanden durchschnittlich neun Cannabiszigaretten pro Tag rauchten[10]. Die
mit Hilfe der üblichen elektroenzephalographischen (EEG) Tests erfassten
Gehirnströme chronischer Cannabiskonsumenten sind durch optischen
Augenschein nicht von denen abstinenter Testpersonen zu unterscheiden.[11]
Durch eine computergenerierte quantitative Analyse [für deren schnelle Er-
rechnung eine spezielle Software eingesetzt wird] gelang es einer Gruppe
von Wissenschaftlern jedoch, Unterschiede in der Verteilung der Frequen-

zen bestimmter Gehirnwellen zwischen starken Cannabisrauchern und gelegentlichen Konsumenten festzustellen[12]; Unterschiede von bislang unbekannter Bedeutung. Mit einer speziellen EEG-Technik konnten Forscher
auch die Amplitude einer bestimmten Gehirnfrequenz (der so genannten
P300) als Reaktion auf akustische und visuelle Stimuli messen. Eine Studie
stellte geringfügige Abweichungen bezüglich des *»event-related potenzials«*
(ERP) [des von Ereignissen abhängigen Potenzials] bei chronischen Cannabisrauchern fest.[13] Bei der einzigen ERP-Studie an – sowohl in medizinischer als auch psychiatrischer Hinsicht – gesunden Probanden, bei der auch
nach Altersgruppen getrennte Kontrollversuche durchgeführt wurden,
konnten die Forscher keine Unterschiede zwischen den ERP-Ergebnissen
von Gewohnheitsrauchern und abstinenten Personen finden.[14]

Mit der Gabe massiver Dosierungen von THC, welche die psychoaktiv
wirksame Dosis bei Menschen um mehr als das Hundertfache überstiegen,
erzeugte man bei Versuchen an Labortieren strukturelle Hirnschäden.[15] Dabei handelte es sich meistens um Versuche an Nagetieren. An Primaten
wurden nur wenige Testreihen durchgeführt. Bis zum gegenwärtigen Zeitpunkt stammen sie ohne Ausnahme von dem Psychiater Robert Heath von
der *Tulane School of Medicine*. In den frühen 70er Jahren implantierte Heath den Gehirnen von Rhesusaffen Elektroden, um »tiefe« EEG-Aufzeichnungen vor und nach der Verabreichung von Cannabisrauch zu erstellen.
Heath zufolge zeigten sich daran profunde Veränderungen.[16] Trotz des Tatbestandes, dass die an Affen gemachten EEG-Aufzeichnungen eine Stunde
nach der Drogenverabreichung wieder den Normalzustand erreichten, prognostizierte Heath, dass Cannabiskonsum über einen langen Zeitraum zu
permanenten Gehirnwellen-Abnormitäten und strukturellen Schädigungen
führe.[17] Um diese Hypothese zu prüfen, führte Heath eine sechsmonatige
Studie an 13 Rhesusaffen durch. Zwei Affen injizierte man THC, neun Affen setzte man dem Rauch von Marihuana aus (in hohen, mittleren und
leichten Dosierungen) und zwei Affen verabreichte man den Rauch von in-
aktivem Marihuana (das kein THC enthielt). Nur vier der 13 Affen implantierte man Elektroden, um Hirnströme aus tieferen Hirnschichten
messen zu können.

Heath zufolge zeigten die Affen, die Cannabis oder THC ausgesetzt
worden waren, nach drei Monaten deutliche Abweichungen der Hirnströme, die »irreversible Veränderungen der Gehirnfunktion« suggerierten.
Heath behauptete, dass diese Veränderungen in den acht Monaten, die auf
die Verabreichung der Drogen folgten, weiter bestanden, obgleich zu diesem Zeitpunkt zwei der mit Elektroden implantierten Affen gestorben wa-

ren und die Elektroden von drei anderen Affen nicht mehr funktionierten. Letztlich stand nur noch einer der Affen, die Cannabis ausgesetzt worden waren, für die Folgeanalyse nach acht Monaten zur Verfügung.[18]

Heath und seine Assistenten führten post mortem Examinierungen [Prüfungen nach Eintritt des Todes] an den Gehirnen von drei Affen durch. Einem dieser drei Affen waren THC-Injektionen verabreicht worden, einem anderen ein Placebo und dem dritten Marihuana. Zum Vergleich examinierte man auch die Gehirne zweier Affen, die an dieser Testreihe nicht beteiligt gewesen waren. Auf der Grundlage dieser fünf Hirnautopsien verwiesen die Forscher auf eine strukturelle Schädigung der Hirnzellen des Septums.[19] Später reexaminierte Heath diese fünf Hirne sowie ein anderes Affengehirn, das aus einer weiteren Testreihe an sechs Affen stammte, die einem zweiten Experiment zur Erforschung der Auswirkung von Cannabisrauch gedient hatten. Aus dieser zweiten Untersuchung, bei der nur vier Gehirne von insgesamt 19 Versuchstieren im Rahmen zweier Testreihen examiniert worden waren, folgerte Heath auf die Schädigung der Hippocampus-Region des Gehirns, einer Region, die bei Menschen für intellektuelle Leistungen verantwortlich ist.[20] Bereits vor der Publikation führten viele dieser Ergebnisse von Heath und seinem Forschungsteam als definitiven Beweis dafür an, dass Cannabis Hirnschäden auslöst.[21]

Die Testreihen von Heath waren von diversen Problemen begleitet. So gab es medizinische Komplikationen mit den implantierten Elektroden, Schwierigkeiten bei der Zufuhr des Cannabisrauches, wie auch eine unzulängliche Bemessung der Cannabisdosierungen. Jahrelang wurden keine zusätzlichen Hirnstudien an Primaten durchgeführt. Neueste Untersuchungen von Wissenschaftlern am *National Center for Toxicological Research* in Arkansas an Rhesusaffen widerlegten de facto alle Ergebnisse des Heath-Teams.

Bei der Arkansas-Studie mussten 16 Rhesusaffen mit Hilfe von Gesichtsmasken ein Jahr lang den Rauch inhalieren, der einem Konsum von vier bis fünf Cannabiszigaretten pro Tag entsprach. Sieben Monate nach dieser einjährigen Versuchsanordnung töteten die Wissenschaftler die Affen und unterzogen ihre Hirne einer mikroskopischen Untersuchung. Dabei verglich man die Gehirne der 16 Affen, die an dieser Studie beteiligt waren, mit drei Vergleichsgruppen à 16 Affen. Einer Gruppe war eine geringere Dosierung verabreicht worden, einer zweiten Placeborauch und eine dritte Gruppe blieb ohne jede Zwangsinhalierung. Die Untersuchungsergebnisse ergaben keine Unterschiede, die mit Cannabis im Zusammenhang standen – weder in den neurochemischen Konzentrationen[22], noch in den Konfigurationen der Rezeptorstellen[23], der Struktur des Hippocampus, der Größe der Zellen, ihrer Anzahl oder in den synaptischen Verbindungen[24]. De facto resultierten aus dieser Studie keinerlei abnorme Veränderungen des Gehirns durch Cannabis.

Aktuellen wissenschaftlichen Ergebnissen zufolge entbehren Thesen von Hirnschäden durch Cannabis jeglicher Grundlage. Das ändert jedoch nichts daran, dass derlei Behauptungen nach wie vor kursieren. So beruft sich die Partnerschaft für ein drogenfreies Amerika *[Partnership for a Drug-Free America]* in einem Fernsehwerbespot offensichtlich nach wie vor auf die – seit langem bestrittene – These der cerebralen Atrophie von Campbell, indem sie die Zuschauer vor »der Beschleunigung des Alterungsprozesses« durch Cannabis warnt. In einem Newsletter des *National Institute of Drug Abuse* (NIDA) ist zu lesen, dass »die psychoaktiven Wirkstoffe von Cannabis bei Tierversuchen, die von der NIDA in Auftrag gegeben wurden, eine strukturelle Schädigung des Hippocampus bewirkten – einer Gehirnregion, welche für Lern- und Gedächtnisprozesse verantwortlich ist.«[25] Noch immer warnen Regierungsberichte und Informationsblätter von Einrichtungen zur Drogenerziehung davor, dass »Cannabis Hirnzellen abtötet«[26].

Nach wie vor werden die behaupteten Auswirkungen von Hirnschäden – wie Gedächtnisverlust, Apathie, Persönlichkeitsveränderungen und ähnliches – diskutiert und studiert.

Kapitel 8 befasst sich mit der Sichtung der Forschungen zu Motivation und Produktivität. Kapitel 9 untersucht die angeblichen Auswirkungen von Cannabis auf Gedächtnis und Denkvermögen und Kapitel 10 die Behauptung, Cannabis bewirke psychische Schäden und Geisteskrankheiten.

MYTHOS

Cannabis bewirkt ein Amotivationssyndrom. Cannabis macht Konsumenten passiv und apathisch und verringert ihr Interesse an der Zukunft. Cannabis rauchende Studenten bleiben mit ihren Leistungen hinter den Erwartungen zurück und kiffende Arbeiter lassen in ihrer Produktivität nach.

»Junge Cannabisraucher ... entsprechen seltener den gesteckten akademischen Zielen und schmälern somit die Produktivität der Nation.«[1]

»Bei starken Gewohnheitsrauchern fiel ein Amotivationssyndrom auf. Dies zeichnet sich durch verminderten Tatendrang und verringerte Ambitionen aus.«[2]

»Cannabis hält die betreffende Person davon ab, ihr volles Potenzial zu entfalten. Wer als Schüler überdurchschnittliche Leistungen brachte, fällt auf eine durchschnittliche Ebene zurück und wer ein mittelmäßiger Schüler war, wird zu einem schlechten.«[3]

»Das ... Amotivationssyndrom ... ist leicht zu erkennen. Es äußert sich im Verlust von Ambitionen und Initiativen, einem Rückzug von den üblichen Aktivitäten und einer Regression zu einem simpleren Lebensstil.«[4]

FAKTUM

20 Jahre lang suchten Wissenschaftler erfolglos nach einem im Cannabiskonsum begründeten Amotivationssyndrom. Wer sich, mit welcher Droge auch immer, permanent bedröhnt, zählt vermutlich nicht zu den produktiven Mitgliedern der Gesellschaft. Cannabis besitzt keine spezifischen Eigenschaften, die verantwortlich dafür wären, dass Menschen ihren Tatendrang und ihre Ambitionen verlieren. In Laborstudien zeigten Probanden, denen über Tage oder Wochen hohe Dosierungen von Cannabis verabreicht wurden, keine Verringerung ihrer Arbeitsmotivation oder Produktivität. Bei den erwachsenen Arbeitnehmern zählen Cannabisraucher in der Regel zu einer höheren Lohngruppe als diejenigen, die kein Cannabis konsumieren. College-Studenten, die Cannabis rauchen, haben dieselben Noten, wie ihre abstinenten Mitschüler. Bei Schülern der Highschool wird Schulversagen mit starkem Cannabiskonsum in Verbindung gebracht, wobei es sich in der Regel genau anders herum verhält: Erst nach dem schulischen Versagen flüchten Schüler in den Konsum von Cannabis.

8

Cannabis, Motivation und Leistung

In den späten 60er und frühen 70er Jahren, als Cannabis bei den Jugendlichen der Mittelklasse zunehmend populärer wurde, verloren überkommene Vorstellungen über eine zunehmende Gewaltbereitschaft und Geisteskrankheiten durch Cannabis an Glaubwürdigkeit. Eine Reihe neuer Vorstellungen tauchte auf, die besonders auf die Gefahren von Cannabis für Jugendliche abhoben. Dazu zählte auch die Behauptung, dass Cannabis ein so genanntes »Amotivationssyndrom« auslöse.[5] Jahrzehntelang hatten Cannabisgegner in Indien, Marokko und Ägypten Konsumenten dieser Droge als lethargisch, apathisch und unproduktiv charakterisiert.[6] Ab den späten 60er Jahren beschrieben einige Ärzte ähnliche Charakterzüge bei jugendlichen Patienten, die zugegeben hatten, Cannabis zu konsumieren.[7] Daher führten Forscher verschiedene Studien zur Überprüfung des Einflusses von Cannabis auf Motivation, Arbeitsleistungen und akademische Verdienste durch.

Untersuchungen an Studenten

Untersuchungen an College-Studenten ergaben nur wenige Unterschiede zwischen Cannabiskonsumenten und Nichtkonsumenten. Beide nehmen ähnlich häufig an sportlichen und außeruniversitären Aktivitäten teil[8], beide räumen Leistung und Erfolg einen ähnlich hohen Stellenwert ein[9]. Einige Studien der 70er Jahre verwiesen darauf, dass Cannabiskonsumenten tendenziell weniger konkrete Pläne für die Zukunft entwickelten, als Nichtkonsumenten[10] und dem College mehr als andere zeitweise fern blieben.[11] Es gibt keine Studien, aus denen hervorgeht, dass der Gebrauch von Cannabis einen negativen Einfluss auf die akademischen Leistungen habe. Die meisten Studien bestätigen Cannabiskonsumenten dieselben Notendurchschnitte wie ihren abstinenten Kommilitonen.[12] Einige wenige Studienergebnisse bescheinigten der Gruppe mit Cannabiserfahrungen sogar bessere Noten.[13]

Studien, die an Highschool-Schülern durchgeführt wurden ergaben, dass ein hoher Konsum von Cannabis mit schulischem Versagen einhergeht. Diese Personen haben schlechtere Noten und verfolgen weniger ehrgeizige Ausbildungsziele als Gelegenheitsraucher oder Nichtraucher. Starke Raucher gehen eher vorzeitig von der Schule ab, als diejenigen der beiden anderen genannten Vergleichsgruppen.[14] Allerdings war es um ihre schulischen Leistungen bereits vor ihren Erfahrungen mit Cannabis schlechter bestellt.[15] Bei den meisten von ihnen zeigten sich schon in früher Kindheit emotionale und psychische Probleme sowie Verhaltensauffälligkeiten[16]. Außerdem ist bei der Gruppe der starken Konsumenten der Gebrauch anderer illegaler Drogen und übermäßiger Alkoholkonsum stärker verbreitet.[17] Wann immer derartige Kriterien bei der Durchführung dieser Studien berücksichtigt wurden, ergab sich kein signifikanter Zusammenhang zwischen dem Konsum von Cannabis und den Leistungen von Schülern der Highschool.[18]

In den 70er Jahren wurde eine Tiefenstudie bei 17 Jugendlichen durchgeführt, die Cannabis in großen Mengen konsumierten. Alle hatten heftige Probleme in der Schule und keiner von ihnen war daran interessiert, sie in den Griff zu bekommen. Dennoch stießen die Initiatoren dieser Studie auf keinerlei Hinweise, die Rückschlüsse auf einen generellen Mangel an Motivation oder Leistungsorientierung erlaubten. Viele verweigerten sich den traditionell üblichen Ansprüchen an schulischen oder beruflichen Erfolg. Allerdings zeigte sich diese typische Einstellung bereits vor ihrer ersten Erfahrung mit Cannabis.[19] Eine neuere Studie ergab bei starken Cannabisrauchern eine geringere »Leistungsorientierung« als bei Gelegenheitsrauchern. Nachdem man die Anzeichen für diese Symptome untersucht hatte, stellte sich heraus, dass Cannabis für diese verminderte Motivation nicht verantwortlich war. Stattdessen erwies sich der umgekehrte Rückschluss, wonach entmutigte Menschen mit geringer Motivation zu starken Cannabiskonsumenten werden.[20] [Eine vom deutschen Bundesgesundheitsamt beauftragte Studie der *Freien Universität Berlin*, bei der Prof. Dieter Kleiber unter anderem 1.458 Cannabiskonsumenten untersuchte, kam 1995 zu dem Schluss: »Die These, Cannabis führe mit einer gewissen Regelmäßigkeit zu einem amotivationalen Syndrom, kann nicht belegt werden.«[21]

Untersuchungen an Arbeitern

Auf der Suche nach Belegen für ein durch Cannabis ausgelöstes Amotivationssyndrom bei Erwachsenen überprüften Forscher die beruflichen Leistungen und das Verhalten von Cannabiskonsumenten und Nichtkonsu-

menten am Arbeitsplatz. In den 70er Jahren wurden entsprechende Untersuchungen bei Männern der Arbeiterklasse in Ländern wie Jamaika[22], Costa
Rica[23] und Griechenland[24] durchgeführt, die für den exzessiven Konsum
von Marihuana bekannt sind. Bezüglich der schulischen und beruflichen
Qualifikationen zeigten sich in allen drei Ländern nur geringfügige Unterschiede zwischen starken, moderaten und abstinenten Cannabiskonsumenten. In Costa Rica waren Cannabiskonsumenten mehr als andere ohne Beschäftigung. Diesen Umstand führten die Forschungsgruppen auf die bei
diesem Personenkreis höhere Quote von Festnahmen und Inhaftierungen
wegen Verstößen gegen das Betäubungsmittelgesetz im Zusammenhang
mit Cannabis zurück. Dennoch hatten in Costa Rica die stärksten Marihu-
anakonsumenten ein höheres Sozialprestige und besser bezahlte Jobs als
moderate Konsumenten oder diejenigen, die kein Cannabis konsumierten.
In Jamaika ist es durchaus üblich, dass sich Arbeiter in landwirtschaftlichen
Betrieben während der Arbeit einen Joint genehmigen. Verglichen mit moderaten Rauchern oder abstinenten Arbeitern zeigte sich dort, dass die starken Cannabiskonsumenten die härteste Arbeit verrichteten. Daraus schlossen die Wissenschaftler, dass Cannabis, zumindest in diesem Setting, die
Arbeitsproduktivität erhöht.[25]
Neuerdings untersuchten einige Wissenschaftler den Arbeitseinsatz und die
Entlohnung von US-amerikanischen Arbeitern hinsichtlich ihres Cannabiskonsums. Sie stützten sich dabei auf Erhebungen zweier Langzeitstudien. Bei der einen handelte es sich um eine an 400 jungen Männern in
New York durchgeführte Untersuchung. Bei der anderen um die *National
Longitudinal Survey of Youth* [eine über einen längeren Zeitraum angelegte
Jugendstudie], welche die Aussagen von 12.000 Heranwachsenden aus dem
ganzen Land auswertete. Keine der erhobenen Daten gibt Grund zur Annahme, Cannabis übe einen negativen Einfluss auf deren Arbeitsmoral und
fachliche Qualifikationen aus. Stattdessen erwiesen diese Studien wiederholt, dass Arbeiter mit Cannabiserfahrungen ähnlichen oder gar höheren
Lohnklassen angehören als diejenigen, die keinerlei Erfahrung damit hatten.[26]
    Eine Studie fand heraus, dass Cannabiskonsumenten länger und häufi-
ger arbeitslos waren als ihre abstinenten Kollegen.[27]
Ein anderer Forscher, der dieselben Fragebögen zur Überprüfung in einem
längeren Untersuchungszeitraum verwendete, konnte jedoch bezüglich der
Anzahl der Arbeitsstunden, die von starken Cannabisrauchern, Gelegenheitsrauchern und Nichtrauchern abgeleistet worden waren, keine Unterschiede feststellen.[28]

Laborstudien

Eine letzte Gruppe von Studien wurde unter kontrollierten Laborbedingungen durchgeführt und untersuchte die Auswirkungen von Cannabis auf
die Motivation während des Rauschzustandes und unmittelbar danach. In
einer dieser Studien erklärte sich eine Gruppe von Männern bereit, sich 94
Tage lang in der Station eines Krankenhauses aufzuhalten. Während dieser
Zeit honorierte man ihre Arbeitsstunden in Form von Marken, mit denen
sie Marihuanajoints erwerben, oder die sie am Ende der Studie gegen Bargeld eintauschen konnten. Nach einer einleitenden Phase von 12 Tagen Abstinenz sollten die Probanden mindestens einen Joint täglich rauchen. Mit
den erworbenen Marken konnten sie mehr Cannabis erwerben. Einige der
Männer rauchten wenig, anderen rauchten viel. Zu keinem Zeitpunkt der
Studie hatte Cannabis einen Einfluss auf die geleistete Arbeitszeit oder die
korrekte Ausführung der körperlichen und geistigen Anforderungen.[29]

Für die zweite, auf 31 Tage angelegte Laboruntersuchung rekrutierten
die Wissenschaftler eine Gruppe von starken und moderaten Cannabiskonsumenten. Während der ersten Tage, in denen das Cannabisrauchen nicht
gestattet war, verrichteten die starken Raucher härtere Arbeit und verdien-
ten mehr Marken als die moderaten Raucher. Als die Marken gegen Cannabis eingetauscht werden konnten, erwarben die starken Raucher mehr Cannabis, arbeiteten aber weiterhin härter als die anderen. An den Tagen, die
dem heftigen Cannabiskonsum folgten, waren die Probanden weniger produktiv als vorher. Dennoch erbrachten die starken Raucher insgesamt mehr
Arbeitsleistungen als die moderaten. Sie investierten mehr Marken in den
Erwerb von Cannabis. Da die Mehrarbeit ihnen jedoch mehr Marken ein-
gebracht hatte, als den Gelegenheitsrauchern, konnten sie am Ende der Studie dieselbe Anzahl von Marken gegen Bargeld eintauschen.[30]

Ein ähnliches Markensystem setzten kanadische Wissenschaftler ein,
um den Einfluss von Cannabis auf die Arbeitsmotivation zu untersuchen.
Sie fanden heraus, dass die Arbeitsleistungen der Probanden unmittelbar
nach dem Cannabiskonsum weniger effizient waren. Allerdings steigerte
sich die Produktivität schnell und überstieg den Arbeitseinsatz während der
abstinenten Phase. Obgleich die Probanden, die die höchsten Mengen von
Cannabis konsumierten, weniger Zeit in die Arbeit investierten, waren sie
dennoch insgesamt nicht weniger produktiv, weil sie während ihrer Arbeitszeit mehr leisteten als die Vergleichsgruppe. Außerdem organisierten sie in
der Phase des höchsten Cannabiskonsums einen Streik, handelten mit den
Wissenschaftlern erfolgreich höhere Löhne aus und machten sich anschließend mit einem größeren Elan an die Arbeit.[31]

Unter der Leitung von Richard Foltin führte ein vom NIDA finanziertes Forschungsteam 1990 im Labor der *John Hopkins School of Medicine* eine zusätzliche Studie über 15 Tage durch. Anders als die Studien der 1970er Jahre, die den Probanden – gestützt auf das Markensystem – Anreize in Form von Cannabis und Geld geboten hatten, verlangte die Foltin-Studie von den Versuchspersonen die Erledigung überaus langweiliger Aufgaben, um dadurch die Erlaubnis zu erwerben, mit etwas weniger langweiligen Aufgaben beschäftigt zu werden. Zunächst ordnete man vier höchst langweilige Aufgaben einer individuellen Prioritätenliste zu. Dabei ging es zum Beispiel darum, Körbe mit Plastikchips nach Größe und Farbe zu sortieren oder 500 »Nonsense-Begriffe« in eine alphabetische Reihenfolge zu bringen. Jede Versuchsperson durfte sich der Aufgabe, die ihr jeweils am attraktivsten erschien, erst dann zuwenden, nachdem sie zuvor wesentlich mehr Stunden in die langweiligste Arbeit investiert hatte. Die Forscher gingen dabei davon aus, dass die Probanden in den Phasen, in denen der Konsum von Cannabis gestattet wurde, weniger Arbeitszeit in unattraktive Aufgaben investieren würden, um die Genehmigung für den Wechsel zu einer weniger langweiligen Beschäftigung zu erwerben. Sie wurden jedoch mit einem gegenteiligen Versuchsergebnis überrascht. Tatsächlich verstärkte der Cannabiskonsum die Bereitschaft der Versuchspersonen, sich den höchst unerfreulichen Aufgaben zu widmen, um sich dadurch weniger lästigen Beschäftigungen zuwenden zu können.[32]

Diese Studien setzten viele verschiedene Methoden ein und erbrachten durchweg keinerlei Hinweise auf eine Beeinträchtigung der Arbeitsmotivation durch Cannabis. Dennoch setzen sich Wissenschaftler weiterhin mit der These auseinander, Cannabis führe zu einem Amotivationssyndrom. Denise Kandel und ihre Kollegen fanden heraus, dass Cannabiskonsumenten durchschnittlich in höheren Lohngruppen arbeiten als Nichtkonsumenten. Weil der Lohnvorteil mit zunehmendem Alter der Cannabiskonsumenten niedriger ausfalle, prognostizieren manche Wissenschaftler, dass zukünftige Untersuchungen Lohneinbußen im Zusammenhang mit Cannabis ergeben würden.[33] Unbeeindruckt von den Ergebnissen der eigenen Laboruntersuchung folgern Foltin und seine Mitarbeiter, dass »die komplizierten Auswirkungen des Cannabisrauchens auf Aspekte menschlicher Leistungen, welche mit der Motivation im Zusammenhang stehen« intensiver und in einem weiter gesteckten Rahmen »klinischer, epidemiologischer und experimenteller Bedingungen«[34] untersucht werden sollten. Möglicherweise führen die genannten Forscher oder andere gerade eine Studie durch – in irgendeiner Bevölkerungsgruppe unter bestimmten Rahmenbe-

dingungen – die einen Zusammenhang zwischen Cannabis und einer verminderten Arbeitsmotivation herstellt. 25 Jahre Forschung ermittelten
überzeugende Belege, dass die pharmakologischen Auswirkungen von Cannabis keine Rückschlüsse auf ein Amotivationssyndrom zulassen.

MYTHOS

Cannabis beeinträchtigt das Gedächtnis und das Denkvermögen. Der Canna-
bisrausch schaltet das rationale Denken und intelligente Überlegungen aus.
Chronischer Cannabisgebrauch führt zu irreparablen geistigen Schäden.
*»Cannabis schädigt das Kurzzeitgedächtnis und die Konzentrationsfähig-
keit.«*[1]
*»Cannabis kann folgende Fähigkeiten beeinträchtigen: Die Fähigkeit der
sprachlichen Äußerungen, des genauen Zuhörens, des Denkens, sowie die
Fähigkeit, angeeignetes Wissen zu erinnern, Probleme zu lösen und Kon-
zepte zu entwickeln.«*[2]
*»Der Gebrauch von Cannabis kann plötzliche Geistesverwirrungen auslö-
sen und bewirkt auf lange Sicht einen geistigen Verfall.«*[3]
*»Ehemalige Cannabiskonsumenten, … die auf intellektueller Ebene tätig
sind, berichten, dass ihre Leistungen selbst Monate oder gar Jahre nach
Aufgabe des Cannabiskonsums den vormaligen Stand [vor ihrer ersten Er-
fahrung] nicht mehr erreichten.«*[4]
*»THC unterdrückt die informationsverarbeitende Funktion der Neuronen
im Hippocampus, einer Hirnregion, die für Lern- und Gedächtnisleistungen und die Integration sinnlicher Erfahrungen verantwortlich ist.«*[5]

FAKTUM

Cannabis bewirkt unmittelbare temporäre Veränderungen gedanklicher,
wahrnehmungsspezifischer und informationsverarbeitender Prozesse. Von
allen kognitiven Prozessen wird insbesondere das Kurzzeitgedächtnis durch
Cannabis tangiert. Laborstudien ergaben, dass sich Versuchspersonen unter
dem Einfluss von Cannabis problemlos an das erinnern können, was sie
früher gelernt hatten. Deutliche größere Schwierigkeiten hatten sie dagegen, neue Informationen aufzunehmen und diese Kenntnisse entsprechend
abzurufen. Diese Einschränkung besteht jedoch nur während des Rauschzustandes. Es liegen keine Belege einer dauerhaften Gefährdung des Ge-
dächtnisses oder anderer kognitiver Funktionen infolge starken chronischen Cannabiskonsums vor.

9
Cannabis, Gedächtnis
und Denkvermögen

Zwei Studien werten – auf unterschiedliche Weise – die Auswirkungen von Cannabis auf das Denkvermögen und intellektuelle Funktionen aus. Bei der einen steht die Beobachtung von Menschen, die sich im Cannabisrausch befinden, im Zentrum der Aufmerksamkeit. Bei der anderen konzentriert man sich auf Cannabiskonsumenten im nüchternen Zustand und fahndet nach lang anhaltenden oder dauerhaften Auswirkungen von Cannabis auf kognitive Leistungen. Bei beiden Versuchsanordnungen bedienen sich die Wissenschaftler eines oder mehrerer standardisierter Testverfahren, welche Erinnerung, Intelligenz, Aufmerksamkeit, die Verarbeitung von Informationen, Problemlösungsstrategien, abstraktes Denkvermögen oder Fähigkeiten zur Aneignung von Wissen in Form von messbaren Daten erfassen.

Studien an Versuchspersonen im Rauschzustand
Seit den 60er Jahren werteten Dutzende Studien die intellektuelle Leistungsfähigkeit von Menschen während des Rauschzustandes der zwei darauf folgenden Stunden aus.[6] Solche Studien finden unter Laborbedingungen mit erfahrenen Cannabiskonsumenten statt. Dabei erhalten manche Versuchspersonen Cannabis und andere einen Placebo, beziehungsweise manche Probanden hohe Dosierungen und andere niedrige. Dann werden beide Vergleichsgruppen zur Überprüfung ihrer kognitiven Leistungsfähigkeit getestet.

Dabei ergaben sich nur bezüglich der Auswirkung von Cannabis auf das Kurzzeitgedächtnis relativ übereinstimmende Ergebnisse. Andere Gedächtnisleistungen zeigten keinen Zusammenhang mit Cannabis. Im Rauschzustand können sich Personen an Dinge erinnern, die sie vor dem »High« erlernten.[7] Wenn sie sich im Rauschzustand etwas merken sollen, können sie diese später wiedererkennen[8]. Fragt man beispielsweise, ob ein bestimmtes

Wort in der zuvor vorgelegten Liste enthalten war, erkennen Testpersonen beider Gruppen etwa dieselbe Anzahl von Begriffen. Allerdings beeinträchtigt Cannabis die Fähigkeit, sich selbständig an Worte, Bilder, Geschichten oder Klänge zu erinnern, die in einer früheren Phase des Rausches aufgetaucht waren. Tritt zwischen der ersten Präsentation dieser sinnlichen Reize und der Aufgabenstellung, sich daran zu erinnern, eine zeitliche Verzögerung oder Ablenkung auf, erschwert dies zusätzlich die Fähigkeit der berauschten Testpersonen, sich an das ursprünglich Gesehene oder Gehörte zu erinnern. Bei diesen Testanordnungen irren sich die Probanden vor allem durch das Hinzufügen irrelevanter Details und weniger durch das Weglassen von präsentierten Aspekten. Daher neigen berauschte Probanden dazu, Informationen zu »erinnern«, die nicht Bestandteil der früheren Präsentation gewesen waren.[9]

Andere Tests zur Überprüfung kognitiver Fähigkeiten ergaben keine übereinstimmenden Beeinträchtigungen durch Cannabis. So fanden viele Forschungsgruppen mit entsprechenden Tests heraus, dass Cannabis weder Aufmerksamkeit und Wahrnehmung einschränkt, noch die Fähigkeit zur Verarbeitung von Informationen und zur Lösung von Problemen.[10] Dabei ergaben sich geringfügige Unterschiede und die Ergebnisse variierten von einer Testreihe zur anderen.[11] Diese widersprüchlichen Ergebnisse könnten auf statistische Zufallsergebnisse zurückzuführen sein oder darauf, dass individuelle Reaktionen auf Cannabis erheblich variieren können – ein Faktor, der bei derartigen Studien mit einigen Dutzend Probanden nicht zu unterschätzen ist.

Bei den Ergebnissen dieser Laborstudien handelt es sich vermutlich nicht um eine exakte Wiedergabe der Auswirkungen von Cannabis auf die kognitiven Leistungen unter normalen Alltagsbedingungen. Man könnte sogar annehmen, dass solche Studien einige Aspekte des Einflusses von Cannabis auf das Wahrnehmungsvermögen vernachlässigen und andere übertreiben. Befragt man Menschen auf der Straße nach ihren Erfahrungen mit Cannabis, so berichten sie, dass es ihnen im berauschten Zustand schwerer fällt, sich auf eine Sache zu konzentrieren oder einem Gedankengang zu folgen.[12] Derartige Aussagen zum Einfluss von Cannabis auf das Kurzzeitgedächtnis stimmen mit den Ergebnissen von Laborstudien überein. Andere Aspekte, von denen Cannabiskonsumenten berichten, – dass es ihnen beispielsweise mit Hilfe von Cannabis leichter fällt, Probleme zu lösen, und dass es kreative Denkprozesse stimuliert[13] – wurden von Laborstudien nicht bestätigt und können vermutlich unter Laborbedingungen auch nicht repliziert werden. Welchen Einfluss Cannabis auf die Wahrnehmung hat, hängt unter normalen Alltagsbedingungen letztlich davon ab, wann und wo Menschen sich dazu entscheiden, diese Substanz zu konsumieren und womit sie sich währenddessen befassen.[14] Im Labor beeinträchtigt Cannabis über kurze Dauer das Kurzzeitgedächtnis und Lernprozesse. Dies wird auch unter alltäglichen Rahmenbedingungen so sein, beispielsweise in einem Klassenraum.

Studien zu Langzeitwirkungen

Der erste, der von Langzeitschäden von Cannabis auf das Bewusstsein berichtete, war der Psychologe M. I. Soueif. In den frühen 70er Jahren beschrieb er in seinen Artikeln signifikante kognitive Defizite bei ägyptischen Häftlingen mit langjährigen Cannabiserfahrungen.[15] Kollegen kritisierten die Ergebnisse von Soueif, da seine Stichproben von Cannabiskonsumenten und Nichtkonsumenten auf einer gewissen Voreingenommenheit in Bezug auf Klassenunterschiede und Bildungshintergründe beruhten.[16] Seither bemühen sich Forschungsteams um eine repräsentative Auswahl von Altersgruppen, Bildungsschichten und dem sozioökonomischen Status ihrer Probanden. Dieses Bemühen reduziert zwar eine mögliche Voreingenommenheit, eliminiert sie jedoch nicht. Cannabiskonsumenten und Nichtkonsumenten – und vor allem Personen, die Cannabis in großen Mengen oder gar nicht konsumieren – unterscheiden sich oft auf Ebenen, die keinerlei Einfluss auf die Auswertungen von Tests ihrer Wahrnehmungsleistungen haben. Das trifft vor allem für die Vereinigten Staaten zu, wo es schwierig ist, auf Konsumenten zu stoßen, die Cannabis seit langer Zeit in hohen Dosierungen gebrauchen, wo sie auf vielfältige Weise von sonstigen amerikanischen Staatsbürgern abweichen und tendenziell neben Cannabis diverse andere psychoaktive Drogen konsumieren.[17] Folglich können Unterschiede zwischen Cannabiskonsumenten und Nichtkonsumenten nicht automatisch auf Cannabis zurückgeführt werden.

In den 70er Jahren finanzierte die Regierung der USA Studien zur Erforschung der Wahrnehmung und des Denkvermögens in Jamaika, Griechenland und Costa Rica; in Ländern, die allesamt auf eine lange Tradition des Cannabisgebrauchs zurückblicken und in denen es den Forschungsteams möglich war, annähernd vergleichbare Gruppen von starken Cannabiskonsumenten, moderaten Konsumenten und Nichtkonsumenten zusammenzustellen. Die Forschungsergebnisse aus diesen drei Ländern unterscheiden sich dramatisch von den Ergebnissen, zu denen Soueif bei der Erhebung seiner ägyptischen Häftlinge gelangte. Die meisten der gewonnenen kognitiven Erhebungen, zu denen die Wissenschaftler in Jamaika,

Griechenland und Costa Rica gelangten, ergaben keine Unterschiede zwischen Langzeitkonsumenten von Cannabis und Nichtkonsumenten.[18] Auch einer separaten Jamaika-Studie stießen die kanadischen Forscher nicht auf Belege für eine dauerhafte Schädigung der Wahrnehmungsfähigkeiten in Folge von häufigem, hoch dosiertem Cannabisgebrauch[19].

1985 und 1990 führten Forscher zwei Folgeuntersuchungen an den Testpersonen von Costa Rica durch – 12 und 17 Jahre nach der ersten Studie. Dabei wandten sie jeweils die acht früheren kognitiven Testverfahren und neun neue Tests an. Die meisten der insgesamt 17 Tests enthielten diverse Unterskalen, die den Forschern erlaubten, mehr als 100 separate Analysen auszuwerten.

In keiner der beiden Folgeuntersuchungen ergaben sich bezüglich der ursprünglichen kognitiven Daten Abweichungen zwischen den Cannabisusern und Nichtusern. 1985 führten die neuen kognitiven Tests zu drei statistisch signifikanten Erkenntnissen. Langzeitkonsumenten von Cannabis brauchten mehr Zeit, eine Subskala (von 14) eines Tests auszufüllen, bei dem es darum ging, ein Symbol einer Gruppe anzukreuzen, das sich von den anderen unterschied. Als es jedoch darum ging, diese Aufgabe so schnell als möglich zu bewältigen, wichen die Cannabiskonsumenten nicht von den Nichtkonsumenten ab. Bei einem anderen Test drückten die Konsumenten von Cannabis etwas langsamer als die anderen den Knopf, wenn auf dem Bildschirm plötzlich ein Flugzeug auftauchte. Schließlich erinnerten Cannabiskonsumenten bezüglich einer bestimmten Sequenz eines Tests des Erinnerungsvermögens weniger Worte einer Wortliste, mit der sie es zuvor zu tun hatten.[20]

In der zweiten Folgeuntersuchung von 1990 stellten sich vier signifikante statistische Unterschiede zwischen beiden Vergleichsgruppen heraus. Nur eine dieser Abweichungen stimmte jedoch mit den Ergebnissen von 1985 überein, die sich erst dann zeigte, nachdem die Cannabiskonsumenten in Gruppen von älteren und jüngeren Probanden aufgeteilt wurden. Im 1990 durchgeführten Test zur Überprüfung des selektiven Erinnerungsvermögens erinnerten sich in der Gruppe der älteren Cannabisraucher (mit dem Durchschnittsalter von 45) an 10.5 Worte, verglichen mit 10.9 Worten, an welche sich die älteren Nichtkonsumenten erinnern konnten.[21] Diese Abweichung war jedoch *geringer* als der Unterschied, der sich bei der Gesamtzusammensetzung von Cannabiskonsumenen 1985 gezeigt hatte; eine Abweichung, welche die vormaligen Forscher als »nicht besonders signifikant« bezeichnet hatten.[22]

Auch in anderen Ländern ergaben die Untersuchungen nur relativ schwache Unterschiede zwischen Cannabiskonsumenten und Nichtkonsumenten, die von Studie zu Studie erheblich variieren. So fanden einige Forscher in Indien niedrigere Bewertungen für kognitive Leistungen bei Langzeitkonsumenten von Cannabis[23], auf welche andere nicht gestoßen waren[24], auch wenn sie sich ähnlicher Bewertungskriterien bedient hatten. In den Vereinigten Staaten ergaben zwei Studien aus den 70er Jahren Gedächtnisdefizite bei Langzeitkonsumenten von Cannabis in hohen Dosierungen.[25] Drei andere Forscher konnten hingegen keinen dauerhaften Einfluss von Cannabis auf das Gedächtnis feststellen.[26] Die meisten Forschungsteams stellten bei kognitiven Tests zur Erfassung der Fähigkeiten, Probleme lösen, logische Gedanken zu formulieren und abstrakt zu denken, keine Unterschiede zwischen Cannabiskonsumenten und Nichtkonsumenten fest.[27] Eine Untersuchung an 10 amerikanischen Rastafaris, die seit durchschnittlich 7.4 Jahren mehrmals täglich Marihuana (gemischt mit Tabak) rauchen, ergab – gemessen im Vergleich zum repräsentativen Querschnitt der US-amerikanischen Bevölkerung – keine auffälligen Abweichungen der durchgeführten kognitiven Testergebnisse.[28] Bei einigen Studien stellte sich sogar heraus, dass starke Cannabisraucher in manchen Bereichen der kognitiven Skala höhere Noten erzielten als abstinente Testpersonen.[29]

Drei Studien der 80er Jahre innerhalb der USA belegen eine langfristige Beeinträchtigung kognitiver Fähigkeiten durch Cannabis. In einer von ihnen unterzogen Robert Block und M. Ghoneim vom *Department of Anesthesia* [der anästhesistischen Abteilung] der Universität von Iowa erwachsene Cannabiskonsumenten und eine abstinente Vergleichsgruppe einem standardisierten Intelligenztest (IQ) sowie einer Reihe computergenerierter Verfahren zur Erfassung von Gedächtnisleistungen, Konzeptbildungen und Lernfähigkeiten. Dabei zeigte sich, dass starke Cannabiskonsumenten, die nach eigenen Angaben seit durchschnittlich 6.5 Jahren sieben Mal oder mehr pro Woche zum Joint greifen, bei zwei Subskalen des IQ-Tests (zu mathematischen Fähigkeiten und verbalem Ausdrucksvermögens) schlechtere Noten erzielten, wie auch bei einem der computergenerierten Tests zur Gedächtnisleistung. Da die Vergleichsgruppen von cannabiserfahrenen und unerfahrenen Probanden gemäß der Anforderungen an den vierten Grad des IQ-Tests und anderer Kriterien zusammengestellt wurden, schlossen die Forscher aus diesem Ergebnis, dass diese entdeckten Leistungseinbrüche vermutlich auf Cannabis zurückzuführen seien.[30]
Es gibt Gründe, die Schlussfolgerung von Block und Ghoneim in Frage zu stellen. Ihre Vergleichsgruppe so genannter »fortgeschrittener Anfänger«

des Konsums von Cannabis – die fast ebenso häufig zum Joint griffen wie
starke Raucher (fünf bis sechs Mal pro Woche verglichen mit sieben Mal
und mehr) – zeigte keinerlei kognitive Defizite. Bei einer früheren Analyse
der Daten definierten die beiden Wissenschaftler einen sechs- bis sieben-
maligen Gebrauch pro Woche als starken Konsum. Vor dem Hintergrund
dieser Definition wiesen sie darauf hin, dass starke Cannabiskonsumenten
nur bei einer Subskala des IQ-Tests von abstinenten Testpersonen abwi-
chen.[31] Dass sie im weiteren Verlauf ihre selbst aufgestellten Definitionen
des Drogengebrauchs dahingehend veränderten, dass sich daraus signifi-
kantere Daten ergaben, stellt die Gültigkeit der gesamten Studie in Frage.
Weitere Zweifel überschatten ihre Ergebnisse hinsichtlich des Umstandes,
dass der Durchführung der Tests kein supervisierter Zeitraum von Abstinenz vorausging. Man wies die Testpersonen zwar an, in den 24 Stunden,
die den Studien vorausgingen, kein Cannabis zu konsumieren. Es gibt jedoch keine Garantie dafür, dass die Probanden der Gruppe starker Konsumenten – die ausgesagt hatten, in den zurückliegenden sechs Jahren täglich
Marihuana konsumiert zu haben – zu Beginn der Studie wirklich nichts zu
sich nahmen. Somit könnten die entdeckten Unterschiede eher auf kurzzei-
tigen Beeinträchtigungen durch Cannabis beruhen, als auf nachhaltigen
Langzeiteffekten.

Die zweite aktuelle Studie führten Harrison Pope und Deborah Yurgelun-Todd vom *Department of Psychiatry* der *Harvard Medical School* durch.
Sie legten 65 starken Konsumenten (die im zurückliegenden Monat an
durchschnittlich 29 Tagen Cannabis geraucht hatten) und 64 weniger in-
tensiven Konsumenten (die in diesem Zeitraum höchstens neun Joints geraucht hatten) eine Reihe kognitiver Tests vor. Bei der Überprüfung der
Aufmerksamkeit, Redegewandtheit und dem Erstellen komplexer Zeich-
nungen konnten keine Unterschiede zwischen starken und weniger starken
Cannabisrauchern nachgewiesen werden. Abweichende Ergebnisse zeigten
sich in einem von zwei Gedächtnistests und bei der Aufgabe, Karten zur Ermittlung der »geistigen Beweglichkeit« nach bestimmten Kriterien zu sortieren. Trotz statistisch signifikanter Abweichungen hielten sie sich im Rahmen. So ordneten starke Cannabiskonsumenten beispielsweise beim ersten
(jedoch nicht beim zweiten) Versuch der Aufgabe, Karten zu sortieren, weniger Karten in der richtigen Reihenfolge ein. Gegenüber der Vergleichsgruppe, die eine durchschnittliche Note von 53.3 erzielte, lag die Bewertung der starken Raucher bei 51.3. Beim Gedächtnistest erhielten die Probanden fünf Versuche, sich an Worte einer Auflistung zu erinnern, die ihnen zuvor präsentiert worden war. Die durchschnittliche Zahl der letztlich

erinnerten Begriffe lag bei 15.3 bei den schwachen Rauchern und bei 14.9 bei den starken Rauchern.[32]

Anhand dieser Ergebnisse folgerten Pope und Yurgelun-Todd, dass die kognitiven Defizite, die sich bei starken Konsumenten herausgestellt hatten, auf Cannabis zurückzuführen waren. Die in den Daten erhobenen geschlechtsspezifischen Unterschiede schließen jedoch eine pharmakologisch bedingte Erklärung der Ursachen aus. Insgesamt förderten alle Tests zur Gedächtnisleistung – wie auch alle untergeordneten Testkategorien, bei denen Karten auf eine bestimmte Weise zu sortieren waren – acht statistisch signifikante Ergebnisse zu Tage. In Ermangelung von Belegen, warum sich Cannabis bei Männern und Frauen unterschiedlich auswirkt, sind die kognitiven Unzulänglichkeiten bei Männern vermutlich auf andere Faktoren als allein auf Cannabis zurückzuführen.

Eine abschließender jüngster Bericht zu anhaltenden kognitiven Beeinträchtigungen durch Cannabis basiert auf einer Studie an zehn jugendlichen Cannabiskonsumenten, die von ihren Eltern dazu überredet wurden, sich in die Obhut einer therapeutisch geleiteten Gruppe zu begeben. Richard Schwartz, der medizinische Direktor des Programms, unterzog diese und zwei jugendliche Kontrollgruppen einer Reihe neuropsychologischer Tests (wozu sieben Tests zur Ermittlung des Kurzzeitgedächtnisses zählten). Die eine Kontrollgruppe bestand aus neun Jugendlichen der näheren Umgebung, die keine Drogen konsumierten. Die aus acht Jugendlichen bestehende zweite Kontrollgruppe, die nur wenig oder so gut wie kein Cannabis konsumierte, war aus anderen Gründen am Programm beteiligt. Von dieser zweiten Kontrollgruppe erhofften sich die Wissenschaftler »Vergleichsdaten, um etwaige Störfaktoren auf kognitive Vorgänge und die Konzentrationsfähigkeit ausschließen zu können, die auf emotionale Zustände wie Ängste, Sorgen oder Depressionen zurückzuführen sind; Spontanreaktionen, die bei allen Jugendlichen unmittelbar nach dem Beitritt an solchen Behandlungsmethoden auftreten können«.[33] Beide Kontrollgruppen wurden innerhalb von fünf Tagen nach ihrem Beitritt diesen Tests unterzogen und ein weiteres Mal nach sechs Wochen.

Nach der ersten Auswertung stießen Schwartz und seine Mitarbeiter bei zwei Tests zum Kurzzeitgedächtnis auf »signifikante Unterschiede zwischen den cannabisabhängigen Probanden und den beiden Vergleichsgruppen«. Ferner verwiesen sie darauf, dass bei einem der beiden Tests auch sechs Wochen ein statistisch signifikanter Unterschied fortbestand. So bemerken sie in der einleitenden Zusammenfassung ihrer Studie, dass »die selektive Beeinträchtigung des Kurzzeitgedächtnisses bei den cannabisabhängigen Jugendlichen über den Zeitraum von mindestens sechs Wochen nach dem letzten Gebrauch von Cannabis fortbestand«.[34] Auf diese »gut kontrollierte« Schwartz-Studie als Beleg für anhaltende, durch Cannabis bedingte Gedächtnisstörungen verweisen Forscher bis heute.[35]

Diese Schlussfolgerung wird jedoch von den im betreffenden Artikel veröffentlichten Daten nicht unterstützt. Tatsächlich erzielten Cannabiskonsumenten und andere Teilnehmer beim so genannten »Wechsler-Test« zur Überprüfung der Erinnerung von Prosa-Texten – dem einzigen Test, bei dem sich nach sechs Wochen Unterschiede ergaben – identische Noten. Im Diskussionsteil ihres Artikels formulieren die Verfasser, dass »der Mangel der Studie an signifikanten Unterschieden zwischen Cannabisabhängigen und der Kontrollgruppe auf die geringe Zahl der beteiligten Versuchspersonen zurückzuführen ist.« Alternativ verweisen sie darauf, »dass das von beiden (am gleichen Behandlungsprogramm beteiligten) Gruppen geteilte Umfeld einen ähnlichen Einfluss auf deren Testergebnisse haben könnte«. [36] Das einzige statistisch relevante Ergebnis nach sechs Wochen resultierte gewissermaßen aus dem Vergleich der Gruppe der Cannabiskonsumenten mit der Vergleichsgruppe von Jugendlichen aus der Nachbarschaft.[37] Aller möglicherweise relevanten Ergebnisse zum Trotz ergab diese Studie keinerlei Beeinträchtigungen des Langzeitgedächtnisses, welche unmittelbar auf den Cannabiskonsum von Jugendlichen zurückzuführen wären.

In den letzten 30 Jahren stießen Wissenschaftler lediglich auf geringfügige kognitive Unterschiede zwischen chronischen Cannabiskonsumenten und Nichtkonsumenten, wobei sich die Ergebnisse der einzelnen Studien deutlich voneinander unterscheiden. Aufgrund der vorliegenden Beweislage erscheint es nicht wahrscheinlich, dass der langfristige Gebrauch von Cannabis die intellektuellen Fähigkeiten in irgendeiner Form dauerhaft schädigt. Selbst Tierversuche, die bei hohen Dosierungen von THC Beeinträchtigungen des Kurzzeitgedächtnisses und der Lernfähigkeit erwiesen, ergaben keinen Beweis für dauerhafte Schäden.[38]

MYTHOS

Cannabis kann dauerhafte Geisteskrankheit verursachen. Selbst ein gelegentlicher Konsum von Cannabis kann bei Jugendlichen psychische Schäden bewirken. Im Rauschzustand verhalten sich Cannabiskonsumenten irrational und häufig unberechenbar.

»Cannabis führt zu diversen Geistesstörungen, beispielsweise zu toxischen Psychosen, Panikattacken, Flashbacks, Wahnvorstellungen, Persönlichkeitsverlust, Halluzinationen, Paranoia und unkontrollierbaren Aggressionsausbrüchen.«[1]

»Bekanntermaßen löst Marihuana Schübe von Geisteskrankheiten aus, wie manische Depression und Schizophrenie.«[2]

»Cannabis … beeinträchtigt die Entwicklung gesunder Sozialkontakte. … Ferner beeinträchtigt es offensichtlich die Fähigkeit junger Menschen, richtige Entscheidungen treffen zu können.«[3]

»THC kann auf Dauer grundlegende biochemisch-neuronale Mechanismen schädigen, die das logische Verhalten steuern.«[4]

FAKTUM

Es liegen keine überzeugenden wissenschaftlichen Beweise vor, dass Cannabis bei Teenagern oder Erwachsenen psychische Störungen oder Geisteskrankheiten verursacht. Manche Cannabiskonsumenten empfinden kurz nach Einnahme der Droge psychische Spannungen, die mit Panikgefühlen, Ängsten und Paranoia einhergehen können. Derartige Erfahrungen können furchterregend sein, sind jedoch nur von kurzer Dauer. In sehr hohen Dosierungen kann Cannabis zeitweise zu toxischen Psychosen führen. Dies kommt selten vor und meist nur, wenn Cannabis nicht geraucht, sondern gegessen wird. Cannabis verursacht keine tief greifenden Verhaltensänderungen bei Menschen.

10
Cannabis, Psychologie und Geisteskrankheiten

Die frühen Verfechter der Cannabisprohibition in den Vereinigten Staaten drangen darauf, die Droge zu kontrollieren, da ihr Gebrauch Geisteskrankheiten verursache.[5] Sie verwiesen auf Berichte aus Indien und Ägypten, wo ein großer Teil der – vornehmlich unteren Gesellschaftsschichten angehörenden – hospitalisierten Geisteskranken als Cannabiskonsumenten galten.[6] In den 70er Jahren kritisierten amerikanische Psychiater, Gelehrte und Regierungskommissionen diese Daten, indem sie darauf verwiesen, dass es in westlichen Gesellschaften – wo eher Angehörige der Mittelschicht Cannabis gebrauchten – keinen offensichtlichen Zusammenhang zwischen Drogengebrauch und Geisteskrankheiten gab. Wie sie ferner bemerkten, sei selbst wenn sich eine statistische Beziehung ergeben sollte, daraus keineswegs zu schließen, dass Cannabis Geisteskrankheiten *verursache*.[7]

Zahlreiche Wissenschaftler untersuchten seit den 70er Jahren die Verbindung zwischen Cannabis und Geisteskrankheiten in westlichen Gesellschaften. Bei ihrer Suche nach Zusammenhängen zwischen dem Konsum von Cannabis und dem Ausbruch oder dem Ernst der Symptome konzentrierten sich die meisten Studien auf Patienten psychiatrischer Kliniken. Im Zuge der Auswertung bisheriger Lebensverläufe von Krankenakten stellte eine Forschergruppe fest, dass bei 60 % der Patienten mit der Diagnose Schizophrenie und Cannabisabhängigkeit der Gebrauch von Cannabis zeitlich vor dem ersten psychotischen Schub lag.[8] Andere Studien jedoch ergaben, dass der Gebrauch von Cannabis eher auf den Ausbruch psychiatrisch auffälliger Symptome folgt, als diesen vorangeht, weshalb es in den meisten Fällen als kausaler Faktor ausscheidet[9]. Manche Forscher verwiesen darauf, dass der Konsum von Cannabis bei Menschen Symptome verstärken kann, die schon vorher unter psychischen Störungen litten.[10] Andere hingegen stellten fest, dass die Symptome bei psychisch Erkrankten, die Cannabis konsumieren, milder ausfielen und die Rate stationärer Einweisung niedriger war[11].

Eine kürzlich bei schwedischen Wehrpflichtigen erhobene Studie resultierte
in neuerlichen Behauptungen, dass Cannabis Geisteskrankheiten und vor
allem Schizophrenie verursache. Diese Studie bemaß das Risiko einer späteren Schizophrenie-Diagnose am Cannabiskonsum im Alter von 18 Jahren.
Die Disposition zur Schizophrenie lag bei Männern, die 50 Mal oder mehr
Marihuana konsumiert hatten, bei 2.8 % verglichen mit 1.4 % bei Männern, die es weniger als 50 Mal, aber mehr als 10 Mal konsumiert hatten.
Der starke Cannabisgebrauch im Alter von 18 Jahren war nur einer von vielen möglicherweise relevanten Faktoren der späteren Schizophrenie-Diagnose. De facto war allen später an Schizophrenie Erkrankten bereits bei
der Einberufung eine psychiatrische Diagnose seitens des verantwortlichen
Militärgutachter gestellt worden. Alle hatten aufgrund von »Nervenproble-
men« entsprechende Medikamente eingenommen. Alle kamen aus zerrütteten Elternhäusern und hatten irgendwann Probleme mit der Schule und der
Polizei.[12] Somit waren bei dieser Erhebung außer dem starken Konsum von
Cannabis diverse psychische und soziale Probleme im Spiel, die gleichermaßen mit der späteren Schizophrenie-Diagnose in Verbindung standen.

Bei dieser schwedischen Studie an Wehrpflichtigen wurden weder Daten zum Cannabisgebrauch nach dem 18. Lebensjahr noch zum Gebrauch
anderer illegaler Drogen berücksichtigt. Eine tiefer gehende Analyse an einer kleineren Gruppe der ursprünglichen Probanden offenbarte, dass die
Hälfte von ihnen auch Amphetamine[13] genommen hatten; eine Substanz-
gruppe, die bei disponierten Personen Schizophrenie auslösen kann.[14] Angesichts der Tatsache, dass diese Geisteserkrankung seit den 70er Jahren in
westlichen Gesellschaften deutlich im Rückgang begriffen ist, während der
Gebrauch von Cannabis im selben Zeitraum anstieg[15], scheint es höchst unwahrscheinlich, dass Cannabis bei ansonsten gesunden Personen Schizophrenie verursachen kann.

In den 60er Jahren wurde erstmals behauptet, dass Cannabis vor allem
bei Jugendlichen subtile psychische Störungen bewirkt[16]. Studien ergaben,
dass Jugendliche mit psychischen Problemen und Verhaltensstörungen eher
als ihre Altersgenossen zu starkem Cannabiskonsum neigen.[17] Eltern, Ärzte
und Drogenberater mögen diese Droge als primäre Ursache diverser Probleme identifizieren.[18] Forscher verweisen jedoch einstimmig darauf, dass
bei den meisten Teenagern, die Cannabis in großen Mengen konsumieren,
schon vorher psychische Probleme und Verhaltensauffälligkeiten bestanden[19]. Cannabiskonsum kann die Probleme Jugendlicher verstärken[20]; allerdings scheint es sich dabei eher um ein Symptom als um eine Ursache sozialer und psychischer Störungen zu handeln.

Es ist unwahrscheinlich, dass sich sozial integrierte und wohl erzogene Teenager, die mit Cannabis in Berührung kommen, zu starken Konsumenten entwickeln. Der gelegentliche Konsum hat offensichtlich keine nennenswerten Auswirkungen auf die Persönlichkeit, Gemütslage und das Verhalten junger Menschen. Cannabiskonsumenten zeichnen sich im Gegensatz zu Nichtkonsumenten durch eine unkonventionelle, nonkonformistische Persönlichkeit aus und sind risikofreudiger. Langzeitstudien, bei denen dieselben Testpersonen über einen längeren Zeitraum beobachtet wurden, erwiesen jedoch, dass diese charakteristischen Persönlichkeitsmerkmale Experimente mit Cannabis eher begünstigen, als aus ihnen zu resultieren.[21] Gemessen an sozialen und psychischen Belangen sind Teenager, die gelegentlich Cannabis konsumieren, Nichtkonsumenten erstaunlich ähnlich.[22] Wissenschaftler, die eine Gruppe von Probanden seit frühester Kindheit bis jenseits der Geschlechtsreife beobachteten, fanden sogar heraus, dass gelegentliche Cannabiskonsumenten sozial und psychisch besser situiert waren, als Teenager, die von diesem Gebrauch absahen.[23] Ebenso wie bei anderen Studien, die ebenfalls statistische Korrelationen untersuchten, konnte auch diese Studie keinerlei kausale Zusammenhänge nachweisen.

Kurzzeitige psychische Auswirkungen
Cannabis verändert kurzfristig Stimmungen, Wahrnehmungen, Gedanken und Gefühle. In der Regel werden diese Veränderungen von den Konsumenten als positiv empfunden. Gelegentlich geht der Cannabisrausch mit unangenehmen psychischen Reaktionen einher. So erleben manche beim Rauchen eines Joints »Panikattacken«, die mit Gefühlen von Kontrollverlust, Sorgen, Ängsten und Paranoia einhergehen können. Insbesondere Erwachsene neigen bei ihren ersten Experimenten mit Cannabis zu Panikreaktionen. Sie befürchten etwa, dass unmittelbare physische Auswirkungen (beispielsweise ein erhöhter Herzschlag) lebensbedrohlich wären, oder sie haben Angst, die psychoaktiven Effekte könnten sich verstärken oder anhalten. Derartige Panikattacken variieren in ihrer Intensität und können Minuten oder Stunden andauern. Wer infolge des Konsums von Cannabis derartige Attacken wiederholt erlebt, wird vermutlich von einem weiteren Gebrauch absehen.[24]
Hohe Dosierungen von THC begünstigen das Auftreten solcher Panikattacken – vor allem, wenn die Droge in Form von Haschisch, purem THC oder cannabishaltigen Speisen konsumiert wird. Extrem hohe Dosierungen von THC zu inhalieren ist schwierig, die orale Aufnahme hingegen sehr einfach. Bei der Absorption hoher Dosierungen durch den Darmtrakt zei-

gen sich nicht nur die Auswirkungen von THC, sondern auch die von 11-
Hydroxy-THC; ein bestimmter psychoaktiver Wirkstoff, der von der Leber
bei der Metabolisierung von THC gebildet wird.[25] Die beim Rauchen von
Cannabis freigesetzte Menge von 11-Hydroxy-THC liegt unterhalb der
psychoaktiven Schwelle. Beim Essen großer Mengen Cannabis wird die
psychoaktive Wirkung von 11-Hydroxy-THC jedoch deutlich spürbar. Die
erhöhte Rate negativer Reaktionen nach dem Essen von Cannabisprodukten liegt vermutlich an der Wechselwirkung von THC und 11-Hydroxy-
THC.[26]

Offensichtlich spielt die gesellschaftliche Haltung gegenüber Cannabis,
das Umfeld [Setting], in dem es genutzt wird und die persönliche Einstellung [Set] eine wichtigere Rolle bei Panikattacken als die Dosierung. Der
orale Konsum großer Mengen führt nicht unausweichlich zu Panikreaktionen[27]; ebenso wenig werden sie durch das Rauchen geringer Mengen
zwangsläufig verhindert.[28] Bei manchen Konsumenten stellten sich noch
nie Panikgefühle nach dem Konsum von Cannabis ein. Andere scheinen
aufgrund ihrer Konstitution dafür prädestiniert zu sein. Das bloße Wissen,
dass Cannabis Panikreaktionen auslösen kann, erhöht sogar die Wahrscheinlichkeit, dass sie sich einstellen. So händigte man bei einer Doppel-
Blind-Studie zum therapeutischen Nutzen von Cannabis den Probanden
eine Liste der möglichen Nebenwirkungen aus. Einige der Versuchspersonen, die den Wirkstoff erhielten, berichteten von Nebenwirkungen wie Besorgnis und Panik – ebenso wie manche derer, die einen Placebo erhalten
hatten.[29]

Eine »toxische Psychose« [ausgelöst durch die Einnahme psychoaktiver
oder eventuell giftiger Substanzen] stellt eine ernstere Form unangenehmer
Auswirkungen des Cannabiskonsums dar. Sie geht mit Desorientierung,
geistiger Verwirrtheit und einer Störung visueller und auditiver Wahrnehmungen einher.[30] Die Symptome können unter Umständen sehr dramatisch sein und werden gelegentlich vom klinischen Fachpersonal als nicht
auf Drogengebrauch zurückzuführende Psychose fehl diagnostiziert. Eine
durch Cannabis ausgelöste Psychose ist von Natur aus zeitlich begrenzt. Sie
verschwindet innerhalb weniger Tage – ob mit oder ohne Zuhilfenahme
von Medikamenten. Toxische Psychosen treten vermutlich häufiger bei Individuen auf, die schon früher psychiatrisch auffällig wurden. Doch beim
oralen Genuss von THC in entsprechend hohen Dosierungen kann vermutlich jeder Mensch psychotische Symptome entwickeln. Die meisten Berichte von toxischen Psychosen stammen aus Kulturen, wo Speisezubereit-
ungen von Haschisch [wie Majun in der arabischen Welt] oder potente

Cannabisgetränke [wie Bhang in Indien und Nepal] üblich sind.[31] In den Vereinigten Staaten, wo Cannabis vor allem geraucht wird, kommen toxische Psychosen selten vor.[32]

Manche Konsumenten von Cannabis berichten von »Flashback«-Erlebnissen; eine plötzliche Rückkehr halluzinatorischer Rauscherfahrungen im nüchternen Zustand[33]. Flashbacks sind von kurzer Dauer. Sie halten nur wenige Sekunden oder Minuten an und sind sehr viel weniger intensiv als die tatsächlich unter Drogenwirkung erlebten veränderten Bewusstseinszustände. Den meisten Cannabiskonsumenten sind Flashbacks unbekannt. Falls doch, so wird normalerweise von ein bis zwei Erlebnissen ohne anhaltende Effekte berichtet. Es gibt keine stichhaltige pharmakologische Erklärung für drogeninduzierte Flashbacks. In seinem Buch *The Natural Mind* offeriert der Arzt Andrew Weil eine Pharmakologie-unabhängige Erklärung.[34] Er vergleicht derartige Erfahrungen mit kurzfristigen Déjà-vu-Erlebnissen, die praktisch jedem bekannt sind. Weil legt nahe, dass Déjà-vu-Erlebnisse, die unmittelbar auf eine Drogenerfahrung folgen, eine lebendige kurzzeitige Erinnerung des Erlebten aufflammen lassen.[35] Heutzutage hört man weniger von Cannabis-Flashbacks als in den 60er oder 70er Jahren. Vermutlich weil die Medien diesem Thema weniger Beachtung widmen und Einzelne daher seltener geneigt sind, ihre Déjà-vu-Erlebnisse mit dem vormaligen Gebrauch von Cannabis in Zusammenhang zu bringen.

Wie bereits gesagt, verändert Cannabis kurzfristig Stimmung, Gedanken, Gefühle und Wahrnehmung – manchmal auf dramatische Weise. Keine der Auswirkungen führt aber dazu, dass sich Menschen in irgendeiner bestimmen Weise verhalten. Wer eine toxische Psychose durchlebt, kann davon beunruhigt oder erschreckt sein. Als Reaktion auf akute Panikzustände kann man sich zurückziehen oder die Situation passiv erdulden. Keiner dieser Zustände jedoch löst die sozialen und moralischen Schranken auf, an denen sich das menschliche Verhalten orientiert. Niemand wird durch Cannabis verrückt oder gewalttätig (vgl. Kapitel 11). Aus keiner der vielen bislang durchgeführten Laborstudien wurden dramatische Verhaltensänderungen ersichtlich, die aus dem Konsum von Cannabis resultieren, selbst dann nicht, wenn den Versuchspersonen sehr hohe Dosierungen verabreicht wurden.[36]

MYTHOS

Cannabis ist die Ursache von Verbrechen. Cannabiskonsumenten verletzen Eigentumsrechte mehr als Nichtkonsumenten. Unter dem Einfluss von Cannabis werden Menschen irrational, aggressiv und gewalttätig. *»Junge Cannabiskonsumenten werden eher als Nichtkonsumenten ... verhaftet. [Cannabis] ... steht zweifellos im Zusammenhang mit einer steigenden Rate von Schulschwänzern und Straftaten.«*[1]

»Ein weiterer Faktor ist die unmittelbare Beziehung zwischen dem Gebrauch von Cannabis und Gewalttätigkeit. ... 66% der Highschool-Schüler, die bewaffnet zur Schule kamen, rauchten Cannabis. Eine wichtige Botschaft an unsere jungen Leute ist daher: Wer Cannabis konsumiert, kann in gewalttätigen Schlägereien enden.«[2]

»Zu den chronischen Auswirkungen bei häufigem Cannabiskonsum zählen ... uferlose Wutausbrüche bei kleinsten Provokationen, bis zu feindseliger Aggression, die sich selbst gegen geliebte Personen richtet.«[3]

FAKTUM

Alle seriösen Forscher und Regierungskommissionen, die den Zusammenhang zwischen dem Gebrauch von Cannabis und Straftaten untersuchten, kamen zur gleichen Schlussfolgerung: *Cannabis ist nicht die Ursache für Verbrechen.* Außer dem Straftatbestand, Cannabis zu besitzen, begeht die überwältigende Mehrheit der Cannabiskonsumenten keine Straftaten. Bei den straffällig gewordenen Konsumenten spielt Cannabis keine ursächliche Rolle. So gut wie alle Versuche an Menschen und Tieren bestätigten, dass Cannabis Aggressionen eher *mindert* als *verstärkt.*

11
Cannabis, abweichendes Verhalten
und Kriminalität

In den 20er und 30er Jahren des vergangenen Jahrhunderts, als die meisten US-Amerikaner erstmalig von Cannabis erfuhren, hörten sie, dass es Menschen zu gewalttätigen Verbrechern mache.[4] Verfechter der Prohibition von Cannabis wie Harry Anslinger, Direktor des *Bureau of Narcotics* [des damaligen Ministeriums für Betäubungsmittel], vertraten die Meinung, dass Cannabis die Ursache von Verbrechen sei. So warnte er die Leser beispielsweise in einem 1937 im AMERICAN MAGAZINE erschienenen Artikel vor den »vielen Morden, Selbstmorden, Raubüberfällen, Gewaltverbrechen, Streiks, Diebstählen und von Wahnsinnigen verübten Taten«, die »Jahr für Jahr« auf das Konto von Cannabis gingen.[5] Im ganzen Land verbreiteten Tageszeitungen reißerische Details abscheulicher Verbrechen, die angeblich unter dem Einfluss von Cannabis begangen wurden.

Als die Shafer-Kommission 1972 die Beweislage zum Zusammenhang zwischen Cannabis und Gewalttaten gesichtet hatte, formulierten die Autoren: *»Manche Konsumenten begehen häufiger Straftaten als Nichtkonsumenten. Aber nicht, weil sie Cannabis rauchen, sondern weil sie einem Menschenschlag angehören, der stärker zu Straftaten neigt – und zwar völlig unabhängig von ihrem Cannabiskonsum. In den meisten Fällen ist die unterschiedliche Verbrechensrate zwischen Konsumenten und Nichtkonsumenten nicht vom Cannabiskonsum an sich abhängig, sondern von diversen anderen Faktoren.«*[6]

Die seit 1972 durchgeführten Forschungen bestätigen die Schlussfolgerungen der Shafer-Kommission. Allgemein liegt die Rate des Cannabiskonsums bei Jugendlichen und erwachsenen Straftätern höher als bei der sonstigen Bevölkerung.[7] Dies liegt allerdings daran, dass der Cannabiskonsum, wie auch die Ausübung von Straftaten, auf einer Reihe vorgegebener Faktoren basieren, die im sozialen Umfeld, der Lebensgeschichte und der Persönlichkeitsstruktur der Straftäter begründet liegen. Wann immer Wissenschaftler diese Faktoren[8] und den Gebrauch anderer Drogen[9] bei Kontrolluntersuchungen überprüften, verringerten sich die Vergleichsmomente zwischen dem Gebrauch von Cannabis und der Ausübung von Straftaten oder schwanden völlig. Die meisten Kriminellen, die Cannabis konsumieren, wurden bereits vor ihrem ersten Kontakt mit Cannabis straffällig.[10]

Zweifellos gibt es gewalttätige Menschen, die Cannabis rauchen; dennoch macht Cannabis Menschen nicht gewalttätig. Cannabiskonsumenten berichten eher davon, dass die Droge eine »beruhigende Wirkung« habe.[11] Vor allem deshalb fühlen sich manche zu Cannabis hingezogen.[12] Viele Studien belegen, dass Cannabiskonsumenten unter den gewalttätigen Kriminellen deutlich unterrepräsentiert sind.[13] In einer neueren an Häftlingen im Staate New York durchgeführten Studie sagten 18 von 268 wegen Totschlags Verurteilte aus, dass Cannabis zu ihren Mordtaten beitrug. 15 der 18 Betroffenen verwiesen jedoch darauf, dass sie unter dem Einfluss von Alkohol und / oder anderen Drogen standen, als sie den Mord verübten. Bei keinem der 18 Fälle führten die Forscher diese Verbrechen unmittelbar auf Cannabis zurück.[14]

Eine einzige Laborstudie wird gelegentlich als Beweis dafür angeführt, dass Cannabis Menschen aggressiv macht. In dieser Studie brachte man acht Großstadtbewohner, die insgesamt Probleme mit diversen Drogen hatten, in einem Strategiespiel zusammen. Sie spielten es bevor und nachdem sie Cannabis rauchten. Nach dem Joint setzten sie eher offensive als defensive Strategien gegen ihre Kontrahenten ein.[15] In anderen Laborexperimenten ergab sich durchweg, dass Cannabis Feindseligkeiten und Aggressionen[16] vermindert – selbst wenn die Probanden provoziert wurden[17]. Sogar bei Tierversuchen gelang es Forschern nur dann, ein aggressives Verhalten zu stimulieren[18], wenn die Labortiere vor der Verabreichung von THC extremen Stresssituationen, wie zum Beispiel Hunger, ausgesetzt worden waren[19].

MYTHOS

Cannabis greift störend auf männliche und weibliche Sexualhormone ein. Es kann bei Männern und Frauen Unfruchtbarkeit beziehungsweise Sterilität verursachen und verzögert die Geschlechtsreife bei Jugendlichen. Es führt zur Ausprägung femininer Züge bei Männern und bei Frauen zur Entwicklung männlicher Merkmale.

»Cannabis bewirkt einen Rückgang der Bildung von Testosteron, was mitunter einen negativen Einfluss auf die Entwicklung männlicher Jugendlicher in der Pubertät hat«[1]

»Weibliche Jugendliche, die sich zu Gewohnheitsrauchern von Cannabis entwickeln, riskieren ... einen erhöhten Testosteronspiegel, was zu einem verstärkten Haarwuchs im Gesicht und am Körper führen kann und Akne begünstigt.«[2]

»Cannabis [verursacht] eine geringere Spermienproduktion und erschwert Männern, Kinder zeugen zu können.«[3]

»Das Rauchen eines einzigen Joints unterdrückt die Produktion weiblicher Hormone, welche dafür sorgen, dass sich ein befruchtetes Ei im Uterus einnisten kann.«[4]

»Jede ... wissenschaftliche Studie ... belegt ... die Gefahren des Cannabisgebrauchs, vor allem für junge Frauen, deren Fähigkeit, zukünftig Kinder gebären zu können, gefährdet wird.«[5]

FAKTUM

Es gibt keine Hinweise, die für eine durch Cannabis verursachte Unfruchtbarkeit bei Männern oder Frauen sprechen. Bei Tierversuchen verringert die Gabe hoher THC-Dosierungen die Produktion gewisser Sexualhormone und kann die Fähigkeit zur Fortpflanzung beeinträchtigen. Die meisten Studien am Menschen ergaben jedoch keinerlei Einfluss von Cannabis auf die Sexualhormone. Falls sich Einflüsse bemerkbar machten, waren sie moderat, vorübergehend und ohne ersichtliche Folgen für die Fortpflanzung. Es liegen keine wissenschaftlichen Belege dafür vor, dass Cannabis die Geschlechtsreife in der Pubertät verzögert, Männer femininer oder Frauen maskuliner macht.

12

Cannabis, Sex und Fruchtbarkeit

Ein 1972 im NEW ENGLAND JOURNAL OF MEDICINE erschienener Brief erwähnt Gynäkomastie [die Entwicklung von Brüsten bei Männern] bei drei Cannabiskonsumenten.[6] Offensichtlich war diese Quelle der Auslöser für die Suche nach der Auswirkung von Cannabis auf den Hormonhaushalt, der die sexuelle Entwicklung und Fortpflanzung steuert. Eine später erschienene Publikation, die bei Cannabiskonsumenten – im Vergleich mit abstinenten Versuchspersonen[7] – keine größere Häufigkeit der Gynäkomastie nachwies, verhinderte weitere Untersuchungen auf diesem Gebiet nicht.

In den 70er Jahren verglichen Forschungsgruppen die Blutspiegel von Testosteron bei männlichen Cannabiskonsumenten und Nichtkonsumenten. Einer der ersten Forscher auf diesem Gebiet war Robert Kolodny, der zuvor [1971] den Testosteronspiegel bei homosexuellen Männern untersucht hatte.[8] Er und seine Mitarbeiter verwiesen 1974 darauf, dass die Testosteronwerte bei häufigem Cannabisgebrauch niedriger sind als bei gelegentlichem Konsum. Von einer kurzfristigen Verminderung der Testosteronwerte bei Männern unmittelbar nach dem Rauchen von Cannabis war in einem später publizierten Bericht dieser Forschungsgruppe die Rede.[10] Allerdings führten zahlreiche weitere Studie bei derselben Versuchsanordnung und selbst bei sehr hohen Dosierungen von Cannabis zu keiner Verminderung von Testosteron.[11] Auch Erhebungen einer repräsentativen Auswahl von Männern ergaben keine Unterschiede des Testosteronspiegels zwischen Cannabiskonsumenten und Nichtkonsumenten.[12]

Des Weiteren richteten Wissenschaftler ihr Augenmerk auf den Einfluss von Cannabis auf die Quantität und Qualität der Spermien. In seiner 1974 veröffentlichten Studie konstatierte Kolodny bei Gewohnheitsrauchern von Cannabis eine geringere Produktion von Spermien als bei Gelegenheitsrauchern.[13] Allerdings entbehrt die Studie einer Überprüfung der sexuellen Aktivität im Vorfeld der Examinierung; eines Faktors, der die Menge der Spermien nicht unwesentlich beeinflusst.[14] Im Verlauf einer anderen Studie hielten sich männliche Testpersonen 30 Tage lang in einem abgeschlossenen Labortrakt auf und rauchten bis zu 20 Joints täglich. Nach Ablauf dieser Frist folgte eine Untersuchung ihrer Spermien. Sie ergab eine Verminderung der Spermienanzahl und ihrer Beweglichkeit. Allerdings lag keines der Ergebnisse jenseits normaler Grenzwerte. Als die Experimente eingestellt wurden, pendelten sich die geringfügigen Unterschiede wieder auf normalem Niveau ein.[15]

Bei Frauen wurden weitaus weniger Untersuchungen durchgeführt. Eine vergleichende Studie aus den 70er Jahren ergab bei Cannabiskonsumentinnen ein gehäuftes Auftreten von Unregelmäßigkeiten im Menstruationszyklus gegenüber Nichtkonsumentinnen.[16] Aufgrund der geringen Anzahl der Testpersonen war es den Wissenschaftlern jedoch nicht möglich, Kontrollgruppen aufzustellen, um eventuell störende Variablen auszuschließen. Seither wurden die Ergebnisse keiner weiteren Überprüfung unterzogen. Bei einer Laborstudie bestimmte man die weiblichen Sexualhormone im Anschluss an den Konsum von Cannabis. Bei manchen Testpersonen zeigten sich niedrigere Prolactin-Werte. Diese hielten sich jedoch nur über kurze Dauer und unterschritten niemals die normalen Grenzwerte.[17] Auch in einer neueren Studie an einer repräsentativen Auswahl von Frauen zeigte sich selbst bei Gewohnheitskonsumentinnen hoher Dosierungen keine Auswirkung von Cannabis auf irgendwelche Hormone.[18]

Die Verabreichung hoher THC-Dosierungen an Versuchstieren wirkte sich nennenswert auf den Spiegel der Sexualhormone aus.[19] Dabei variierten die Auswirkungen von einer Studie zur anderen und waren von der Dosierung sowie vom Zeitraum der Drogeneinnahme abhängig. Die auftretenden Auswirkungen waren zeitlich begrenzt. Sowohl bei männlichen als auch bei weiblichen Labortieren spiegelte sich die Vergabe einer einzigen hohen THC-Dosis deutlicher in den Sexualhormonen wider, als wiederholte Gaben. Wurden die Tiere über Wochen oder Monate dem Einfluss von THC ausgesetzt, entwickelten sich Toleranzen und reduzierten sich die Auswirkungen von Cannabis. Einer Studie an weiblichen Primaten zufolge wurde beispielsweise der Hormonspiegel und der Zyklus des Eisprungs anfänglich unterdrückt. Nach einer kontinuierlichen täglichen THC-Dosierung stellte sich jedoch der Normalzustand wieder her[20]. Diese Tierversuche legen nahe, dass natürlich auftretende cannabinoid-ähnliche Verbindungen bei der Steuerung der Produktion von Sexualhormonen eine gewisse Rolle spielen. Eine hohe THC-Dosierung kann das Hormonsystem vorübergehend verändern. Bei wiederholten Dosierungen passt es sich jedoch an das vorhandene THC an und kehrt zum Normalzustand zurück.

Weder bei männlichen noch bei weiblichen Versuchstieren gelang es den Forschern, durch einmalige oder chronische Vergaben von Cannabis die Fortpflanzungsfunktionen dauerhaft zu schädigen. Kürzlich setzten Wissenschaftler Anandamid – eine cannabinoid-ähnliche Verbindung, die im menschlichen Organismus natürlich vorkommt – Petrischalen bei, die Mäuseembryos im Zweizellstadium enthielten, welche den Muttertieren entnommen worden waren. Bei 60 % der Fälle stoppte das Anandamid die Entwicklung der Embryos.[21] Diese Studie wurde in Regierungsberichten als Beweis für »die ernsthaft schädlichen Auswirkungen von Cannabis« auf die Schwangerschaft zitiert[22], entbehrt für Menschen jedoch einer offensichtlichen Relevanz.

Es gibt keine überzeugenden Belege dafür, dass Unfruchtbarkeit in einem Zusammenhang mit dem Konsum von Cannabis steht. Einer Untersuchung zufolge war bei Frauen, die sich wegen Unfruchtbarkeit an professionelle Hilfe wandten, der Cannabiskonsum höher als bei einer Vergleichsgruppe fruchtbarer Frauen. Der Unterschied war jedoch mit 61 % gegenüber 53 % nur gering und sank als die Wissenschaftler Aspekte der Lebensführung unters Visier nahmen, die mit der Unfruchtbarkeit in einer gewissen Beziehung standen.[23] In einer neueren Studie ergaben sich keine Zusammenhänge zwischen dem Genuss von Cannabis und Fehlgeburten in einem frühen Stadium der Schwangerschaft.[24]

Es liegen keine epidemiologischen Studien vor, wonach Männer, die Cannabis konsumieren, ihre Zeugungskraft eher einbüßen als diejenigen, die es nicht konsumieren. Ebenso wenig leiden Männer aus Ländern, in denen der Gebrauch von Cannabis zum Alltag gehört, unter einer schwindenden Reproduktionsfähigkeit.[25] Höchstens bei Männern, bei denen bereits eine geringe Spermienzahl vorliegt, könnte Cannabis eine Zeugungsunfähigkeit bewirken. Es ist jedoch nahe liegend, dass regelmäßige Cannabiskonsumenten eine Toleranz gegenüber den Auswirkungen der Droge auf den Hormonhaushalt entwickeln.

Nach wie vor wird die Fallstudie eines 16-jährigen Cannabisrauchers, dessen Geschlechtsreife in der Pubertät ausblieb [der also ein Kind blieb][26], als Beleg dafür herangezogen, dass Cannabis die sexuelle Entwicklung von Jugendlichen hemmt. Tierversuche ergaben, dass THC bei beiden Geschlechtern den Ausbruch der Pubertät und die damit einher gehenden typischen Veränderungen beeinflusst. Allerdings sind sogar bei der Verabreichung extrem hoher Dosierungen die Ergebnisse von Studie zu Studie verschieden.[27] Darüber hinaus gibt es keine systematischen klinischen Daten, die eine verzögerte Geschlechtsreife bei jugendlichen Cannabiskonsumenten belegen.

Cannabis macht Frauen ebenso wenig maskulin, wie es Männer feminin erscheinen lässt. Eine Studie ergab einen erhöhten Testosteronspiegel bei Cannabiskonsumentinnen. Dieses Ergebnis basierte jedoch auf einer sehr kleinen Gruppe von Testpersonen.[28] Eine größer angelegte neuere Studie an Frauen ergab keine Unterschiede im Testosteronspiegel von Cannabiskonsumentinnen im Vergleich zu abstinenten Versuchspersonen[29]. Zahlreiche Studien zeigen, dass Cannabis nicht zur Erhöhung weiblicher Hormone bei Männern führt[30]; selbst dann nicht, wenn hohe Dosierungen unter Laborbedingungen verabreicht wurden.[31]

MYTHOS

Der Gebrauch von Cannabis in der Schwangerschaft schädigt den Fötus. Die pränatale Einwirkung von Cannabis verursacht Geburtsschäden bei Babys und mit fortschreitendem Alter eine gehemmte Entwicklung. Schwangere Mütter setzen durch den Konsum von Cannabis die Gesundheit und das Wohlbefinden der heranwachsenden Generation aufs Spiel.

»Potraucher weisen viele Zellen mit zehn, acht oder fünf Chromosomen auf – sie unterschreiten die Chromosomenanzahl von Fröschen bei weitem! ... Dies beeinträchtigt die Gesundheit des Babys, das eine Potraucherin möglicherweise eines Tages austragen wird.«[1]

»Auch wenn sie nicht zurückgeblieben sind, ... kann es passieren, dass [Babys, die Cannabis ausgesetzt wurden] ihr Potenzial nicht zur vollen Entfaltung bringen können.«[2]

»Cannabisbabys ... können [später] Lernprobleme in der Schule haben, da die Droge ihr zentrales Nervensystem in Mitleidenschaft zog.«[3]

»Ein neues Forschungsergebnis ergab überraschenderweise eine Verbindung zwischen dem starken Cannabiskonsum schwangerer Frauen und einer seltenen Form von Krebs bei Kindern.«[4]

»Kinder von Cannabis konsumierenden Müttern [können] beim Heranwachsen Lernstörungen, Zuwendungsdefizite und hormonale Unregelmäßigkeiten entwickeln, auch wenn sich bei der Geburt keine Defekte zeigten.«[5]

FAKTUM

Studien an Neugeborenen, Säuglingen und Kindern ergaben keine Defizite hinsichtlich ihrer Entwicklung sowie auf körperlicher oder kognitiver Ebene, die darauf zurückzuführen sind, dass sie pränatal mit Cannabis in Berührung kamen. Cannabis hat keine verlässlichen Auswirkungen auf die Größe des Neugeborenen, die Entwicklungsdauer, die neurologische Entwicklung oder das Auftreten körperlicher Anomalien. Die Durchführung hunderter Tests an älteren Kindern zeigte nur geringe Unterschiede zwischen den Nachkommen von Cannabiskonsumenten und Nichtkonsumenten – und manche von ihnen sind eher positiver als negativer Art. Zwei nicht bestätigte Fallvergleichsstudien identifizierten die pränatale Einwirkung von Cannabis als einen von vielen Faktoren, der in einem statistischen Zusammenhang mit Krebs im Kindesalter steht. Vor dem Hintergrund der verfügbaren Beweislage erscheint es höchst unwahrscheinlich, dass Cannabis bei Kindern Krebs verursacht.

13
Cannabis in der Schwangerschaft

In den späten 60er Jahren wurden die ersten Warnungen laut, dass Cannabis Geburtsschäden hervorruft.[6] Einige Wissenschaftler konstatierten abnorme Chromosomenveränderungen in Blutkörperchen von Cannabiskonsumenten. Sie prophezeiten, dass junge Männer und Frauen, die Cannabis konsumierten, deformierte Babys bekommen könnten.[7] Obgleich spätere Studien diese Theorie widerlegten[8], ist in einigen im Umlauf befindlichen Texten zur Drogenerziehung noch immer die Rede von einer Schädigung der Erbmasse, die Cannabiskonsumenten an ihre Kinder weitergeben[9].

Inzwischen nehmen Forscher die unmittelbare Auswirkung von THC auf den Fötus ins Visier. Tierversuche ergaben, dass THC plötzliche Fehlgeburten, ein geringes Geburtsgewicht und körperliche Deformationen bewirkt. Diese Angaben beschränken sich allerdings auf einige Arten von Nagetieren, auf die Vergabe extrem hoher Dosierungen und den Zeitpunkt während der Trächtigkeit, in dem das THC verabreicht wurde.[10] Da sich die Auswirkungen der Droge deutlich hinsichtlich der fötalen Entwicklung einzelner Spezies unterscheiden[11], sind diese Untersuchungen für Menschen nur von geringer oder keiner Relevanz. An Primaten durchgeführte Testreihen ergaben nur wenige Anhaltspunkte für eine fötale Schädigung durch THC.[12] In einer Studie setzten Forscher Schimpansen bis zu 152 Tagen hohen THC-Dosen aus und konnten an deren Nachkommen keine Veränderungen im Sexualverhalten, ihrer Fruchtbarkeit oder gesundheitlichen Kondition feststellen.[13]

Dutzende von Studien verglichen Neugeborene von Frauen, die in der Schwangerschaft Cannabis konsumiert hatten, mit Neugeborenen abstinenter Frauen. Dabei ermittelten sie insbesondere Unterschiede im Geburtsgewicht, in der Größe, dem Kopf- und Brustumfang, dem Entwicklungsstadium, der neurologischen Entwicklung und physische Abweichungen. Die meisten dieser Studien – inklusive der bislang größten, die an über

12.000 Frauen durchgeführt wurde[14] – ergaben bei den entsprechenden Vergleichsgruppen keine Unterschiede bezüglich der pränatalen Auswirkungen von Cannabis[15]. Angesichts der großen Zahl von Studien und der großen Anzahl von Messungen kamen manche Unterschiede möglicherweise zufällig zustande. In der Tat konnten Forscher keine Unterschiede in der einen oder anderen Richtung feststellen. Bei einigen Forschungen erwiesen sich die Babys der Cannabiskonsumentinnen als gesünder und robuster[16], bei anderen erzielten sie weniger günstige Ergebnisse.[17] Traten negative Befunde zu Tage, so wichen sie von Studie zu Studie voneinander ab, waren durchweg relativ bedeutungslos und hatten keinen Einfluss auf die Gesundheit oder Sterblichkeitsrate der Neugeborenen.[18] Beispielsweise verwiesen Forscher anlässlich einer neueren Studie auf einen statistisch bedeutsamen Einfluss von Cannabis auf die Größe bei der Geburt. Die Babys von Cannabiskonsumentinnen waren durchschnittlich *weniger als zwei Zehntel eines Inches kleiner* als die der Vergleichsgruppe. [Ein Inch entspricht 2,54 Zentimeter. Der Größenunterschied betrug folglich 0,508 Zentimeter].[19] Eine andere Untersuchung ergab einen negativen Einfluss von Cannabis auf das Geburtsgewicht. Dies traf jedoch nur auf die Neugeborenen der Frauen weißer Hautfarbe zu, die an der Gesamterhebung teilnahmen.[20] Eine dritte Studie wiederum zeigte keinerlei Auswirkungen auf das Geburtsgewicht, sondern einen unwesentlich negativen Effekt auf das Entwicklungsstadium.[21] Insgesamt lässt die Forschung keine Rückschlüsse auf nachteilige pränatale Auswirkungen von Cannabis bezüglich des physischen Gesundheitszustandes der Neugeborenen zu.

Auch ältere Kinder wurden nach pränatalen Spätfolgen durch THC untersucht. Eine Vergleichsstudie an Einjährigen von Cannabiskonsumentinnen und Nichtkonsumentinnen ergab keine Unterschiede bezüglich des pränatalen Einflusses von Cannabis auf die erhobenen Messwerte hinsichtlich des Gesundheitszustandes, Temperamentes, der Persönlichkeit, der Schlafrhythmen, Ernährungsgewohnheiten, psychomotorischen Fähigkeiten, der körperlichen Entwicklung oder mentalen Funktionen.[22] Zwei Studien – an Dreijährigen[23] und an Vierjährigen[24] – ergaben keine Rückschlüsse zur pränatalen Einflussnahme von Cannabis auf alle IQ-Testergebnisse, denen die Kinder unterzogen wurden. Bei einer, im Anschluss an die erste der beiden Studien erfolgten separaten Untersuchung von Kindern schwarzer und weißer Hautfarbe, resultierten lediglich aus den Messwerten von Kindern schwarzamerikanischer Herkunft unwesentlich niedrigere Bewertungen zweier Subskalen des IQ-Tests. Bei einer Subskala schnitten die Kinder, die in den ersten drei Monaten ihrer pränatalen Entwicklung dem

Konsum von Cannabis ihrer Mütter ausgesetzt worden waren, schlechter ab, bei der anderen Subskala die Kinder der Mütter, die vom vierten bis sechsten Monat ihrer Schwangerschaft Cannabis konsumiert hatten.[25] In keinem der beiden Fälle beeinflusste die Häufigkeit oder Quantität des Cannabiskonsums der Mütter die Ergebnisse, weshalb es höchst unwahrscheinlich ist, dass die Ursache der Resultate auf Cannabis zurückzuführen ist. Nichtsdestotrotz wird diese Studie heutzutage als Beleg dafür angeführt, dass der Gebrauch von Cannabis während der Schwangerschaft die intellektuellen Fähigkeiten von Kindern beeinträchtigt.[26]

Ebenso oft werden zwei neuere Fallvergleichsstudien zitiert, welche eine Beziehung zwischen dem Cannabisgebrauch schwangerer Frauen und zweier seltener Krebserkrankungen bei deren Kindern herstellen. Eine Untersuchungsgruppe vergleicht Menschen, die unter einer speziellen Krankheit leiden (die Untersuchungsgruppe) mit gesunden Menschen (die Kontrollgruppe). Diese Methode erlaubt es Wissenschaftlern, gruppenspezifische Unterschiede bezüglich ihres Hintergrundes, Umfeldes, ihres Lebensstils, Drogengebrauchs sowie ihrer Ernährung und dergleichen als mögliche Ursachen der Krankheit zu erfassen.

Eine an Kindern mit non-lymphoblastischer Leukämie [eine Unterart der Leukämie; Lymphoblaten sind die Vorstufe von Lymphozyten] erhobene Studie erbrachte ein zehnfach erhöhtes Risiko, wenn deren Mütter in der Schwangerschaft Cannabis konsumiert hatten.[27] Eine zweite Studie resultierte in einem dreifach erhöhten Risiko, an Rhabdomyosarcoma zu erkranken.[28] Diese Berechnungen basierten auf Aussagen der Frauen, zu einem gewissen Zeitpunkt ihrer Schwangerschaft Cannabis konsumiert zu haben. Bei der ersten Studie gaben zehn von 204 Müttern der Untersuchungsgruppe (also 5%) den Gebrauch von Cannabis an, verglichen mit einer von 204 Müttern aus der Kontrollgruppe (also 0,5%). In der zweiten Studie nannten 8% der Untersuchungsgruppe den Gebrauch von Cannabis – verglichen mit 4.3% der Kontrollgruppe.

Diese Studien beweisen nicht, dass der Gebrauch von Cannabis bei schwangeren Frauen die Ursache für die Krebserkrankungen ihrer Kinder ist. Sie konstatieren einen statistischen Zusammenhang, der allein auf den Aussagen der Frauen bezüglich ihres Cannabiskonsums basiert. Es ist wahrscheinlich, dass die Mütter beider Vergleichsgruppen den Gebrauch von Cannabis unterschlugen. Anderen Studien zufolge rangiert der Cannabisgebrauch schwangerer Mütter normalerweise zwischen 10 und 30%.[29] Man kann daher mit Recht davon ausgehen, dass Mütter der Kontrollgruppe diesen Tatbestand verschwiegen. Vor allem wenn man bedenkt, dass die

Auswahl dieser Mütter willkürlich erfolgte und diese telefonisch nach ihrem Cannabiskonsum befragt wurden. Die Mütter aus der Untersuchungsgruppe der erkrankten Kinder wollten die Wissenschaftlern hingegen unterstützen, der Ursache der Erkrankung auf die Spur zu kommen. Somit waren sie weitaus motivierter, ehrliche Angaben über ihren Gebrauch illegaler Drogen zu machen.

Wie alle vergleichenden Fallstudien identifizierten die beiden genannten diverse Unterschiede zwischen Müttern der Untersuchungsgruppe und denen der Kontrollgruppe, welche den Wissenschaftlern mögliche Anhaltspunkte an die Hand gaben, um der Ursache dieser seltenen Krebserkrankungen auf die Spur zu kommen. Anderweitig relevante Faktoren hinsichtlich des Auftretens von Rhabdomyosarcoma in der Kindheit beziehen sich auf einen niedrigeren sozioökonomischen Status, den Zigarettenkonsum der Väter und den Familienhintergrund in Bezug auf Allergien, ferner auf die Frage, ob die betroffenen Kinder mit Umweltchemikalien in Berührung kamen, ob der Genuss von Innereien auf dem Speiseplan der Kinder stand, ob ihre Mütter in der Schwangerschaft Antibiotika gebrauchten, ob sie zum Zeitpunkt der Geburt älter als 30 Jahre waren, ob die Kinder später als zum errechneten Zeitpunkt zur Welt kamen und ob das Kind weniger als andere geimpft wurde[30]. Ohne zusätzliche Forschungen kann keiner der Faktoren, der in einem statistischen Zusammenhang mit Krebserkrankungen in der Kindheit steht, als deren Ursache identifiziert werden. Gegenwärtig liegen keine Beweise zur Untermauerung einer Verbindung zwischen Cannabis und Krebs vor. Forscher fanden einer neueren Studie zufolge sogar signifikant niedrigere Krebsraten bei Ratten und Mäusen, die zwei Jahre lang extrem hohen Dosierungen von THC ausgesetzt worden waren.[31]

Im Rahmen der Ottawa Prenatal Prospective Study (OPPS) [Pränatale Prospektivstudie von Ottawa, Kanada] sammelten der Psychologe Peter Fried und seine Mitarbeiter seit 1978 Langzeitdaten zu den pränatalen Auswirkungen von Cannabis. Im Laufe der Zeit unterzog diese Forschungsgruppe dieselbe Gruppe von Kindern hunderten von Tests zur Beurteilung ihrer psychischen Entwicklung, psychomotorischen Fähigkeiten, emotionalen und psychischen Einstellung / Befindlichkeit, sowie ihres kognitiven und intellektuellen Vermögens und Verhaltens.

Aus all diesen OPPS-Studien und den vorgenommenen Tests ergaben sich nur sehr wenige Unterschiede zwischen den Kindern, auf deren pränatale Entwicklung Cannabis eingewirkt hatte und denjenigen, die damit nie in Berührung gekommen waren. Im Alter von einem Jahr schnitten Kinder, deren Mütter während der Schwangerschaft Cannabis konsumiert hatten, bei einer Folge kognitiver Tests besser ab.[32] Im Alter von drei Jahren hatten die Kinder moderater Cannabiskonsumentinnen (die ein bis fünf Joints pro Woche in der Schwangerschaft geraucht hatten) bei einem Test zur Bewertung der psychomotorischen Fähigkeiten bessere Noten.[33] Mit vier Jahren hatten die Kinder von Frauen, die während der Schwangerschaft viel Cannabis konsumierten (durchschnittlich 19 Joints pro Woche) schlechtere Noten bei einer Subskala eines kognitiven Tests.[34] Im Alter von fünf bis sechs Jahren war dieser Unterschied jedoch nicht mehr vorhanden.[35] Als sie sechs Jahre alt wurden, fügten die Wissenschaftler einige neue Kategorien zur Messung des »Aufmerksamkeitsverhaltens« hinzu. Die Kinder der starken Cannabiskonsumenten schnitten bei einem computergestützten Test zur Erfassung der »Wachsamkeit« schlechter ab.[36] Elf neue psychologische und kognitive Tests bei Sechs- bis Zehnjährigen ergaben keine statistisch signifikanten Unterschiede zwischen den Kindern der Cannabiskonsumentinnen und der abstinenten Vergleichsgruppe. Die Eltern selbst bewerteten die Kinder, die [im pränatalen Stadium] mit Cannabis in Kontakt gekommen waren, als etwas »problematischer im Verhalten«. Unterschiede schwanden jedoch, als Wissenschaftler die Störfaktoren überprüften.[37]

Trotz der überwältigenden Ähnlichkeiten der Kinder beider Vergleichsgruppen [deren Mütter Cannabis konsumierten oder nicht konsumierten] verwies das OPPS-Team immer wieder auf gelegentlich erhobene negative Befunde. Fried ist überzeugt, dass die Ergebnisse die Schädlichkeit der pränatalen Einflussnahme von Marihuana herunterspielen/unterschätzen und empfiehlt »sensiblere Meßmethoden«, weil »das Instrumentarium, das eine allgemeine Beschreibung kognitiver Fähigkeiten erlaubt, Nuancen im neuronalen Verhalten, die zu einer Unterscheidung beider Vergleichsgruppen führen könnten, möglicherweise nicht erfassen kann. … Tests zur Überprüfung der spezifischen Charakteristika, die den kognitiven Leistungen zu Grunde liegen, könnten besser geeignet und Erfolg versprechender sein.«[38]

Jüngst prophezeite Fried, ein neues Testverfahren zur Ermittlung »der kognitiven Funktionen in Bezug auf das Lösen von Aufgaben« könne Defizite bei Kindern unter zehn Jahren offenbaren, deren Mütter während der Schwangerschaft Cannabis konsumierten.[39] Kurze Zeit später verkündete Fried, eine vorläufige Analyse seiner Daten habe diese Annahme bestätigt.[40] Unmittelbar darauf erschien seine Äußerung in einem Bericht der US-Regierung als Beleg für die schädliche Wirkung von Cannabis auf den Fötus.[41] Weitere Berichte zur Schädlichkeit werden wohl folgen – basierend auf den Untersuchungsgruppen der OPPS, die inzwischen weniger als 30 Kinder, welche pränatal dem Einfluss von Cannabis ausgesetzt gewesen waren, umfassen. Und zwar ungeachtet der von Fried selbst gemachten Aussage, dass die pränatalen Auswirkungen der Droge in der Regel mit zunehmendem Alter der Kinder verschwinden.[42]

Nach Überprüfung der Störfaktoren schätzt Fried, dass die Auswirkungen der pränatalen Drogenpräsenz für Abweichungen von 8 % oder weniger verantwortlich sind, die mit unterschiedlichen Ergebnissen in der Benotung der entwicklungspsychologischen und kognitiven Tests bei Kindern zu Buche schlagen. In dieser Prozentzahl sind die pränatalen Auswirkungen von Alkohol, Tabak und Cannabis gemeinsam erfasst.[43] Bei so gut wie allen Studien sind die Auswirkungen von Cannabis denen von Alkohol und Tabak untergeordnet.[44] Außerdem variieren die Ergebnisse von Studie zu Studie und ergeben keine übereinstimmende Beziehung zwischen einer fötalen Schädigung und dem Zeitpunkt oder dem Ausmaß der Einwirkung von Cannabis. Selbstverständlich sollte man Frauen darauf hinweisen, in der Schwangerschaft auf jedweden Drogengebrauch zu verzichten. Die gegenwärtige Forschungslage legt jedoch nahe, dass Cannabis keinen unmittelbar schädlichen Einfluss auf den Fötus hat.

MYTHOS

Der Gebrauch von Cannabis schwächt das Immunsystem. Cannabiskonsumenten riskieren ein erhöhtes Infektionsrisiko und werden für HIV anfälliger. AIDS-Patienten sind besonders anfällig für die immunschwächenden Eigenschaften von Cannabis, da ihr Immunsystem bereits angegriffen ist.
»Cannabis schwächt das Immunsystem und erhöht die Wahrscheinlichkeit, sich an Geschlechtskrankheiten wie dem Genitalherpes oder AIDS zu infizieren.«[1]
»Die Forschung zeigte, dass der THC-Wirkstoff von Cannabis die weißen Blutkörperchen angreift. ... Der Gebrauch von Cannabis macht Menschen empfänglicher für Erkältungskrankheiten.«[2]
»Da Cannabis das Immunsystem schwächt, sind die Konsumenten für alle Arten von Infektionen anfälliger. Ein geschwächtes Immunsystem ist schlechter gegen Erkrankungen wie Bronchitis oder Aspergillose gefeit.«[3]
»Die zelluläre Immunität wird durch Cannabis beeinträchtigt. ... Versuche am Menschen erwiesen nun, dass es die Abwehrkräfte gegen Infektionen schwächt.«[4]
»Rauchen von Cannabis gefährdet das Immunsystem und setzt AIDS-Patienten einem erhöhten Risiko von Infektionen und Atemwegsproblemen aus.«[5]

FAKTUM

Es ist weder erwiesen, dass Cannabiskonsumenten empfindlicher gegenüber Infektionen sind als Nichtkonsumenten. Noch gibt es Belege, dass Cannabis die Widerstandskraft der Konsumenten gegen Geschlechtskrankheiten herabsetzt. Ältere Studien, die eine verminderte Abwehrkraft von Cannabiskonsumenten entnommenen Zellen belegten, wurden inzwischen widerlegt. Labortiere, die extrem hohen Dosierungen von THC sowie einem Virus ausgesetzt wurden, zeigten höhere Infektionsraten. Diese Studien sind für Menschen kaum relevant. Selbst bei Personen mit bereits vorhandener Immunschwäche wie AIDS, scheint der Gebrauch von Cannabis relativ sicher zu sein. Der neu erbrachte Beleg eines Zusammenhangs zwischen dem Rauchen von Tabak und Lungeninfektionen bei AIDS-Patienten lässt weitere Forschungen zu möglichen Schädigungen durch den Konsum von Cannabis bei Patienten jedoch ratsam erscheinen, deren Immunsystem unterdrückt ist.

14
Cannabis und das Immunsystem

Beim menschlichen Immunsystem handelt es sich um ein komplexes System, an welchem Strukturen, Zellen und Mechanismen beteiligt sind, welche den Körper gegenüber fremden Stoffen und Organismen schützen. Viele forschten bei Menschen, Tieren und Zellkulturen nach Belegen für eine auf Cannabis zurück zu führende Schädigung des Immunsystems. Einer der ersten auf diesem Gebiet war Gabriel Nahas – ein langjähriger Gegner des Cannabiskonsums, der davon überzeugt ist, dass »dieses trügerische Kraut« dafür sorgte, dass »ein Land, das einst für seinen ›wirtschaftlichen Aufschwung‹ bekannt war, ... stagniert und bettelarm« wurde.[6] Als Antwort auf den zunehmenden Cannabisgebrauch amerikanischer Jugendlicher setzte sich Nahas um 1970 »entschieden dafür ein, Eventualitäten physischer und sogar zellulärer Schäden« durch Cannabis zu untersuchen.[7]

Bei seiner ersten Studie bediente sich Nahas eines Standardtests zur Untersuchung der Immunfunktion, bei der er menschliche Lymphozyten (T-Zellen) verwendete, die dem Blut von Cannabiskonsumenten und Nichtkonsumenten entnommen wurden. Nachdem er die T-Zellen bekannten Immunstimulatoren des Immunsystems ausgesetzt hatte, maß Nahas ihre Transformationsrate.[8] Er ging davon aus, dass sich bei den Cannabiskonsumenten eine erhöhte Immunreaktion zeigen würde, die auf eine verstärkte Aktivität des Körpers schließen ließ, sich der Präsenz von Cannabis zu entledigen. Als die Ergebnisse stattdessen eine *verringerte* Immunabwehr der Zellen der Cannabiskonsumenten ergaben, führte Nahas ins Feld, dass Cannabis gefährlich sei, weil es das Immunsystem schwäche und Cannabiskonsumenten empfänglicher für Infektionskrankheiten mache.[9]

Unter Zuhilfenahme der Methode von Nahas stieß kein anderer Wissenschaftler auch nur auf geringste Unterschiede in der Veränderung der T-Zellen bei Cannabiskonsumenten und Nichtkonsumenten.[10] Selbst Nahas gelang es nicht, seine früheren Ergebnisse auf der Basis von Zellen zu repli-

zieren, die starken Konsumenten entnommen worden waren und in seinem
Labor einer zusätzlichen Cannabiswirkung ausgesetzt wurden.[11] Auch mit
Hilfe anderer Tests zur zellvermittelten Immunität fanden die Wissenschaftler keine übereinstimmenden Unterschiede bei der Immunreaktion
von Zellen, die Cannabiskonsumenten entnommen worden waren und solchen, die von abstinenten Personen stammten[1,2]

Extrahierte Lymphozyten, die in Petrischalenkulturen THC oder Cannabisrauch ausgesetzt werden, reagieren normalerweise abgeschwächt auf
immunanregende Chemikalien.[13] In hohen Dosierungen verringern viele
Drogen (wie Valium, Librium, Coffein, Aspirin und Alkohol) bei Laborexperimenten die Transformation der Lymphozyten.[14] Derartige Experimente
belegen keine Schwächung des Immunsystems bei Menschen, die diese
Substanzen konsumieren. Sämtliche Drogenwirkungen sind dosisabhängig
und beruhen auf einer Kette zellularer Reaktionen, die anhand von in Petrischalen gezüchteten Zellkulturen nicht reproduziert werden können. Die
Kenntnis unmittelbarer Auswirkungen von Cannabis auf isolierte T-Zellen
erklärt folglich nicht, wie sich die Droge auf das Immunsystem lebendiger
Organismen auswirkt.

Mit Hilfe von Tierversuchen können Wissenschaftler Beweise für die
Schädigung des Immunsystems durch die Vergabe sehr hoher Dosierungen
von THC produzieren.[15] Beispielsweise können sie die Infektionsrate erhöhen, indem sie weiblichen Meerschweinchen und Mäusen zunächst THC
verabreichen und dann deren Geschlechtsorgane mit einem Herpesvirus infizieren. Um entsprechende Resultate zu erhalten, mussten die Wissenschaftler THC in Dosierungen verabreichen, die die psychoaktive Dosierung bei Menschen 40[16] bis 1.000 Mal[17] überschritten. Obgleich derartige
Versuche häufig als Belege dafür zitiert werden, dass Cannabis eine Immunschwächung bewirkt, sind sie für Menschen ohne jede Relevanz. Mit
Hilfe des Hauttests, den Mediziner allgemein zur Überprüfung der Im-
munreaktionen ihrer Patienten einsetzen, ergaben sich keine Unterschiede
zwischen Konsumenten von Cannabis in hohen Dosierungen und Probanden, die kein Cannabis konsumieren.[18]

Anlässlich einer 1981 abgehaltenen Konferenz, die von der Weltgesundheitsorganisation und der kanadischen Stiftung zur Suchterforschung
gefördert wurde, berichteten die beteiligten Wissenschaftler aufgrund ihrer
Sichtung der Immunforschungsergebnisse: »Es liegen keine schlüssigen Beweise vor, dass Cannabis bei Menschen eine Schädigung des Immunsystems
bewirkt.«[19] Im Zuge der einige Jahre später erfolgten Beweisaufnahme zum
medizinischen oralen Gebrauch von THC (Marinol) fand die FDA [Ernäh-

rungs- und Drogenbehörde] keinerlei Beweise dafür, dass THC das Immunsystem beeinträchtigt. Nicht einmal das ärztliche Handbuch erwähnt bei seinen Warnungen vor negativen Nebenwirkungen durch Marinol eine Beeinträchtigung des Immunsystems.[20] 1992 bestätigte die FDA, dass Marinol besonders für AIDS-Patienten mit gravierenden Problemen einer unterdrückten Immunabwehr geeignetes Mittel zur Appetitanregung ist.[21]

Eine Reihe von Wissenschaftlern studierte den Einfluss des Cannabisrauchs auf alveoläre Makrophagen [Fresszellen in den Lungenbläschen], auf Zellen also, die die Lungen von bestimmten Verunreinigungen und Mikroorganismen befreien. Nachdem Makrophagen von Menschen in Laborkulturen dem Einfluss von Cannabisrauch ausgesetzt wurden, zeigten sich Veränderungen in ihrer Struktur und Funktion.[22] Andere Wissenschaftler stießen auf abnorme makrophage Veränderungen bei Affen, die gezwungen worden waren, den Rauch von Cannabis zu inhalieren.[23] Makrophage Anomalien wurden auch bei starken Langzeitkonsumenten von Cannabis nachgewiesen.[24] Doch selbst bei dieser Gruppe erwiesen sich die Resultate als weitaus weniger gravierend als bei Tabakrauchern.[25] Da die Auswirkungen des Rauchens auf die Makrophagen dosisabhängig sind, zeitigt der moderate Konsum von Cannabis keine akuten Fehlfunktionen oder klinischen Beeinträchtigungen.

Neuere Studien an HIV-infizierten Personen ergaben, dass Tabakraucher eher an Lungeninfektionen erkranken als Nichtraucher.[26] Aus einer Untersuchung HIV-infizierter Personen resultierte, dass diejenigen, die angaben, Cannabis zu rauchen, Kokain oder Crack zu konsumieren, eher an Lungeninfektionen erkranken. Alle an der Untersuchung beteiligten Testpersonen applizierten sich Drogen intravenös. Die meisten von ihnen rauchten *alle drei illegalen* Drogen und die große Mehrheit zudem auch Tabak.[27] Diese Studie zeigt keine spezifisch auf Cannabis bezogene Immunschwächung. Bei diversen anderen Studien entdeckten Wissenschaftler keinen Zusammenhang zwischen dem Gebrauch von Cannabis und dem Ausbruch oder der Intensität von AIDS-Symptomen.[28]

Da viele AIDS-Patienten Cannabis rauchen, um die Übelkeit zu reduzieren, den Appetit zu fördern und an Gewicht zuzulegen (vgl. Kapitel 2), ist eine weitere Erforschung von Infektionen bei Personen mit einer unterdrückten Immunabwehr, die möglicherweise auf Rauchen zurückzuführen sind, notwendig. Gegenwärtig entbehren die dringlichen Warnungen vor Immunschäden, auf welche sich Cannabisgegner bei ihrem Feldzug gegen den Gebrauch dieser Substanz als Heilmittel beziehen, allerdings jeder Grundlage.[29]

AIDS-Patienten, die Cannabis konsumieren, haben es in der Tat mit einem erhöhten Risiko zu tun, sich Aspergillose einzufangen. Diese Lungenerkrankung, die von Pilzsporen verursacht wird, welche mitunter schlecht gelagertes Cannabis kontaminiert[30], trat nur bei Rauchern auf, die unter Fehlfunktionen der Immunabwehr leiden[31]. Eine sorgfältige Untersuchung der Cannabisversorgung nach Aspergillus-Sporen und anderen Verunreinigungen würde Cannabis für AIDS-Patienten sicherer machen, ob sie es nun zu medizinischen oder zu Freizeitzwecken verwenden.

MYTHOS

Cannabis schädigt die Lungen mehr als Tabak. Cannabisraucher sind einem erhöhten Risiko ausgesetzt, an Lungenkrebs, Bronchitis und Emphysemen [abnorme Lungenblähung] zu erkranken.

»Die Wirkung eines Marihuanajoints auf die Lungen entspricht der von vier [Tabak-]Zigaretten und erhöht das Risiko der Konsumenten, an Bronchitis, Emphysemen und Bronchialasthma zu erkranken.«[1]

»Benzopyren, eine bekannte Krebs verursachende Chemikalie, die beim Verbrennungsprozess entsteht, ist zu 70 % häufiger im Rauch von Cannabis enthalten als im Rauch von Tabak.«[2]

»Es wurde von Schädigungen … durch fortgesetztes Rauchen von Cannabis berichtet, wie z. B. emphysemartige Symptome [und] Lungenkrebs.«[3]

»Ein einziger Marihuanajoint enthält denselben Gehalt von Teer und anderen schädlichen Substanzen wie etwa 14 bis 15 Filterzigaretten.«[4]

FAKTUM

Von einem moderaten Cannabiskonsum gehen offensichtlich minimale Gefahren für die Lungen aus. Der Rauch von Cannabis enthält, wie der von Tabak, eine Anzahl irritierender und karzinogener Stoffe. Cannabiskonsumenten rauchen jedoch in der Regel weitaus weniger als Tabakraucher und inhalieren im Verlaufe der Zeit sehr viel weniger Rauch. Das Risiko einer ernsthaften Schädigung der Lungen ist daher bei Cannabisrauchern niedriger anzusetzen. Es gibt keinen einzigen Bericht über Lungenkrebs, der einzig auf Cannabis zurückzuführen ist. Da Wissenschaftler jedoch bei Zellen, die Cannabisrauchern entnommen wurden, auf Veränderungen stießen, die auf ein Vorstadium von Krebs hinweisen, ist die Möglichkeit von Lungenkrebs durch Cannabis nicht gänzlich vom Tisch zu weisen. Anders als bei starken Tabakrauchern zeigen sich bei starken Cannabisrauchern keine Verengung der kleinen Luftwege der Lunge (Bronchiolen). Das belegt, dass das Rauchen von Cannabis die Entwicklung von Emphysemen nicht begünstigt.

15
Cannabisrauch und Lungenschäden

Das Rauchen von Tabak steht in einem unmittelbaren Zusammenhang mit einer Reihe von Lungenkrankheiten: zum Beispiel chronische Bronchitis, Lungenemphyseme und Krebs.[5] Abgesehen von den aktiven Wirkstoffen Nikotin und Cannabinoide ist der Rauch von Tabak und Cannabis vergleichbar.[6] Cannabisraucher inhalieren in der Regel tiefer und halten den Rauch stärker in der Lunge zurück als Tabakraucher. Folglich lagern sich bei Cannabisrauchern mit jedem Lungenzug mehr gefährliche Stoffe ab.[7] Allerdings schlägt das im Laufe der Zeit inhalierte Gesamtvolumen der inhalierten toxischen Stoffe zu Buche – und nicht die pro Zigarette inhalierte Menge. Somit erzielen selbst starke Cannabisraucher niemals das Gesamtvolumen starker Tabakraucher.

Die Forschung der letzten 30 Jahre beweist, dass Cannabisraucher seltener an seriösen Lungenleiden erkranken als Tabakraucher. Der starke Konsum – von Tabak wie auch von Cannabis – führt eher als bei Nichtrauchern zu Problemen mit den Atemwegen. Dazu zählen chronischer Husten und Bronchitisausbrüche, wie auch Verschleimung der Atemwege und kurzatmiges Keuchen. Allerdings berichten Personen, die Cannabis pur rauchen, seltener von solchen Symptomen als Tabakraucher.[8] Eine neue vom *Kaiser Permanent Medical Care Program* durchgeführte Sichtung der Datenlage ergab, dass Personen, die täglich Cannabis, nicht aber Tabak konsumieren, nur geringfügig häufiger als Nichtraucher ambulant wegen Atemwegserkrankungen vorstellig werden. In sechs Jahren begaben sich 36% derer, die täglich Cannabis konsumieren, wegen Erkältungen, Schnupfen und Bronchitis in Behandlung. Bei den Nichtrauchern lag die Rate mit 33% nur geringfügig darunter.[9]

Nach jahrelanger Forschung fanden Wissenschaftler der UCLA *[University of California, Los Angeles]* heraus, dass »das Rauchen von Cannabis Emphyseme nicht begünstigt«.[10] Seit 1983 untersucht diese von Donald

Tashkin geleitete Forschungsgruppe die Lungenfunktion bei jeweils den selben Gruppen von Tabakrauchern, Cannabisrauchern, Rauchern, die beides konsumieren, und bei Nichtrauchern. Bei allen an der Untersuchung beteiligten Testpersonen aus der Gruppe der Cannabiskonsumenten handelte es sich um starke Raucher, die bei der letzten Untersuchung seit etwa 15 Jahren durchschnittlich drei bis vier Joints pro Tag rauchten.

Bei jeder Auswertung fahndeten die Forscher nach Verengungen der kleinen Luftwege der Lunge, indem sie das Volumen der Luft maßen, welche die Testpersonen pro Sekunde ausatmen konnten. Im Laufe der Zeit zeigten sich bei den meisten [der an der Studie beteiligten] Tabakrauchern diesbezüglich verstärkt Symptome – nicht aber bei den starken Cannabisrauchern. Im Zuge ihrer 1997 veröffentlichten neusten Forschungsergebnisse kamen die Wissenschaftler zu dem Schluss, dass »im Gegensatz zu der sich jährlich steigernden Rate von Lungenerkrankungen bei regelmäßigen Tabakrauchern der vergleichbaren Altersstufe ... die aktuellen Ergebnisse auf keinen Zusammenhang zwischen einem selbst starken und regelmäßigen Konsum von Cannabis und der Entwicklung chronischer Verengungen der Bronchiolen schließen lassen«. Tashkin und seine Mitarbeiter verweisen in der betreffenden Publikation darauf, dass bei Testpersonen, die sowohl Tabak als auch Cannabis rauchen, keine deutlich zunehmende Verengung der Luftwege zu beobachten war. Bei den Rauchern beider Substanzen zeigten sich sogar weniger Behinderungen der Atemwege – was vermutlich darauf zurückzuführen ist, dass sie weniger Zigaretten rauchten als Tabakkonsumenten.[11] Eine neuere an 268 Cannabisrauchern in Australien erhobene Studie bestätigt die Ergebnisse der UCLA. Die Testpersonen rauchten seit durchschnittlich 19 Jahren täglich oder wöchentlich Cannabis. Emphyseme und Asthma kamen jedoch bei ihnen seltener vor als bei der allgemeinen Bevölkerung.[12]

Es gibt keine epidemiologischen Daten oder klinisch erfassten Gesamtwerte, die auf eine erhöhte Rate von Lungenkrebs bei Cannabiskonsumenten hinweisen. THC scheint nicht karzinogen zu sein. In Laborversuchen reagierten Zellkulturen in Petrischalen auf die Zugabe von THC nicht mit zellulären Veränderungen, die auf Krebserkrankungen schließen lassen[13]; auf den Rauch von Cannabis und Tabak hingegen schon[14]. In den 70er Jahren verwiesen manche Chemiker darauf, dass Cannabis im Vergleich zu Tabak höhere Anteile einer karzinogenen Chemikalie namens Benzopyren enthalte.[15] Andere Chemiker wiesen jedoch bei Tabak einen höheren Anteil von Benzopyren nach.[16] Offenbar ist keine der beiden gerauchten Substanzen per se sicherer oder gefährlicher.

Die über die Zeit inhalierte Menge ist bei allen Raucher-Erkrankungen der massgeblichste Faktor.[17] Die UCLA-Forschungsgruppe beobachtete bei Bronchialzellen, die starken Langzeitkonsumenten von Cannabis entnommen wurden, Veränderungen, die auf ein Vorstadium von Krebserkrankungen hinwiesen.[18] Andere Wissenschaftler stießen bei Testpersonen, die Cannabis und Tabak konsumieren, eher auf pathogene Zellveränderungen als bei Vergleichsgruppen, die nur eine der beiden Substanzen rauchen.[19] Bei einer neueren Studie an Patienten mit Lungenkrebs hatten alle 13 beteiligten Testpersonen unter 45 Jahren irgendwann einmal Cannabis geraucht. 12 von ihnen waren auch Tabakraucher.[20] Somit erscheint es wahrscheinlich, dass starke Konsumenten von Cannabis und Tabak einem erhöhten Risiko von Lungenkrebs ausgesetzt sind. Ein derzeit von der UCLA-Forschungsgruppe durchgeführter Fallstudienvergleich zur Vorliebe für Cannabis unter den an Lungenkrebs erkrankten Patienten wird eine bessere Einschätzung des Krebsrisikos von Cannabisrauchern ergeben.

Vermutlich liegt die von den meisten Pur-Rauchern in den USA inhalierte Menge von Cannabis unterhalb der für seriöse Lungenschäden riskanten Grenze. Die meisten Raucher konsumieren weitaus weniger Cannabis als die in der UCLA-Studie untersuchten Testpersonen. So gab 1994 etwa die Hälfte der Erwachsenen, die im vergangenen Jahr Cannabis konsumierten an, es im zurückliegenden Monat nicht zu sich genommen zu haben. Bei denjenigen, die Cannabis im vergangenen Monat konsumiert hatten, verwiesen 55 % darauf, es vier Mal oder weniger benutzt zu haben. Nur 0,8 % gaben zu Protokoll, täglich oder nahezu täglich Cannabis zu konsumieren.[21]

Starke Konsumenten, die häufig zum Joint greifen, verringern das Risiko von Lungenerkrankungen möglicherweise mit Hilfe von stärkerem Cannabis, bei welchem sich die erwünschte psychoaktive Wirkung mit weniger inhaliertem Rauch einstellt. Wie in Kapitel 19 zu lesen, ist dafür ein deutlich höherer THC-Gehalt erforderlich. Manche vermuten, dass man mit einer Hilfe einer Wasserpfeife weniger Teer und sonstige Rückstände inhaliert. Eine neuere Studie widerlegte jedoch diese Annahme[22]. Filter mögen Teerrückstände zwar reduzieren, inwiefern dies das Risiko von Lungenerkrankungen senkt, ist bislang jedoch nicht erwiesen. Vor allem starke Raucher sollten den Ratschlag beherzigen, den Rauch von Cannabis weniger tief und anhaltend zu inhalieren. Damit erhöht sich das Risiko der Ablagerung giftiger Substanzen in der Lunge. Falls überhaupt, fördert dies weitaus weniger als angenommen die erwünschte psychoaktive Wirkung.[23]

MYTHOS

Der aktive Wirkstoff von Cannabis, THC, wird im Fettgewebe des Körper ge-
speichert. Da THC nur langsam von den Fettzellen freigesetzt wird, kann
die psychoaktive Wirkung über Tage oder Wochen hinaus anhalten. Der
lange Verbleib von THC im Körper schädigt Organe mit hohem Fettgehalt
und vor allem das Gehirn.

»THC-Moleküle sind sehr aktiv und können nach Belieben in die fetthal-
tige Membran der Zellen und Zellkerne eindringen, was sich auf den che-
mischen Prozess der Zellteilung verheerend auswirken kann.«[1]

»Cannabinoide lagern sich in den Fettzellen ab und das Gehirn mit einem
Gesamtgewicht von 3 pound [1 pound = 454 Gramm] besteht zu einem
Drittel aus Fettgewebe. … Daher sind im Gehirn chronischer Potraucher
Millionen von Axonen [lange Nervenzellfortsätze] kontinuierlich von
THC umgeben.«[2]

»Cannabinoide sind nur fettlöslich und werden im Körpergewebe gelagert.
… Daher ist niemand, der Cannabis mehr als einmal pro Woche zu sich
nimmt, … als nüchtern zu bezeichnen.«[3]

»Auch wer Cannabis nur einmal im Monat zu sich nimmt, setzt sein Ge-
hirn, seine Lunge, Leber und andere organischen Gewebe dem giftigen Ein-
fluss von THC aus.«[4]

FAKTUM

Unzählige aktive Wirkstoffe von Drogen lagern sich im Fettgewebe des Körpers
ab. Eine besondere (aber nicht einzigartige) Eigenschaft von THC ist, dass
es sich in den Fettzellen nur langsam abbaut. Daraus resultiert, dass Spuren
von Cannabis auch noch Tage oder Wochen nach dem Konsum nachgewiesen werden können. Dennoch sinkt der Anteil von THC im Gehirn nach
wenigen Stunden des Konsums unterhalb einer für die psychoaktive Wirkung nachweisbaren Konzentration. Die Fettzellen, in denen sich THC ab-
lagert, werden von dieser Präsenz ebenso wenig geschädigt wie das Gehirn
oder andere Organe. Als wichtigste Konsequenz des langsamen Abbaus von
Cannabis hat dies zur Folge, dass seine Anwesenheit im Blut, Urin und im
Gewebe [wie beispielsweise in den Haaren] noch lange nach seinem Konsum nachweisbar ist – auch dann noch, wenn sich die psychoaktive Wirksamkeit längst erschöpft hat.

16

Cannabis im Organismus

Der Körper verarbeitet THC ähnlich wie andere psychoaktive Drogen. Nachdem der Wirkstoff gewöhnlich beim Rauchen durch die Lunge in die Blutgefäße gelangt, wird ein kleiner Teil (etwa 1 % der Dosis) an das Gehirn weitergeleitet, wo es an eine bestimmte Rezeptorengruppe andockt.[5] Übersteigt die Drogenkonzentration im Gehirn die Schwellendosis, entfaltet das THC seine psychoaktive Wirkung. Sie erreicht ihren Höhepunkt normalerweise 15 bis 30 Minuten nach dem Rauchen.

Über die Blutbahn gelangt THC nicht nur ins Gehirn, sondern auch an alle anderen Stellen im Körper. Während sich dieser Verteilungsprozess vollzieht, sinkt der THC-Spiegel im Blut und reduziert somit die für die Anbindung an die Rezeptoren verfügbare Menge des Drogenwirkstoffes. Dadurch fällt die THC-Konzentration im Gehirn normalerweise innerhalb von zwei bis vier Stunden unter die psychoaktive Schwelle.[6] Wie die Grafik zeigt, treten normalerweise keine psychoaktiven Effekte mehr auf, wenn die

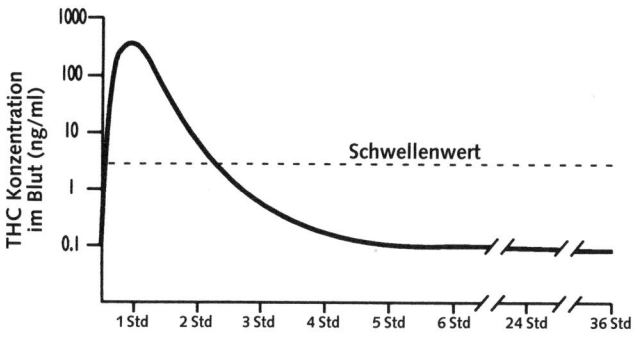

Typischer Verlauf des schwindenden Effektes nach dem einmaligen Rauchen von Cannabis

Konzentration von THC im Blut einen Sättigungsgrad von weniger als 2 bis 25 Nanogramm per Milliliter (ng/ml) erreicht.[7]

Viele Drogen – auch THC – sind fettlöslich. Deshalb können die Moleküle fettlöslicher Drogen mühelos in all jene Zellen des Körpers eindringen, die eine von Natur aus stark fetthaltige Zellmembran aufweisen, und sich dort auflösen. Die Drogenmoleküle verlassen die meisten Zellen relativ schnell, ob in ihrer ursprünglichen Form oder – infolge der in der Zelle erfolgten *Biotransformation* – als wasserlösliche *Stoffwechselprodukte*. Sind die Drogenmoleküle wieder zurück in den Blutstrom gelangt, werden sie möglicherweise biologisch weiter transformiert – insbesondere wenn sie die Leber passieren. Schließlich wird die Droge mitsamt ihrer Stoffwechselprodukte als Schweiß, Kot und Urin aus dem Organismus ausgeschieden.[8]

THC dringt in dem selben Ausmaß wie andere psychoaktive Substanzen in die Zellen des Körpers ein und verlässt diese auch wieder. Dennoch sorgen gewisse Eigenschaften – vor allem seine hohe Fettlöslichkeit – für eine verzögerte Ausfuhr aus den Fettzellen[9]. Ebenso wie einige andere Drogen, die von Menschen konsumiert werden (beispielsweise Valium [Diazepam], Pentothal und Thorazin), lagert sich THC nicht vorzugsweise im Fettgewebe ab, sondern wird von diesem nur langsam freigesetzt.[10] Da im Fettgewebe nur eine geringe oder keine Biotransformation stattfindet, gelangen einige aktive THC-Moleküle in den Blutstrom zurück, deren freigesetzte Menge allerdings zu gering ist, um eine psychoaktive Wirkung entfalten zu können. Das erklärt, warum sämtliche Wirkungen von Cannabis nur wenige Stunden anhalten. Einige wenige Forscher berichteten, dass subtile Effekte bis zu 24 Stunden währen können.[11] Dutzende Studien zur Erfas-

Typischer Verlauf des schwindenden Effektes nach dem mehrmaligen Rauchen von Cannabis

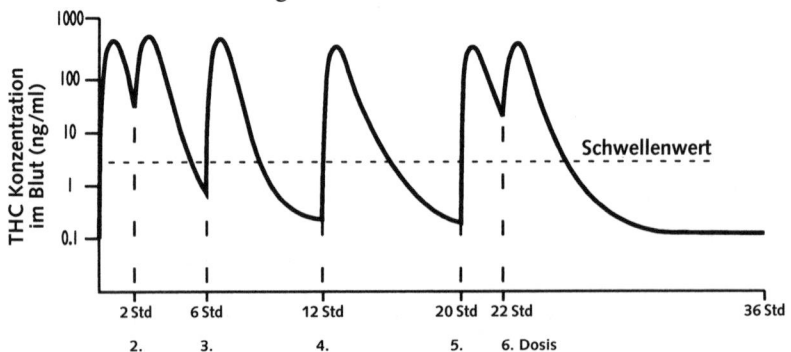

sung psychomotorischer Fähigkeiten und intellektueller Leistungen ergaben jedoch, dass die psychoaktiven Wirkungen von Cannabis innerhalb weniger Stunden nach dem Rauchen schwinden.[12]

Auch bei denjenigen, die häufig Cannabis konsumieren, sinkt der
THC-Gehalt im Blut wenige Stunden nach jedem Rauchen unter den
psychoaktiven Grenzwert. Die Grafik illustriert entsprechende Konzentrationen im Blut bei Menschen, die innerhalb von 36 Stunden mehrmals
Cannabis rauchten. Dabei mischen sich im Blut einige THC-Moleküle aus
dem vorherigen Rauchvorgang mit denen des aktuellen Konsums. Die von
den Fettzellen freigesetzte Menge ist jedoch zu gering, um einen bedeutsamen Einfluss auf die Gesamtwirkung zu haben. Daraus ergibt sich, dass die
psychoaktiven Effekte bei gelegentlichen wie auch starken Cannabiskonsumenten nur wenige Stunden anhalten. Würde Cannabis häufiger geraucht,
als in der Grafik dargestellt (beispielsweise einmal pro Stunde), wären die
THC-Konzentrationen im Blut und im Gehirn höher. Allerdings trägt die
zuvor inhalierte geringe THC-Menge, die von den Fettzellen stetig an dem
Blutstrom abgegeben wird, nicht wesentlich zum Grad der Berauschung
bei[13].

THC verbleibt lange nach dem Konsum von Cannabis im Fettgewebe.[14] Da es in den Fettzellen jedoch keine THC-Rezeptoren gibt, hat die
Anwesenheit des Wirkstoffes keinerlei Konsequenzen. Selbst wenn dies oft
behauptet wird, ist das Hirn kein speziell fetthaltiges Organ[15] und sammelt
sich THC dort nicht an[16]. Geringe THC-Mengen sind zwar in einigen anderen Organen häufiger nachweisbar, dennoch gibt es keine Belege dafür,
dass dies die Funktion der Zellen verändert oder strukturelle Schäden verursacht.[17]

THC wird letztlich biochemisch zu inaktiven Metaboliten umgewandelt. Da es nur langsam vom Fettgewebe an die Orte der biochemischen
Transformation gelangt, kann es Tage oder Wochen dauern, bis die Droge
und ihre Metaboliten vollständig ausgeschieden sind. Dies hat zur Folge,
dass Menschen durch Drogentests am Arbeitsplatz und anderswo lange
nachdem sie die Droge zu sich genommen haben und sämtliche psychoaktiven Wirkungen längst verschwunden sind, noch immer als Cannabiskonsumenten stigmatisiert werden.[18]

MYTHOS

Der Konsum von Cannabis ist eine wesentliche Ursache von Verkehrsunfällen. Es beeinträchtigt die Psychomotorik wie Alkohol und reduziert die Fahrtüchtigkeit. Wenn der Konsum von Cannabis zunimmt, wird sich zwangsläufig die Rate tödlicher Verkehrsunfälle erhöhen.

»Der Gebrauch von Cannabis setzt die Fähigkeit herab, ein Fahrzeug lenken zu können, verzerrt die Wahrnehmung und beeinträchtigt die Urteilsfähigkeit, was unter anderem die Anzahl von Verkehrsunfällen erhöht.«[1]

»Laut neuerer Studien stellt der Cannabiskonsum einen bedeutenden Faktor bei tödlich verlaufenden Verkehrsunfällen dar.«[2]

»Man ist sich in Wissenschaftskreisen einig, dass Cannabis in den so genannten ›sozialen‹ Dosierungen, in denen es normalerweise genutzt wird, die Fahrtüchtigkeit gravierend beeinträchtigt, und zwar sowohl im ›High‹-Zustand, als auch möglicherweise Stunden nachdem die subjektiv erlebten Wirkungen des Rausches verebbt sind.«[3]

»Wie Alkohol beeinträchtigt der Konsum von Cannabis die Fahrtüchtigkeit. In mancherlei Hinsicht wirkt sich Cannabis sogar verheerender aus als Alkohol.«[4]

FAKTUM

Es gibt keine überzeugenden Beweise, dass Cannabis wesentlich zu Verkehrsunfällen mit tödlichem Verlauf beiträgt. In gewissen Dosierungen beeinflusst Cannabis die Wahrnehmung und die psychomotorischen Fähigkeiten, wodurch das Fahrverhalten beeinträchtigt werden kann. Entsprechende Untersuchungen ergaben jedoch, dass Cannabis kaum oder gar nicht die Kontrolle über das Fahrzeug einschränkte – und zwar insgesamt weitaus weniger als ein moderater Konsum von Alkohol oder vieler legaler Medikamente. Im Gegensatz zu Alkohol, der zu einem deutlich riskanteren Fahrstil verleitet, führt der Einfluss von Cannabis zu einer vorsichtigeren Fahrweise. Untersuchungen an tödlich verunglückten Fahrern erwiesen, dass fast immer auch Alkohol im Spiel war, wenn im Blut THC nachgewiesen wurde. In manchen Fällen mag Cannabis für einen schlechten Fahrstil verantwortlich sein. Das Gesamtaufkommen der Verkehrsunfälle scheint jedoch vom weit verbreiteten Cannabisgebrauch in der Gesellschaft nicht wesentlich beeinflusst zu sein.

17
Cannabis im Straßenverkehr

Der Einfluss von Alkohol auf Straßenverkehrsunfälle und solche mit tödlicher Folge ist unstrittig. Epidemiologische Untersuchungen erwiesen stets, dass mehr als 50% der tödlich verunglückten Fahrer unter unmittelbarem Alkoholeinfluss standen, der einem Blutalkoholspiegel von 0.1% BAC entsprach. [Der amerikanische Grenzwert von Alkohol bemisst sich nach der *blood-alcohol concentration*; BAC = im Blut nachweisbarer Alkoholspiegel von 0.1%, entspricht dem europäischen 1-Promille-Wert].[5] Wissenschaftler belegten mit Hilfe von Fahrsimulatoren, dass Alkohol die Fahrtüchtigkeit einschränkt. Desgleichen demonstrierten sie anhand von Verkehrsstudien, die in der Regel auf für den normalen Verkehr gesperrten Streckenabschnitten durchgeführt wurden, eine Beeinträchtigung des Fahrverhaltens durch Alkohol.

Mit dem seit den 60er Jahren gestiegenen Gebrauch von Cannabis nahm die Besorgnis zu, dass dies möglicherweise die Straßenverkehrssicherheit beeinflussen könnte.[6] Seit jener Zeit werteten zahlreiche Studien den Einfluss von Cannabis auf das Fahrverhalten aus. Dabei bediente man sich derselben Methoden, die der Bewertung des Einflusses von Alkohol und der Verschreibung legaler Medikamente zugrunde gelegt werden. Keine dieser Studien legt nahe, dass Cannabis wesentlich zu Unfällen mit einem möglicherweise tödlichen Verlauf beiträgt – eher das Gegenteil. Wissenschaftler, die eine neuere Studie der Verkehrsbehörde [des *Department of Transportation*] durchführten, folgerten:

»Unter den vielen gegenwärtig erhältlichen psychoaktiven Drogen legaler oder illegaler Natur, die von Menschen genutzt werden, die im Besitz eines Führerscheins sind, zählt Cannabis zu den am wenigsten gefährlichen.«[7]

In simulierten Untersuchungen zum Fahrverhalten zeigte sich, dass Cannabis manche Leistungen beeinträchtigt, vor allem wenn es um visuelle Wahrnehmungen und um Situationen ging, bei denen eine gleichzeitige

Aufmerksamkeit auf mehreren Ebenen gefordert war.[8] Es zeigte sich, dass die allgemeine Beeinträchtigung durch Cannabis bei weitem geringer war, als die Beeinträchtigung durch Alkohol im legalen [amerikanischen] Grenzwert von 0.1 BAC [= 1 Promille].[9] Laut Untersuchungen des realen Verhaltens im Straßenverkehr führen niedrige Dosierungen von Cannabis zu keinen oder nur geringen Beeinträchtigungen. Selbst hohe Dosierungen von Cannabis bewirken normalerweise eine geringere Beeinträchtigung als niedrige Mengen von Alkohol.[10] Des Weiteren ergaben die Studien, dass Fahrer nach dem Cannabiskonsum normalerweise ein vorsichtigeres Fahrverhalten an den Tag legen. Sie riskieren weniger, fahren langsamer und bewahren gegenüber anderen Fahrzeugen einen größeren Abstand.[11]

Die aktuellste Studie zum Fahrverhalten unter dem Einfluss von Cannabis wurde vom *Institute for Human Pharmacology* in den Niederlanden durchgeführt. Dafür verabreichten die Forscher den Testpersonen drei verschiedene Dosierungen: 100, 200 und 300 Mikrogramm (mcg) THC pro Kilogramm (kg) Körpergewicht.[12] Anschließend werteten die Forscher das Verhalten der Probanden im Straßenverkehr aus. Zuerst fuhren die Testpersonen auf einem für den normalen Verkehr gesperrten Streckenabschnitt, dann auf einer befahrenen Landstraße. In beiden Fällen hatte der Konsum von Cannabis einen unwesentlichen Einfluss auf so gut wie alle getesteten Fahreigenschaften. Zwar konnten die Fahrer insbesondere bei höheren Dosierungen schlechter die Mitte der Fahrbahn einhalten, doch selbst bei Dosierungen von 300 Mikrogramm pro Kilogramm Körpergewicht war der Einfluss der Droge relativ gering und entsprach den Abweichungen, die Fahrer unter dem Einfluss diverser legal verordneter Medikamente zeigten. Im Anschluss an die Einnahme von 100 Mikrogramm pro Körpergewicht wurden die Fahreigenschaften der Testpersonen bei einer dritten Versuchsanordnung im dichten städtischen Verkehr ausgewertet, wobei die Wissenschaftler den Einfluss von Cannabis auf das Fahrverhalten mit dem Einfluss eines niedrigen Alkoholspiegels von 0,4 Promille. Verglichen. Alkohol minderte die Fahreigenschaften signifikant, Cannabis aber nicht.[13]

Kritiker dieser holländischen Studie bemängeln, dass das Ausbleiben gravierender Fahrbeeinträchtigungen auf eine unzureichende Dosierung zurückzuführen sei.[14] Allerdings gibt es diverse Gründe, die auf eine angemessene Dosierungen seitens der verantwortlichen Wissenschaftler schließen lassen. Bei der niedrigsten Dosierung (100 Mikrogramm pro Kilogramm Körpergewicht) berichteten die Testpersonen von psychoaktiven Effekten, welche den von den Wissenschaftlern erwarteten Veränderungen der psychologischen und physiologischen Messungen entsprachen. In anderen Studien zeigten sich Beeinträchtigungen bereits bei Niedrigstdosierungen von 50 Mikrogramm pro Kilogramm Körpergewicht.[15] Die höchste der in der holländischen Studie zum Fahrverhalten angewandten Dosierung von 300 Mikrogramm pro Kilogramm Körpergewicht übertraf die in den meisten Laborstudien verabreichte Menge[16], wie auch die, welche normalerweise von Cannabiskonsumenten in der Freizeit konsumiert werden[17]. Eine weitaus plausiblere Kritik an der holländischen Verkehrsstudie, wie auch aller anderen wäre, dass die Testpersonen dabei selten damit konfrontiert werden, gefährliche Situationen meistern zu müssen, die sich im realen Leben ereignen könnten.

Daher sind überzeugendere Belege zum geringfügigen Einfluss von Cannabis auf das Fahrverhalten epidemiologischen Gutachten von Fahrern zu entnehmen, die tödlichen Verkehrsunfällen zum Opfer fielen. Studien in den Vereinigten Staaten, in Kanada und Australien haben im Blutspiegel tödlich verunglückter Fahrer einen THC-Gehalt von 3 bis 11% nachgewiesen. In der Mehrheit dieser Unglücksfälle (bei 70 bis 90%) war jedoch auch Alkohol im Spiel.[18] Um den alleinigen Anteil von Cannabis bei Unfällen herauszufinden, widmeten sich einige Forscher dem »Eigenverschulden« von Fahrern, die nur auf Cannabis positiv testeten. Eine dieser Studien zeigte bei Fahrern mit positivem Testergebnis ein höheres Eigenverschulden als bei nüchternen Fahrern. Allerdings beruhte dieses Ergebnis auf der überaus geringen Zahl der Untersuchungsgruppe von 17 Fahrern.[19] Aus drei anderen Studien ging nicht nur hervor, dass Fahrer, die positiv auf Cannabis getestet worden waren, nicht nur seltener Verkehrsübertretungen überführt wurden als solche, die positiv auf Alkohol getestet wurden, sondern auch seltener als nüchterne Fahrer.[20] Im Klartext bedeutet dies, dass Fahrer, die Cannabis positiv testeten, seltener schuldig in Verkehrsunfälle verwickelt sind als Fahrer, die keinerlei Drogen konsumieren. Der Autor einer dieser Studien folgert aus diesem Ergebnis, dass sich »Cannabis entweder ... positiv auf das Fahrvermögen auswirkt oder ... dass Fahrer, die Cannabis konsumieren, mögliche Mängel ihrer Fahrtüchtigkeit kompensieren können«.[21]

Es ist zu bezweifeln, dass Cannabis das Fahrverhalten verbessert. Laborstudien erwiesen, dass Cannabis gewisse psychomotorische Fähigkeiten der Probanden beeinträchtigt – in der Regel allerdings weniger gravierend als Alkohol[22], wobei diese Volksdroge im Straßenverkehr vor allem deshalb gefährlich ist, weil Alkohol tendenziell zu einem riskanteren Fahrstil verleitet. Aktuelle Studien des Fahrverhaltens unter realen und simulierten Bedingungen ergaben durchweg, dass Alkohol zu einem offensiveren und Cannabis hingegen zu einem defensiveren Fahrstil verleitet.[23] Außerdem nehmen Fahrer unter dem Einfluss von Cannabis mögliche Schwächen deutlicher wahr und versuchen bewusst, diese in den Griff zu bekommen.[24]

Trotz der offensichtlichen Fähigkeit vieler Cannabiskonsumenten mit ihrem Fahrstil möglichen Beeinträchtigungen entgegenzuwirken, kann der Konsum dieser Droge in einigen Fällen das Unfallrisiko erhöhen. Bei sehr hohen Dosierungen können die durch Cannabis bewirkten psychomotorischen Beeinträchtigungen möglicherweise nicht kompensiert werden. Wenig erfahrene Konsumenten von Cannabis, und vor allem wenig erfahrene Fahrer, können selbst nach dem Genuss geringer Dosierungen überfordert sein, ihr Fahrzeug sicher zu beherrschen. Risikobereiten Personen wird es zudem sicherlich schwer fallen, ein vorsichtiges Verhalten an den Tag zu legen – unabhängig davon, ob sie ihr Fahrzeug unter dem Einfluss von Cannabis steuern oder nicht. Laut einer aktuellen Studie hatten verunglückte Motorradfahrer eher als verunfallte Autofahrer kürzlich Cannabis geraucht.[25] Einer anderen Studie zufolge testete ein Drittel derer, die von der Polizei wegen rücksichtslosen Fahrens angehalten wurden – meist männliche Jugendliche – bei einem an Ort und Stelle durchgeführten Urintest Cannabis positiv.[26] Diese Ergebnisse mögen auf einen höheren Cannabiskonsum bei Individuen zurückzuführen sein, die zu einem abweichenden und rücksichtslosen Verhalten neigen.[27] Es ist jedoch ebenso wahrscheinlich, dass Cannabis bei manchen zu einem schlechten Fahrstil beiträgt.

Gegenwärtig gibt es keine verlässliche Methode, um den Rauschzustand von Cannabis zu messen, die dem Alkoholtest entspräche, bei dem die Verdächtigen in ein Röhrchen pusten müssen.[28] Wenn vor Ort durchgeführte Drogentests ergebnislos verliefen, können Polizeibeamte verdächtige Fahrer jedoch auffordern, eine Blutprobe zur Analyse abzugeben. Erweist sich dabei der Gebrauch illegaler Substanzen, kann die Polizei die betreffenden Personen wegen »des Lenkens eines Kraftfahrzeugs in berauschtem Zustand« verhaften. Insofern müssen Fahrer, die unter Cannabiseinfluss stehen, mit denselben Strafen rechnen wie andere, die alkoholisiert am Straßenverkehr teilnehmen.[29]

MYTHOS

Durch Cannabis verursachte Kliniknotfälle häufen sich – vor allem unter Jugendlichen. Das belegt, dass Cannabis sehr viel gefährlicher ist, als die meisten bislang glaubten.

»*Cannabis ... ist nicht gutartig und nicht harmlos. Es ist eine sehr gefährliche Droge, die bewirken kann, dass du in der Notaufnahme eines Krankenhauses um dein bloßes Überleben kämpfen musst.*«[1]

»*Junge Cannabiskonsumenten ... sind besonders gefährdet, auf teure Intensivbehandlungen angewiesen zu sein, die unser Geld kosten ... 1993 fanden sich doppelt so viele Teenager wegen Cannabismissbrauchs in der Notaufnahme wieder als aufgrund des Missbrauchs von Heroin und Kokain zusammengenommen.*«[2]

»*Die Tatsache, dass ... jährlich nahezu ... 8.000 Menschen durch Cannabis auf eine Notfallversorgung in Kliniken angewiesen sind, ist ein ausreichender Beleg für die Gefährlichkeit dieser Droge.*«[3]

FAKTUM

Cannabis verursacht keine Überdosierungen mit Todesfolge. Die Zahl der Menschen, die in der Notaufnahme auftauchten und berichteten, Cannabis geraucht zu haben, stieg an. Aufgrund dessen werden diese Fälle unter Umständen selbst dann auf Cannabis zurückgeführt, wenn es in keinerlei Zusammenhang mit dem bedenklichen Gesundheitszustand steht, der dem Krankenhausaufenthalt voranging. Cannabis gebrauchen sehr viel mehr Teenager als Drogen wie Heroin oder Kokain. Daher berichten sie in der Notaufnahme auch weitaus häufiger von dieser Droge als von den beiden anderen genannten Genuss- und Betäubungsmitteln. In der großen Mehrheit der Fälle, bei denen Cannabis erwähnt wird, sind auch andere Drogen beteiligt. 1994 ging es bei weniger als 2 % der auf Drogen zurückzuführenden Notfälle allein um den Gebrauch von Cannabis.

18
Cannabis und Kliniknotfälle

Die von dem *Drug Abuse Warning Network* (DAWN) [Netzwerk zur Früherkennung von Drogenmissbrauch] gesammelten Daten dokumentieren eine aktuelle Zunahme der Zahl von Personen, die in Notaufnahmen Cannabis »erwähnten«. Gibt ein Patient diese Substanz an, ist daraus nicht zu schließen, dass Cannabis den Klinikaufenthalt *bewirkte*. Bei jedem auf Drogen zurückzuführenden Krankenhausaufenthalt – der vom DAWN als »Drogenmissbrauchsvorfall« verzeichnet wird – nennt das Klinikpersonal bis zu fünf Drogen, auf deren kurz zurückliegenden Gebrauch die Patienten verweisen. Dazu zählen neben illegalen Substanzen auch verschreibungspflichtige und rezeptfreie Medikamente. Des Weiteren notiert das Personal der Notaufnahme, ob der Patient vor kurzem Alkohol konsumierte.

Wie oft jedwede Droge in der Notaufnahmen genannt wird, hängt davon ab, wie häufig sie benutzt wird – unabhängig von der damit verbundenen Gefahr. Ist eine Droge gerade besonders populär, taucht sie bei den zu Protokoll gegebenen Angaben in der Notaufnahme häufiger auf. Nimmt ihre Beliebtheit ab, ist weniger oft von ihr die Rede. Seit 1988 stieg die Gesamtzahl aller genannten Drogen um 40% und erreichte 1995 den bisherigen Höchststand von etwa einer Million Nennungen.[4] Vermutlich liegt dieser Anstieg vor allem an der Nachbesserung erwähnungspflichtiger Kriterien bei der Patientenaufnahme, die in diesem Zeitraum etabliert wurden.[5]

Cannabis wird von Patienten seltener als die meisten anderen illegalen Drogen genannt, obgleich es sich dabei um die am häufigsten genutzte illegale Droge in der US-amerikanischen Gesellschaft handelt. Lediglich die Erwähnung von LSD und PCP – die nur von wenigen Amerikanern konsumiert werden – ist weniger häufig. Bei der Gesamtheit aller Altersgruppen machte Cannabis 1995 etwa 5% aller genannten Drogen aus. Im Vergleich dazu lag Kokain bei etwa 15% und Heroin bei 8%. Drei frei erhältliche

Medikamente – Aspirin, Acetaminophen[6] und Ibuprofen – wurden insgesamt häufiger genannt als Cannabis. Diese Schmerzmittel beliefen sich bei allen protokollierten Drogen auf 8 %, Cannabis hingegen nur auf 5 %. Erwachsene nannten Cannabis in der Notaufnahme stets häufiger als Heroin und Kokain – nicht weil es schädlicher als diese beiden Rauschmittel wäre, sondern weil nur wenige Erwachsene Heroin oder Kokain konsumieren. In einer 1995 erhobenen Befragung der durchschnittlichen Bevölkerung gaben 14 % der Jugendlichen zwischen 12 und 17 Jahren an, Cannabis im zurückliegenden Jahr gelegentlich konsumiert zu haben. Weniger als 2 % haben eigenen Angaben zufolge Kokain geschnupft und weniger als 1 % verwiesen auf den Gebrauch von Heroin.[7] Im selben Jahr belief sich bei den 12- bis 17-jährigen die Erwähnung von Cannabis in der Notaufnahme bei 9 %, bei Kokain auf 2 % und bei Heroin auf 0.5 %. Im Vergleich beider Erhebungen unterschreitet Cannabis somit als einzige der drei in der Notfall-Anamnese genannten Drogen den prozentualen Anteil seines Gebrauchs in der Bevölkerung.

Als der Gebrauch von Cannabis in den 1990er Jahren anstieg, entsprach dies einer Häufung entsprechender Angaben in den Notfallambulanzen der Vereinigten Staaten. 1995 erwähnten Jugendliche im Alter zwischen 12 und 17 Jahren Cannabis 8.230 Mal – im Vergleich zu den Daten aus dem Jahr 1988 mehr als dreimal so viel. In diesem Zeitraum wurde der Gebrauch frei erhältlicher Medikamente wesentlich häufiger erwähnt als der von Cannabis. So bezogen sich 1993 beispielsweise 47 % der von Jugendlichen genannten Drogen auf frei verkäufliche Schmerzmittel und nur etwa 8 % auf Cannabis.[8]

Patienten geben Cannabis in der Notaufnahme nicht nur weniger häufig an als die meisten anderen Drogen. Sie erwähnen es auch selten als einzige Substanz. In etwa 80% der Fälle, in denen 1994 bei der Gesamtheit aller Altersgruppen von Cannabis die Rede war, wurden zusätzlich eine oder mehrere andere Drogen genannt. Bei den 40.000 Erwähnungen von Cannabis ging es in 19.000 Fällen auch um Alkohol und in 14.000 auch um Kokain. Bei den mehr als 500.000 Notfällen, bei denen Drogen im Spiel waren, handelte es sich 1994 in etwas mehr als 8.000 Fällen allein um Cannabis – was einem prozentualen Anteil von 1.6 entspricht.

Die relativ hohe Grenze der Sicherheitstoleranz von Cannabis spiegelt sich in den Zahlen tödlich verlaufener Notfälle wieder. 1993 registrierte das DAWN aufgrund der Angaben des medizinischen Personals 8.426 Todesfälle im Zusammenhang mit Drogenmissbrauch. In 587 Fällen (also bei 7% der Todesfälle) verwiesen die medizinischen Gutachten auf einen kurz zurückliegenden Cannabiskonsum. *An allen diesen Fällen* waren jedoch auch andere Drogen beteiligt.[9] Cannabis war für keine einzige tödlich verlaufende Überdosierung verantwortlich. Da Cannabis die kardiovaskulären Funktionen des Herzmuskels [sprich das Herzkreislaufsystem] und die Atmung nicht wesentlich verändert, ist Cannabis für Menschen in keiner Dosierung tödlich.

MYTHOS

Cannabis ist heute potenter als früher. Erwachsene, die in den 60er und 70er Jahren des vorigen Jahrhunderts Cannabis konsumierten, sind sich nicht im Klaren, dass die Jugendlichen heute eine weitaus gefährlichere Droge konsumieren.

» Wer den geburtenstarken Jahrgängen [der 50er Jahre] angehört und sentimentalen Erinnerungen ... an Zügen aus der Wasserpfeife im gemütlichen Kreis um die Lavalampe anhängt, wird nicht besonders alarmiert sein, ... dass Pot heutzutage ein Comeback erlebt. ... Doch die Kultivierung von Cannabis ... ist inzwischen weitaus gefährlicher ... seit die Flower Power Generation Haight-Ashbury verließ. [Das heutzutage erhältliche] Cannabis ist 20 Mal potenter [als früher].«[1]

»Heutzutage ist Cannabis 40 Mal potenter ... als vor 10, 15 oder 20 Jahren.«[2]

»Um die Potenz von Cannabis zu steigern [nutzen Züchter] fortgeschrittene Kultivierungsmethoden, wie Hydrokultur, Klone, ... spezielle Düngemittel, Pflanzenhormone, Steroide und Kohlenmonoxid.«[3]

»Potenzsteigerung [bedeutet], ... dass geringe Mengen von Cannabis heute einen bedeutend stärkeren Rauschzustand bewirken.«[4]

»Wenn diejenigen, ... die sich in den späten 60er Jahren als Cannabiskonsumenten outeten ... heute nur einen Zug eines Joints inhalierten, würden sie von der Wirkung niedergeschmettert.«[5]

FAKTUM

Wenn Jugendliche heute Cannabis konsumieren, haben sie es mit derselben Droge zu tun, die von Jugendlichen in den 60er und 70er Jahren des vergangenen Jahrhunderts konsumiert wurde. Eine geringe Ausbeute von Cannabisproben mit einem niedrigem THC-Wert, die in den frühen 70er Jahren von der DEA konfisziert wurden, wird zur Berechnung einer dramatischen Steigerung des Wirkungsgehaltes zugrunde gelegt. Diese Proben sind jedoch für das Cannabis, das den damaligen Konsumenten generell zur Verfügung stand, nicht repräsentativ. Im Gegensatz dazu erweisen sich die aus den frühen 80er Jahren bis heute erhobenen Daten als weitaus zuverlässiger. Sie lassen jedoch nicht auf eine Steigerung des durchschnittlichen THC-Gehaltes von Cannabis schließen. Selbst wenn sich eine Wirkungssteigerung ergäbe, wäre die Droge dadurch nicht notwendigerweise gefährlicher. Auch Cannabissorten, die sich in der Wirkung deutlich unterscheiden, bewirken vergleichbare psychoaktive Effekte.

19
Cannabis und THC-Gehalt

Warnungen bezüglich einer »neuen, höchst wirksamen Sorte von Cannabis« stammen aus der Mitte der siebziger Jahre.[6] Neuerdings nahmen sie an Dringlichkeit zu, weil Cannabisgegner Erwachsene zwischen 40 und 50 – von denen viele Marihuana als Jugendliche rauchten – davon überzeugen wollen, dass das heute auf dem Markt befindliche Cannabis sehr viel gefährlicher [als früher] sei. Schätzungen einer angeblich stärkeren Wirksamkeit liegen bei einer 5- bis 25-fachen Erhöhung; gelegentlich wird sogar eine 60-[7] bis 100-fache Intensivierung [des THC-Gehaltes von Cannabis] genannt.[8]

Seit mehr als 20 Jahren wertet das *Potency Monitoring Project* (PMP) [Projekt zur Erfassung der Wirksamkeit von Cannabis] der Universität von Mississippi die Konzentration von THC (des Hauptwirkstoffes von Cannabis) anhand der Proben aus, die dieser Institution von Polizeistellen ausgehändigt wurden.[9] Seit 1980 fluktuierte die Konzentration zwischen zirka 2 und 3.5 %, wobei sich kein stetiger Trend nach oben oder unten abzeichnete (siehe Tabelle). Die in den 70er Jahren vom PMP gemessenen Durchschnittswerte waren erheblich niedriger, oft unter 1 %, und erreichten 1972 einen Tiefstand von 0.18 %. Diese frühen PMP-Vergleichsdaten unterschritten höchstwahrscheinlich deutlich den THC-Gehalt von Cannabis, welches in den 70er Jahren im Umlauf war.

Bei einer Konzentration von weniger als 0.5 % ist Cannabis psychoaktiv praktisch unwirksam.[10] In Laborstudien konnten viele Testpersonen Cannabis mit einem Gehalt von weniger als 1 % THC von einem Placebo nicht unterscheiden.[11] Wer in den 60er und 70er Jahren Marihuana rauchte, berichtet gelegentlich davon, dass dies keinerlei Wirkung hatte.[12] Hätte der Mehrheit kein Cannabis mit einem höheren THC-Gehalt zur Verfügung gestanden, als in den frühen Berichten des PMP erfasst, wäre es allerdings nicht so populär geworden.

Unabhängig durchgeführte Analysen von Cannabis in den 70er Jahren fanden durchweg höhere Werte von THC, als die des PMP.[13] 1973 analysierten die Labors von PharmChem 127 Proben von Cannabis; die somit die Proben des PMP um das 4-fache überstiegen. Der durchschnittliche THC-Gehalt dieser PharmChem-Proben betrug etwa 1.62%. Viele lagen über 4% und die Probe mit der höchsten Konzentration bei 9.5%.[14] 1975 zeigte sich bei wenigen der von PharmChem analysierten 138 Proben keinerlei THC-Gehalt. Die meisten lagen jedoch zwischen 2 und 5% und die höchste Konzentration bei 14% – also 20 Mal über dem Durchschnittswert von 0.71%, der im selben Jahr von PMP gemessen wurde.[15]

Die in den 70er Jahren durch unabhängige Labors analysierten Cannabisproben sind nicht notwendigerweise repräsentativ für das in den Vereinigten Staaten konsumierte Cannabis – ebenso wenig wie die Erhebungen des PMP. Die Proben, die dieser Institution in den frühen 70er Jahren zur Verfügung standen, stammten fast ausschließlich von den so genannten mexikanischen »Kilo-Ziegelsteinen« [»kilobricks«], die in dieser Zeit durch-

Durchschnittliche THC-Konzentrationen des zwischen 1980 und 1995 von der Polizei sichergestellten Cannabis.

	THC Gehalt (%) (Arithmetische ?)	THC Gehalt (%) (Arithmetische ?)	THC Gehalt (%) (Arithmetische ?)
1980	2.06	1.96	153
1981	2.28	2.11	260
1982	3.05	3.34	487
1983	3.23	3.44	1229
1984	3.29	3.96	1119
1985	2.82	2.63	1613
1986	2.30	2.24	1554
1987	2.93	2.23	1699
1988	3.29	3.84	1822
1989	3.06	2.66	1272
1990	3.36	3.82	1263
1991	3.00	3.78	2506
1992	3.10	1.96	3540
1993	3.33	3.33	3354
1994	3.35	0.61	3275

Quelle: *Quarterly Report, Potency Monitoring Project*, Bericht #60, Universität von Mississippi: Research Institute of Pharmaceutical Sciences.

weg den schwächsten THC-Gehalt aufwiesen.[16] Unter den frühen PMP-Proben waren keine hochpotenten Cannabisprodukte – wie etwa Blüten-stände und Sinsemilla[17] – obgleich diese Produkte auf dem Schwarzmarkt für Einzelabnehmer verfügbar waren.[18] Für die extrem schwache Konzentra-tion der vom PMP ausgewerteten Cannabisproben aus den frühen 70er Jahren[19] mag auch eine unsachgemäße Lagerung verantwortlich sein, die bekanntermaßen zu einem Abbau von THC führt.[20]

Ab den frühen 80er Jahren wurden Cannabisproben an das PMP weitergeleitet, die eine größere Produktpalette umfassten. Dies ist insbeson-dere auf die verstärkten Bemühungen von Drogendezernaten zurückzufüh-ren, um einheimische Cannabisanbauer und Schmuggler zur Strecke zu bringen, die Marihuana aus Kolumbien und der Karibik in die USA brach-ten.[21] Diese Produkte waren auf dem Schwarzmarkt erhältlich, bevor die Po-lizei verschärfte Strafmaßnahmen in Kraft setzte.[22] So nahm sie neue Me-thoden des Drogenvertriebs ins Visier, die sich als wichtige Lieferanten her-ausstellten.[23] Die vom PMP in den frühen 80er Jahren analysierten Canna-bisproben – deren THC-Gehalt zwischen 2 und 3 % beträgt – spiegeln die Marktlage von Cannabis in den 70er Jahren vermutlich besser wider als die Proben, die vom PMP in den 70er Jahren analysiert wurden.

Die Zahl der von PMP analysierten Proben stieg in den 80er Jahren mit einem Durchschnitt von mehr als 1.000 jährlichen dramatisch an – ver-glichen mit weniger als 200 Proben pro Jahr in den 70er Jahren. Verbesserte Lagerbedingungen und Veränderungen der Meßmethoden mögen dazu beigetragen haben, dass nach 1980 der Gehalt von THC in den vom PMP analysierten Proben angestiegen ist.[24] Aus den genannten Gründen ist der Vergleich der durchschnittlichen THC-Konzentration zwischen den beiden Jahrzehnten grundsätzlich irreführend. Die Trends, die sich nach 1980 zeig-ten, sind diesbezüglich vermutlich zuverlässiger. Zu keinem Zeitpunkt aber geben polizeiliche Beschlagnahmungen Auskunft über die Potenz von Can-nabis, das im Lande generell erhältlich ist.

Obgleich die durchschnittliche Konzentration von THC gemäß der vom PMP analysierten Proben in den letzten 15 Jahren nicht gestiegen ist, scheinen heutzutage mehr als früher höchstpotente Cannabisprodukte ver-fügbar zu sein. Manche Gewohnheitskonsumenten haben laut eigener Aus-sage Zugang zu sehr teuren, höchst potenten Produkten, welche von An-bauern kleiner Mengen gehandelt werden, die ausgewählte Samen unter künstlichem Licht kultivieren. Hin und wieder werden hochprozentige Cannabisprodukte auch an die Labors vom PMP weitergeleitet.[25] Diese Menge ist jedoch meist zu gering, um den Jahresdurchschnitt der ermittelten THC-Konzentrationen wesentlich zu beeinflussen. Die vom PMP ermittelten Durchschnittswerte reflektieren jedoch was sie ursprünglich sollten: die THC-Konzentration von »kommerziell erhältlichem« Cannabis, das beim Verkauf im Einzelhandel überwiegt und von der Mehrheit konsumiert wird.

Stärker konzentriertes Cannabis ist nicht zwangsläufig gefährlicher. Es gibt für Cannabisraucher keine tödlichen Überdosierungen – und zwar unabhängig vom THC-Gehalt. Da THC an sich Organe und Gewebe physiologisch nicht schädigt, geht von hochpotentem Cannabis keine größere Gefahr für die Gesundheit aus als von Cannabis mit einem geringeren THC-Gehalt. Weil das hauptsächliche Risiko für die Lungen auf das Rauchen zurückzuführen ist (siehe Kapitel 15), kann potentes Cannabis unter Umständen sogar etwas weniger schädlich sein, da sich bei den Konsumenten die erwünschte psychoaktive Wirkung schon beim Verbrennen geringerer Mengen von Pflanzenmaterial einstellt.[26] So ergab sich anhand von Studien, dass die von Konsumenten normalerweise inhalierte Menge weniger stark variiert, wenn es sich um Proben handelt, deren THC-Gehalt nur wenig voneinander abweicht.[27] Unterscheidet sich die Bandbreite des verfügbaren »Stoffes« jedoch deutlich um mehr als 100%, konsumieren sie in der Regel von hochprozentigem Cannabis weniger.[28]

Cannabis mit einer doppelten oder dreifachen Konzentration an THC produziert [allerdings] keine entsprechende Erhöhung der Wirkung. So machen Raucher in Laborstudien häufig ähnliche »subjektive Angaben ihres Highzustandes« bei Cannabisproben, deren Potenz bis zu 100% variiert.[29] Selbst wenn die Probanden stärkerem Cannabis eine höhere psychoaktive Wirkung zuordnen entsprechen diese Angaben nicht den Proportionen des THC-Gehaltes. In einer Studie entsprach einer Erhöhung von 20% der Konzentration lediglich einem stärkeren Rauschzustand, der subjektiv mit 35% angegeben wurde.[30] In einer anderen Studie lag die subjektive Bewertung einer Erhöhung von 300% bei 40%.[31] Diese Studien legen nahe, dass sich bei einem einzigen Zug [am Joint] eine Toleranz gegenüber THC entwickelt – was vermutlich auf eine »receptor down-regulation« [molekularbiologisch bedeutet dies eine Regulierung nach unten, was eine verminderte Empfindlichkeit bewirkt] zurückzuführen ist; ein Vorgang der sich auch bei Tierversuchen zeigte.[32]

Da es auf dem illegalen Drogenmarkt keine Qualitätskontrollen gibt, erwerben Cannabiskonsumenten immer Produkte von unbekannter Wirkung. Sie können von Kauf zu Kauf stark voneinander abweichen. Nichtsdestotrotz spielen Unterschiede im THC-Gehalt bei der Masse des auf dem

Schwarzmarkt individuell erhältlichen Cannabis nur eine untergeordnete Rolle. Konsumenten können gelegentlich an ungewöhnlich starkes Cannabis geraten und es dementsprechend mit einer psychoaktiven Wirkung zu tun haben, die dramatischer ausfällt als gewohnt. Unangenehme psychische Nebenwirkungen scheinen von der Stärke jedoch unabhängig zu sein. Berichte über so genannte »*bad trips*« [negative Rauscherlebnisse] bezogen sich sowohl auf einen niedrigen (0.7 %), wie auch hohen (7.5 %) THC-Gehalt.[33]

Viele erfahrene Cannabisraucher gehen davon aus, das der heutzutage erhältliche »Stoff« sehr viel potenter ist als die Qualität, die sie rauchten, als sie jünger waren. Das ist nicht verwunderlich. Mit zunehmendem Alter reagiert das Gehirn generell weniger flexibel auf Drogen als in jüngeren Jahren. So schwindet beispielsweise die Toleranz für Alkohol und Koffein im Alter und entsprechend wird die Wirkung der beiden Drogen von Erwachsenen deutlicher als von Jugendlichen erlebt.[34] Konsumenten von Cannabis entwickeln vermutlich gegenüber dessen Wirkung eine ähnlich gesteigerte Sensibilität, die gelegentlich als »Reservetoleranz« bezeichnet wird. Anlässlich einer an Highschool-Schülern erhobenen Studie ergab sich bezüglich der Intensität und Dauer des durch Cannabis erlebten »High-Zustandes« kein wesentlicher Unterschied zwischen den Einschätzungen von 1975 und heute.[35] Weil sie die Wirkung inzwischen stärker erleben, glauben langjährige Konsumenten, dass Cannabis heutzutage potenter sei als früher. Es gibt keinen Grund zu vermuten, dass das heute erhältliche Cannabis stärker oder gefährlicher sei als das, was in den 60er und 70er Jahren des letzten Jahrhunderts im Umlauf war. Seither entwickelte sich ein alternativer Markt auf klein- und mittelständischer Ebene, der Cannabisanbauer mit botanischen Informationen und Zubehör für die Indoor-Aufzucht versorgt.[36] Wie dem auch immer sei – es gibt keinerlei Kultivierungsmethoden, die auf eine deutliche Steigerung des THC-Gehaltes von Cannabis hinweisen. Sie zielen vor allem auf eine Gewinnmaximierung ab, die Growern einen größtmöglichen Ertrag auf kleinem Raum ermöglicht.

MYTHOS

Man kann dem Gebrauch von Cannabis vorbeugen. Programme zur Drogenerziehung und Verhütung reduzierten den Cannabiskonsum in den 80er Jahren. Seither flaute unser Engagement ab und stieg der Konsum wieder an. Wenn wir die gegenwärtige Anti-Cannabispropaganda ausdehnen und intensivieren, können wir der jugendlichen Experimentierfreude Einhalt gebieten.

»Das Fehlen konzertierter Bemühungen zur Verhinderung des Cannabiskonsums ... brachte es erneut in Mode.«[1]

»Wir fühlen uns verpflichtet, die USA zu einer drogenfreien Gesellschaft zu machen. Dafür werden wir alle notwendigen Schritte unternehmen.«[2]

»Die Antwort auf den Anstieg des Drogengebrauchs bei Jugendlichen besteht in erneuten Präventionsbemühungen, deren Kernaussage »Sag ›Nein‹ zu Drogen!« lautet.[3]

»Wir sollten die Ärmel hochkrempeln und aktiv werden, um alle Amerikaner über die Gefahren des Cannabiskonsums aufzuklären.«[4]

»Wenn wir nur zwei bis drei Mal so viel unternähmen, wie das, was wir gegenwärtig mit Hilfe der Medien tun ... könnten wir dem [Cannabis]Problem innerhalb von drei Jahren das Rückgrat brechen. Das ist so gut wie sicher.«[5]

»Wir wissen, dass ein drogenfreies Amerika in Reichweite liegt. ... Wir haben begriffen, wie die Nachfrage erfolgreich gedrosselt werden kann.«[6]

FAKTUM

Es liegen keine Anhaltspunkte vor, dass eine Anti-Drogenpropaganda das Interesse junger Menschen an Drogen eindämmt. Anti-Drogenkampagnen in Schulen und Medien können Drogen sogar attraktiver erscheinen lassen. Der Cannabisgebrauch bei Jugendlichen ging in den 80er Jahren zurück und nahm in den 90er Jahren erneut zu, obgleich die junge Generation mit der in der US-amerikanischen Geschichte bislang größten und massivsten Anti-Cannabiskampagne konfrontiert wurde. In einer Reihe anderer Länder beruhen Drogenerziehungsprogramme auf dem Modell der *»harm-reduction«* [Schadensbegrenzung], das darauf abzielt, eventuelle Gefährdungen durch Drogen bei Jugendlichen zu minimieren, die damit experimentieren.

20
Cannabisprävention

Die Heranwachsenden von heute wurden mit Anti-Cannabis-Propaganda bombardiert. Sie sind in den frühen 80er Jahren geboren, als Präsident Ronald Reagan den Krieg gegen Cannabis ausrief[7] und Nancy Reagan den Slogan »Just say no« [»Sag ›Nein‹ zu Drogen«] in die US-amerikanische Kultur einführte.[8] Die Teenager von heute wurden mehr über Drogen aufgeklärt als jede andere heranwachsende Generation in der amerikanischen Geschichte. Knapp die Hälfte dieser Teenager nahm am DARE-Programm *(Drug Abuse Resistance Education)* [Erziehungsprogramm zum Drogenverzicht] teil, das uniformierte Polizeibeamte an die Schulen schickt, um den Drogenverzicht zu lehren.[9] Fast alle übrigen Teenager bekamen alternative Programme zur Drogenerziehung vermittelt, manchmal schon im Kindergarten.[10] Die heutigen Jugendlichen wurden jahrlang täglich mit Werbung der Partnerschaft für ein drogenfreies Amerika konfrontiert.[11] Sie sahen Anti-Drogen-Slogans auf Einkaufstüten, in Comic-Büchern und im Vorspann von Heimvideos, auf Papierunterlagen von Restaurantgedecken, Bonbonpapieren, Aufklebern und Lesezeichen, auf Reklametafeln und Bussen.[12] Immer und überall warnte man sie vor den Gefahren von Cannabis und lehrte sie, dass der Gebrauch gesellschaftlich nicht akzeptabel ist.

Trotz dieser Attacken der Anti-Drogenpropaganda stieg die Zahl der Teenager, die Cannabis probierten, seit 1992 Jahr für Jahr kontinuierlich an (siehe Grafik). Wie seit jeher, ist auch heute die Häufigkeit [des Cannabisgebrauchs] bei älteren Jugendlichen höher als bei jüngeren. Laut einer 1996 durchgeführten nationalen Erhebung unter Highschool-Schülern hatten 45 % der Absolventen des 12. Jahrgangs Cannabis probiert – im Vergleich dazu: 40 % waren es bei den Absolventen des 10. und 23 % bei denen des 8. Jahrgangs.[13]

Die meisten Jugendlichen experimentieren glücklicherweise nur mit Cannabis. So lag 1996 bei der Hälfte aller Schüler, die damit Bekanntschaft

**Highschool-Schüler des 8., 10. und 12. Jahrgangs, die Cannabis
ein oder mehrmals probierten (1975-1996).**

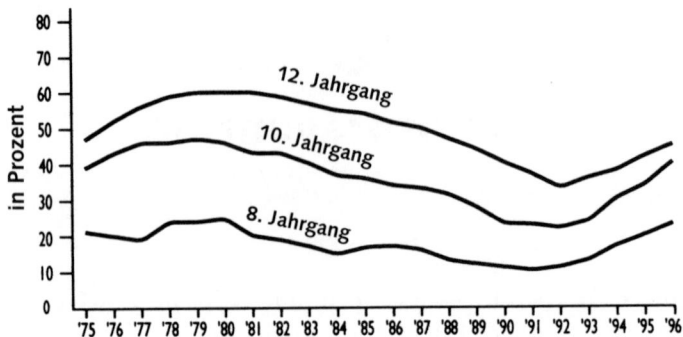

Basierend auf den Daten des *National Survey Results on Drug Use from the Monitoring the Future Study*, National Institute on Drug Abuse. Die vor 1991 erhobenen Daten des 8. und 10. Jahrgangs basieren auf den Erinnerungen der Schüler
des 12. Jahrgangs. Der Verlauf der Kurve zur Darstellung der Häufigkeit des
Konsums im 8. Jahrgang vor 1991 wurde [dem sich abzeichnenden Trend] ange-
glichen, um die fehlenden Erinnerungen der Schüler des 12. Jahrgangs zum Gebrauch im 8. Jahrgang auszugleichen.

gemacht hatte, der Konsum im Untersuchungszeitraum schon zwei Monate
zurück.[14] Fast die Hälfte der Schüler der 8. Klasse hatte es nur ein- oder
zweimal ausprobiert.[15] Die meisten jungen Leute, die Cannabis kennen,
sind normal und sozial integriert. Laut einer neueren Studie haben diejenigen, die mit Cannabis experimentierten, weniger soziale und psychische
Probleme als Gleichaltrige aus der Vergleichsgruppe, die damit niemals in
Berührung gekommen waren.[16]

Seit der Gebrauch von Cannabis in den letzten Jahren anstieg, mehrte
sich auch die Zahl derer, die auf einen täglichen Konsum verwiesen (d. h.
20 Mal oder häufiger pro Monat). Trotzdem ist täglicher Konsum nach wie
vor ungewöhnlich und meist nur von kurzer Dauer. Etwa 12 % der Schüler
des 12. Jahrgangs berichteten, dass sie in einer gewissen Lebensphase Cannabis täglich konsumierten. Bei fast zwei Drittel von ihnen war dies zum
Zeitpunkt der Untersuchung jedoch nicht mehr der Fall. Weniger als 1 %
der Schüler des 8. Jahrgangs gab 1995 an, Cannabis täglich zu konsumieren.[17] Diese jungen Cannabiskonsumenten sprechen häufig auch anderen
Drogen heftig zu und leiden meist unter diversen sozialen und psychischen
Verhaltensproblemen, deren Ursache in der frühen Kindheit wurzelt.[18]

Regierungsvertreter reagierten auf diesen steigenden Cannabisgebrauch bei Jugendlichen mit dem Ruf nach verstärkten Präventionsmaßnahmen. Donna Shalala, Sekretärin der *Health and Human Services* (HHS) [der Gesundheits- und Sozialbehörde] geht unbeirrbar davon aus, dass die »Renaissance des Cannabisgebrauchs *trotz* aller erfolgreichen Bemühungen zum Drogenmissbrauch geschieht und nicht als Resultat von Fehlschlägen zu werten« ist.[19] Um diesen »neuen Trend im Keim zu ersticken« ist Shalala überzeugt, müsse die US-amerikanische Jugend immer wieder darauf hingewiesen werden, dass »Cannabis illegal, gefährlich, ungesund und grundsätzlich falsch« ist.[20] Der Direktor des *National Institute of Drug Abuse* (NIDA), Alan Leshner, fordert: »Um solchen Rückfällen zu begegnen, müssen wir dezidiert handeln.«[21] Der Drogenzar Barry McCaffrey erinnert, »die Anti-Drogenpropaganda kann Meinungen beeinflussen ... [aber die Botschaften] müssen entsprechend häufig ins Bewusstsein gerückt werden.«[22] Seiner Prognose zufolge würde eine Investition von drei Millionen US-Dollar in die Anti-Drogenwerbung von TV-Sendungen für Kinder »dem Drogenmissbrauch unter Jugendlichen zweifellos entgegenwirken.«[23]

Dieses Vertrauen der Regierungsvertreter in die Macht der Propaganda (worin auch immer sie wurzeln möge), mit deren Hilfe die Entscheidungen junger Menschen bezüglich ihres Drogengebrauchs beeinflusst werden sollen, wird von der wissenschaftlichen Literatur nicht gestützt. Medienkampagnen führten bei jungen Erwachsenen oder Jugendlichen noch nie zum Rückgang des illegalen Drogenkonsums.[24] Verglichen mit früher sind heutige Anti-Drogenkampagnen technisch ausgefeilt und clever inszeniert. Manch eine Anzeige der Partnerschaft für ein drogenfreies Amerika[25], ist jedem geläufig, der sie sah, wie beispielsweise das Bild mit dem Spiegelei und dem Slogan »This is your brain on drugs« als Gleichnis für den Zustand des menschlichen Gehirns unter Drogeneinfluss.[26] Derartige Anzeigen der Partnerschaft fördern erwiesenermaßen eine Anti-Drogen-Einstellung bei Kindern und Erwachsenen, die keine Drogen konsumieren. Sie zeigen jedoch keinen sichtbaren Einfluss auf die Einstellung oder das Drogenverhalten von Teenagern.[27]

Massenkampagnen gegen Drogen können sogar kontraproduktiv sein. So führte die groß angelegte Warnung gegen das Sniffen von Klebstoffen in den 60er Jahren dazu, dass diese Praktik bei Jugendlichen populär wurde, die sonst möglicherweise niemals etwas davon gehört hätten.[28] Die heutzutage üblichen Anti-Drogenkampagnen, die sich ähnlicher Taktiken bedienen, wie jene, die andere Produkte attraktiv und begehrenswert erscheinen lassen, können ebenso gut das Interesse mancher Teenager schüren. Die Renaissance der »Glorifizierung« von Cannabis in der Populärkultur – d. h. in Filmen, Musik und Hip-Hop-Mode – unterstützt diese Ansicht.[29] Schon in den 30er und 60er Jahren waren Anti-Cannabiskampagnen dem Anstieg des Gebrauches vorausgegangen und haben möglicherweise sogar dazu beigetragen.[30] Botschaften, die die Gefahren von Cannabis übertreiben, können bei Jugendlichen eher Auflehnung provozieren, als dass sie den Konsum von Cannabis verhindern.

Einem ähnlichen Dilemma unterliegen Anti-Drogenprogramme an Schulen. In den letzten 30 Jahren wurden viele verschiedene Wege der Drogenerziehung beschritten. Nur wenige wurden sorgfältig ausgewertet. Falls eine Untersuchung durchgeführt wurde, zeigten die Maßnahmen zur Drogenerziehung entweder keinerlei Ergebnisse oder nur kurzfristig Wirkung hinsichtlich des Gebrauchs bei Schülern.[31]

Die heutzutage populärste Methode der Drogenerziehung ist das »Verzichtstraining«, das den Schülern verbale Techniken vermittelt, damit sie dem Druck Gleichaltriger standhalten, wenn sie Alkohol, Tabak und illegale Drogen ausprobieren sollen.[32] Gemäß den Richtlinien des US-Departments für Erziehung sollten derartige Programme keinesfalls offen legen, dass die Erforschung der Drogenwirkungen bislang viele Fragen unbeantwortet ließ und die öffentliche Meinung zu ethischen Aspekten des Drogengebrauchs durchaus geteilt ist. Die Richtlinien fordern ausdrücklich, dass niemals von einem »gelegentlichen« und »verantwortungsvollen« Drogengebrauch in der »Freizeit« die Rede sein dürfe, da solche Informationen »tendenziell die Vorstellung fördern könnten, dass manche Drogen, vor allem Cannabis, nicht sonderlich schädlich seien, wenn sie moderat konsumiert werden.« Weil »es wichtig ist, dass keine Verwirrung entsteht«, geben die Richtlinien vor, dass die Botschaft der Null-Toleranz »bei jeder Unterrichtseinheit klar, eindeutig und positiv kommuniziert wird.«[33]

Studien zeigen, dass Programme zum Verzichtstraining auf der Basis der Null-Toleranz keineswegs effektiver sind als die Drogenerziehungsprogramme aus früheren Tagen. Eine Gruppe der Wissenschaftler, die sich für den Entwurf und die Auswertung vom *Midwestern Prevention Project* verantwortlich zeichnet, berichtete, dass der Gebrauch von Cannabis auch drei Jahre, nachdem die Schüler an dem Programm teilgenommen hatten, zurückgegangen sei.[34] Bei den meisten anderen Studien zeigte sich jedoch entweder kein Rückgang oder eine nur unwesentliche Reduzierung des Cannabisgebrauchs, die sich schon kurz nach Beendigung des Programms wieder auf die ursprüngliche Menge einpegelte.[35] Laut diverser neuerer Studien bewirkte DARE – das populärste Drogenerziehungsprogramm in den Vereinigten Staaten – bei den Schülern keine Veränderung ihrer Haltung gegenüber Drogen und ihrer Konsumgewohnheiten.[36]

In Kalifornien fanden Wissenschaftler heraus, dass die Mehrheit der Schüler mit ihrem Drogenerziehungsprogramm unzufrieden sind und den Informationen der Lehrbeauftragten keinen Glauben schenken. Diese Einschätzung verstärkte sich mit zunehmendem Alter.[37] Die Mehrheit der amerikanischen Jugendlichen im 8. Highschool-Jahrgang verweigerte sich offensichtlich dem Slogan »Sag ›Nein‹ zu Drogen«. Etwa die Hälfte von ihnen trank Alkohol, fast ebenso viele rauchte Zigaretten und etwa 20 % versuchte Cannabis oder lernte Schnüffelstoffe kennen.[38] Im Zuge der Null-Toleranz-Politik belegen die meisten Schulen Drogenkonsumenten mit Strafen und können sie in einigen Fällen vom Schulunterricht ausschließen.[39] Aus diesen Gründen äußern sich die Schüler im Aufklärungsunterricht natürlich höchst ungern über ihre Drogenerfahrungen.[40] Da die Drogenerziehung auf die Verhütung von Drogenexperimenten setzt, ist es praktisch verboten, den *Gebrauch* zur Sprache zu bringen. Die Richtlinien vom *Department of Education* [vom Ministerium für Bildung und Erziehung] weisen Lehrer an, »persönliche Erfahrungen mit Drogen« vom Unterricht fernzuhalten, um zu vermeiden, dass dies »bei den abstinenten Schülern zu Konflikten und Unsicherheiten führt«.[41] Die in amerikanischen Schulen praktizierte Drogenerziehung informiert weder über das relative Risiko verschiedener Drogen, noch über unterschiedliche Dosierungen oder diverse Formen des Gebrauchs – kurz gesagt: sie vermittelt praktisch keinerlei Erziehungsinhalte.

In einer neueren Untersuchung kritisierte das *United States General Accounting Office* [die Staatliche Rechnungsbehörde] das Bildungsministerium und das HHS [Gesundheits- und Sozialbehörde], »die Suche nach einem erfolgreichen Präventionsprogramm gegen Drogenmissbrauch unnötig einzuschränken, indem sie lediglich Methoden in Erwägung ziehen, die dem Slogan ›Hände weg von Drogen‹ folgen, … obgleich Anhaltspunkte fehlen, die den Vorrang dieser Methode gegenüber anderen belegen«[42]. Desgleichen kritisierten einige Wissenschaftler, Psychologen und Analytiker der Drogenpolitik die aktuellen Maßnahmen der Null-Toleranz als ineffektiv und kontraproduktiv.[43] Die von ihnen präsentierte Alternative wurde in den 70er Jahren vom NIDA unterzeichnet[44] und von dieser Institution für einige ihrer frühen Materialien zur Drogenerziehung aufgenommen.[45] Dieser alternative Vorschlag besagt, dass moralische Warnungen vor Drogen ineffektiv und übertriebene Gefahren durch Drogen kontraproduktiv seien, dass es unrealistisch wäre, von den Schülern eine totale Absti-

nenz zu erwarten, und dass die Drogenerziehung sinnvollerweise eher darauf abzielen solle, dem Drogen*missbrauch* entgegenzuwirken als dem *Ge-*
brauch. Obgleich diese Ziele generell von Drogenerziehern unterstützt wurden[46], beugte sich das NIDA in den frühen 80er Jahren dem Druck von
Präsident Ronald Reagan[47], vom Sekretär des Erziehungsministeriums,
William Bennett[48], sowie der Anti-Drogenorganisationen[49]. Es zog seinen
Vorschlag zurück. Seither dominieren Programme der Null-Toleranz die
staatlich geförderten Bemühungen zur Drogenprävention.

Andere Länder, wie England, Australien und die Niederlande, beweg-
ten sich in Richtung einer auf »*harm-reduction*« [Schadensbegrenzung] basierenden Drogenpolitik[50] [Vgl. Kap. 6]. Befürworter der *harm-reduction*
ermutigen oder dulden den Drogengebrauch nicht, sondern gehen davon
aus, dass die meisten Heranwachsenden irgendwann einmal mit psychoaktiven Substanzen experimentieren. Im Aufklärungsunterricht zur Gesund-
heitsvorsorge werden junge Menschen vor den Risiken des Drogengebrauchs gewarnt. Dabei konzentrieren sich die meisten *harm-reduction*-Pro-
gramme auf Teenager, die bereits Drogenerfahrungen haben. So bringt in
England eine Organisation namens *Lifeline*[51] Postkarten, Plakate und Broschüren mit detaillierten Anweisungen für den sicheren Umgang mit Drogen in Umlauf und verteilt diese über Stadtteil-Initiativen, Theater und
Plattenläden an Jugendliche. Die an diesem Programm beteiligten Sozialar-
beiter suchen beliebte Diskotheken und Nachtklubs auf, um Jugendliche,
die Ecstasy und andere Stimulantien konsumieren, darüber aufzuklären,
dass sie genügend Wasser trinken müssen, um eine Dehydrierung [Aus-
trocknung] zu vermeiden. In manchen Clubs können die Besucher den
Mitarbeitern von (staatlich unterstützten) Selbsthilfeprogrammen Drogen-
proben aushändigen, um sie an Ort und Stelle auf Fälschungen und Verun-
reinigen analysieren zu lassen.[52] In den Niederlanden verteilen Regierungs-
beauftragte Broschüren an Coffeeshops, um vor allem ausländische Besucher über mögliche Nebenwirkungen aufzuklären, die aus dem Genuss von
Cookies oder Brownies [Keksen und Schokoladengebäck mit Cannabisge-
halt] resultieren könnten.[53]

Das Konzept der Schadensbegrenzung ist US-Amerikanern nicht
fremd. So sind Kampagnen, die Fahrer und Beifahrer ermutigen, »Freunde
nicht betrunken ans Steuer zu lassen«, Versuche zur Eindämmung der Gefahren durch Alkoholkonsum, ohne von allen Fahrern zu verlangen, auf
jeglichen Alkoholkonsum zu verzichten.[54] Viele Eltern bieten ihren Kindern
an, sie jederzeit – bedingungslos – abzuholen, damit sie nicht auf die Hilfe
alkoholisierter Fahrer angewiesen sind. Manche Eltern beraten ihre Kinder,

wie eventuelle Gefährdungen durch den Konsum von Cannabis und anderer Drogen vermieden werden können.[55] Selbst wenn so gut wie alle Eltern hoffen, dass ihre pubertierenden Kinder auf den Genuss von Cannabis möglichst verzichten, zeigen viele von ihnen Verständnis für das in dieser Altersgruppe normalerweise verbreitete Bedürfnis, damit experimentieren zu wollen, und gehen davon aus, dass dies nicht automatisch zum gewohnheitsmäßigen Konsum führt.[56]

The British Wootten Report, 1969
Die gesetzliche Assoziation zwischen Cannabis und Heroin ... ist unzutreffend und eine neue Gesetzgebung, die sich gesondert und speziell mit Cannabis beschäftigt ... sollte so bald als möglich verabschiedet werden. ... Der Besitz geringer Mengen Cannabis ... sollte nicht mit Gefängnisstrafen sanktioniert werden. ... Der Verkauf oder die Verfügbarkeit von Cannabis sollte strafbar sein ... mit Geldstrafen, die 100 US-Dollar nicht übersteigen, oder mit Gefängnisstrafen, die auf vier Monate begrenzt sein sollten.[1]

Canadian LeDain Commission Report, 1970
[Bericht der kanadischen LeDain-Kommission]
Da es sich bei Cannabis mit Sicherheit nicht um ein Narkotikum handelt, empfehlen wir, gesetzliche Regelungen von den Betäubungsmittelverordnungen auszunehmen. ... Die Kommission ist der Meinung, dass niemand allein aufgrund des Tatbestandes des Besitzes zu Haftstrafen verurteilt werden sollte.[2]

National Commission on Marihuana and Drug Abuse, 1972
[Nationale Kommission zu Marihuana und Drogenmissbrauch]
Die relative Gefährdung der breiten Mehrheit individueller Konsumenten durch Cannabis und die davon ausgehende akute Gefahr für die Gesellschaft rechtfertigt keine sozialpolitischen Maßnahmen, um Konsumenten aufzuspüren und dem Zugriff des Strafgesetzes zu überantworten ... Die bestehende soziale und legale Politik ist bezüglich der von der Droge ausgehenden Gefahren für Individuen und die Gesellschaft außer Kontrolle geraten.[3]

Dutch Baan Commission [Holländische Baan-Kommission], 1972
Die gegenwärtige Gesetzgebung berücksichtigt den Umstand nicht, dass die Risiken des Gebrauchs von Cannabis in keinerlei Verhältnis zu den Risiken des Gebrauchs solcher Substanzen stehen, die aus pharmakologischer Sicht weitaus potenter sind. ... Dies beeinträchtigt die Glaubwürdigkeit der Drogengesetzgebung und die darauf basierenden Präventionsbemühungen.[4]

Commission of the Australian Government, 1977
[Kommission der australischen Regierung]
Legale Kontrollen sollten nicht so beschaffen sein, ... dass die dadurch resultierenden sozialen Schäden diejenigen des Drogengebrauchs überwiegen. ... Die Legalisierung von Cannabis sollte so beschaffen sein, dass die wesentlichen Unterschiede ... der Auswirkung von Narkotika und Cannabis auf die Gesundheit berücksichtigt werden. ... Der Besitz von Cannabis zum persönlichen Gebrauch sollte nicht länger als strafbare Handlung gelten.[5]

National Academy of Science Report, 1982
[Bericht der nationalen Akademie der Wissenschaft]
Die Vorzüge der Regulationspolitik beziehen sich auf ... Einsparungen ökonomischer und sozialer Kosten polizeilicher Maßnahmen ..., auf verbesserte Kontrollen der Qualität und Sicherheit der Produkte und idealerweise auch auf eine bessere Glaubwürdigkeit der Warnungen vor Risiken.[6]

Australian National Drug Strategy Committee, 1994
[Komitee der nationalen australischen Drogenstrategie]
Australien erleidet größeren Schaden ... durch die Beibehaltung der Politik der Drogen-prävention als durch den Drogengebrauch. ... Wir empfehlen daher eine Reform der Cannabisgesetzgebung in diesem Lande.[7]

Report by the Dutch Government, 1995
[Bericht der holländischen Regierung]
Es zeigte sich, dass der mehr oder weniger freie Verkauf von ... [Cannabis] in den Nieder-landen zum persönlichen Gebrauch die Rate des Gebrauchs gegenüber anderer Länder, die eine deutlich repressive Drogenpolitik verfolgen, nicht erhöhte. ... Die holländische Drogenpolitik der letzten 20 Jahre ... kann als erfolgreich bezeichnet werden.[8]

Resumee: Wissenschaft, Politik und Drogenpolitik

Aufgrund der Sichtung der wissenschaftlichen Beweislage folgerte die von Präsident Nixon 1972 berufene Shafer-Kommission, dass »sie einstimmig der Meinung ist, dass Cannabis kein derart gravierendes Problem darstellt, um Strafverfolgungen von Individuen zu rechtfertigen, die es rauchen und zum persönlichen Gebrauch besitzen.« Zwischen 1969 und 1977 veröffentlichten in Kanada, Großbritannien, Australien und den Niederlanden verschiedene Kommissionen ihre Berichte, die sie im Auftrag ihrer Regierungen erstellt hatten und die mit den Schlussfolgerungen der Shafer-Kommission übereinstimmten. Alle Kommissionen kamen zu dem Ergebnis, dass die Gefahren von Cannabis stark übertrieben wurden. Alle forderten die Gesetzgeber [ihrer Länder] auf, die Strafen für den Besitz von Cannabis drastisch zu reduzieren oder gänzlich abzuschaffen.

Die Shafer-Kommission wurde als Reaktion auf den seit den 60er Jahren gestiegenen Cannabisgebrauch bei Jugendlichen der Mittelschicht in Kraft gesetzt. Um 1970 wurde Cannabis in breiten Kreisen der Bevölkerung zur Freizeitdroge. Nationalen Erhebungen der Kommission zufolge hatten 40% der Amerikaner zwischen 18 und 25 Jahren Cannabis geraucht. 30% der Highschool-Schüler des 11. und 12. Jahrgangs sowie 17% des 9. und 10. Jahrgangs hatten Cannabis zumindest ein Mal probiert.[9]

Die Shafer-Kommission ging davon aus, dass die Polizei machtlos sei, dem weit verbreiteten Cannabisgebrauch Einhalt zu gebieten. Trotz strenger Strafmaßnahmen, die den Verkauf, Besitz und Gebrauch von Cannabis sanktionierten, hatte der Cannabisgebrauch zugenommen. Die Zahl der Inhaftierungen wegen des Besitzes von Cannabis stiegen stetig und dramatisch an. 1956 wurden 18.000 Menschen aufgrund des Cannabisbesitzes verhaftet. 1970 betrug die Zahl der Verhaftungen 180.000 – sie hatte sich um das Zehnfache erhöht. Die meisten Verhaftungen betrafen Cannabiskonsumenten, die wegen geringer Mengen zum persönlichen Gebrauch für schuldig befunden wurden. Zwei Drittel von ihnen hatten weniger als 1 Unze [1 Ounce = 28,35 Gramm] bei sich und 4% weniger als 5 Gramm, was einer Menge von 1 bis 5 Joints entspricht.[10]

Die Shafer-Kommission argumentierte, dass die Inhaftierung und Strafverfolgung jugendliche Cannabiskonsumenten unwiderruflich schädigt, indem sie deren Ausbildung unterbindet, sie mit Vorstrafen belastet und ihre künftigen Berufschancen vermindert. Die meisten derer, die 1970 wegen Cannabisbesitz verhaftet wurden, hatten keinerlei Vorstrafen. 45% von ihnen waren Angestellte und 27% Studenten. Daraus folgerte die Kommission, dass »die auf den persönlichen Gebrauch angewandte Strafverfolgung selbst in Anbetracht des Ziels, vom Gebrauch abzuschrecken, zu rigide sei.« Als »bessere Methode« befürworteten sie daher eher die »Überzeugung als die Strafverfolgung«.

Insgesamt kam die Shafer-Kommission zu dem Schluss, dass die Cannabisgesetzgebung der Vereinigten Staaten den Konsumenten und der Gesellschaft mehr Leid zufüge als der Gebrauch dieser Substanz. Die Mitglieder der Kommission waren überzeugt, dass die erforderliche Überwachung der Cannabisgesetze die verfügbaren Ressourcen der Strafgerichte vergeude und polizeiliche Maßnahmen provoziere, die »sich am Rande der konstitutionell verankerten Grenzen« befänden. Sie befürchteten, dass »die Missachtung der Gesetze und ihrer ausführenden Organe bei den Jugendlichen einen generellen Mangel an Respekt gegenüber allen Gesetzen und dem System im Allgemeinen« fördere. Die Kommission argumentierte, dass Strafgesetze auf einen »fraglosen Konsens ... gegenüber gewisser unerwünschter Verhaltensweisen« angewiesen seien, ähnlich der übereinstimmenden Ablehnung von Straftaten wie Mord, Diebstahl, Kindesmisshandlung und Inzest. Ein Konsens, der in Bezug auf Cannabis nicht existiere. Zur Überprüfung dieses Konsens führte die Kommission eine Erhebung bei der Gesamtbevölkerung durch und separate Erhebungen bei Polizeibeamten, Anwälten und Richtern. Den Ergebnissen zufolge traten nur sehr wenige US-Amerikaner dafür ein, sämtliche gesetzlichen Kontrollen von Cannabis aufzuheben. Eine deutliche Mehrheit war allerdings der Ansicht, dass Cannabiskonsumenten nicht festgenommen und strafrechtlich verfolgt werden sollten.[11] Lediglich 13% der Richter waren der Meinung, dass Personen wegen Cannabisbesitzes rechtmäßig zu Haftstrafen verurteilt werden sollten.[12]

Basierend auf der Einschätzung der Schädlichkeit von Cannabis und dem durch die Cannabispolitik bewirkten Schaden schlussfolgerte die Shafer-Kommission, dass das bestehende Prohibitionssystem den wahren Inter-

essen der Gesellschaft nicht diene. Daher forderten die Kommissionsmitglieder den Kongress und die Gesetzgeber der Bundesländer auf, Cannabis
zu entkriminalisieren. Dabei vertrat die Kommission die Meinung, dass
zum gegenwärtigen Zeitpunkt der Anbau und der Verkauf von Marihuana
im großen Stil weiterhin illegal bleiben sollten. Sie empfahl jedoch, den
»Besitz von Cannabis zum persönlichen Gebrauch« und die »gelegentliche
Weitergabe geringer Mengen« nicht länger als Strafbestand zu ahnden.

Reformbewegungen der Cannabisgesetzgebung

Für kurze Zeit hatte es in den 70er Jahren den Anschein, als würde sich die
Entkriminalisierung von Cannabis in weiten Teilen der USA durchsetzen.
Zahlreiche angesehene Berufsorganisationen unterstützten die Empfehlungen der Shafer-Kommission. Dazu zählten neben den bereits in Kap. 1 auf-
geführten Organisationen die *National Conference of Commissioners on Uniform State Laws* [Nationale Konferenz der Kommissionen für die Einheitli-
che Staatliche Gesetzgebung] und die *National Advisory Commission on
Criminal Justice Standards and Goals* [Nationale Kommission zur Beratung
über Standards und Ziele der Strafgesetzgebung].

Im ganzen Land unterstützten Regierungsvertreter, Rechtsanwälte, Po-
lizeichefs, Anwälte, Richter, Mediziner, Redakteure von Tageszeitungen
und andere öffentliche Personen die Argumente der Shafer-Kommission
zugunsten einer Entkriminalisierung von Cannabis.

• Präsident Jimmy Carter sagte: »Die Strafverfolgung von Drogen
sollte Individuen nicht mehr gefährden als der Gebrauch von Drogen.
Falls dies der Fall ist, sollte [die Gesetzgebung] entsprechend geändert
werden. Dies wird nirgendwo so deutlich, wie in den Gesetzen gegen
den Besitz von Cannabis. ... Daher befürworte ich die Änderung des
Gesetzes dahingehend, dass von Strafen wegen des Besitzes bis zu einer
Menge von einer Unze [1 Ounce = 28,35 g] abzusehen ist.«[13]

• Senator Philip Hart, dessen minderjähriger Sohn wegen des Besitzes
von weniger als einem Cannabis-Joint 20 Tage im Gefängnis saß, erklärte: »Diese persönliche Konfrontation mit der geltenden Strafgesetz-
gebung war nötig, um mich davon zu überzeugen, dass die Strafverfolgung von Cannabisdelikten auf einer sinnlosen und völlig aus dem Ru-
der gelaufenen Politik basiert.«[14]

• Ein Gesetzgeber aus Mississippi warnte Eltern: »Wir bringen unsere Kinder ins Gefängnis und ruinieren ihr Leben. Ihre Kinder und die Ihrer Nachbarn sind in akuter Gefahr.«[15]

• 1975 argumentierte Robert DuPont, Direktor des *National Institute on Drug Abuse* (NIDA): »Die einzige am meisten überzeugende Eigenschaft von Cannabis besteht in ihrer geringen Toxizität. ... Man sollte zwar nicht zum Gebrauch von Cannabis ermutigen, aber wir sollten davon absehen, wegen des simplen Besitzes dieser Substanz mit Gefängnisstrafen oder der Angst davor zu drohen.«[16]

• Ein Ausschussmitglied zur öffentlichen Sicherheit in Alaska konstatierte: »Man sollte das Strafmaß für den Besitz geringer Mengen zum persönlichen Gebrauch herabsetzen.«[17]

• Ein Sponsor einer Entkriminalisierungseingabe in Minnesota berichtete: »Es gibt in meinem Bundesstaat viele junge Leute, die Pot rauchen. ... Die Überwachung der Einhaltung gegenwärtiger Drogengesetze verursacht hohe Kosten.«[18]

• Der US-Regierungsabgeordnete Dan Quayle forderte: »Der Kongress sollte endlich eine Entkriminalisierung des Besitzes von Cannabis in Erwägung ziehen. Wir sollten uns darauf konzentrieren, Vergewaltiger und Einbrecher zu verfolgen, die unsere Gesellschaft bedrohen.«[19]

• Ein Anwalt aus dem Distrikt Colorado stellte fest, dass die Kriminalisierung von Cannabis »die einzige und destruktivste Kraft der Gesellschaft« sei, »um bei unseren Kindern eine voreingenommene Haltung gegenüber des Systems zu erzeugen«[20].

• Ein republikanischer Gesetzgeber erinnerte die Legislative im Staat Oregon daran, dass die »Prohibition von 1919 keine Antwort auf unsere Alkoholprobleme war und folglich auch 1973 keine Antwort auf das Cannabisproblem sein kann.«[21]

Schon bevor die Shafer-Kommission einberufen worden war, hatten der Kongress und die meisten Bundeslegislativen die obligatorischen Gefängnisstrafen bei Cannabisdelikten außer Kraft gesetzt. Damit folgten sie dem

Rat der von Präsident Kennedy 1963 einberufenen *Advisory Commission on Narcotics and Drug Abuse* [Beratungskommission zu Fragen von Narkotika- und Drogenmissbrauch][22] sowie der *Commission on Law Enforcement* [Kommission zur Einhaltung der Gesetze] und der Justizverwaltung von 1967.[23] 1977 hatten fast alle (bis auf acht) Bundesstaaten den Besitz von Cannabis von einem Verbrechen zu einem Vergehen herabgestuft. In zehn Staaten galt der Besitz von Cannabis bis zu einer Unze [1 Ounce = 28,35 Gramm] nicht mehr als Straftatbestand.[24] 1978 verebbte die Welle der Cannabisreformen. In diesem Jahr war Nebraska der letzte Staat, der Cannabis entkriminalisierte, indem er den Besitz von Cannabis zu einer zivilrechtlichen Angelegenheit machte, die mit maximal 100 US-Dollar geahndet wird.[25]

Die Anti-Cannabis-Bewegung

1974 organisierte Senator James Eastland von Mississippi diverse Anhörungen, bei denen eine kleine Gruppe von Forschern und Psychiatern die Einschätzungen der Shafer-Kommission bezüglich der Wirkungen von Cannabis in Frage stellte.[26] Viele der geladenen Zeugen der Eastland-Hearings hatten eigene Versuchsreihen an Tieren und Zellkulturen zum Nachweis möglicher Schäden durch Cannabis durchgeführt. So gut wie alle verdammten den Gebrauch von Cannabis als unmoralisch. Alle sprachen sich für strenge Strafmaßnahmen aus, um den Verkauf und Gebrauch von Cannabis zu ahnden. Diesen frühen Gegnern der Entkriminalisierung von Cannabis gelang es jedoch nicht, ihre Ansichten politisch umzusetzen.[27]

In den 70er Jahren nahm der Gebrauch von Cannabis vor allem bei den Jugendlichen zu. 1977 hatten 56% der Highschool-Schüler des 12. Jahrgangs mindestens ein Mal Cannabis probiert, 45% des 10. und 19% des 8. Jahrgangs.[28] Als Reaktion auf diese Erhebungen formierte sich an der Basis eine Anti-Cannabisbewegung. Sie wurde von Eltern angeführt, die sich zuerst auf lokaler Ebene organisierten, um ihre Kinder im Teenager-Alter vom Cannabisgebrauch abzuhalten. Empört von den Publikationen des NIDA, die einen gelegentlichen Cannabiskonsum als relativ harmlos einschätzten[29], machten sie diese Sichtweise für die steigende Popularität von Cannabis bei den amerikanischen Jugendlichen verantwortlich.[30]

Innerhalb weniger Jahre formierten sich diese Eltern-Selbsthilfegruppen zu mehreren nationalen Vereinigungen, zu denen auch das *Parent's Resource Institute for Drug Education* (PRIDE) [Institut von Eltern zur Drogenerziehung], die *National Federation of Parents for Drug-Free Youth* [Nationale Verbindung von Eltern für eine Jugend ohne Drogen] und *Families in Action* [Aktive Familien] gehören. Diese Organisationen sammelten Gelder bei bürgerlichen Organisationen, bei Geschäftsleuten und Regierungsstellen und rekrutierten Mitglieder auf Konferenzen, in Workshops und über Anzeigen in Tageszeitungen.[31] Überall im Land bildeten sich in den Gemeinden und vor allem in Vorstädten der Mittelschicht Elterngruppen, die sich den nationalen Vereinigungen anschlossen.[32] Viele Eltern, die diesen Gruppen beitraten, hatten Cannabis selbst nie kennen gelernt und wussten wenig über seine Wirkung. Sie waren sich jedoch einig, dass ihre Kinder es keinesfalls gebrauchen sollten, und davon überzeugt, dass eine wachsende gesellschaftliche Akzeptanz von Cannabis ihrem erklärten Ziel einer Jugend ohne Drogen im Wege stehe.

Daher engagierten sich die Eltern-Selbsthilfeorganisationen mit vielfältigen politischen Aktionen dafür, die liberalen Bemühungen der 70er Jahre außer Kraft zu setzen. Als Lobbyisten setzten sie sich bei Kongressabgeordneten und der Legislative für strengere Cannabisgesetze ein und forderten für deren Einhaltung von den Polizeikräften eine rigidere Überwachung. Sie setzten Vertreter von Schulen unter Druck, um Unterrichtseinheiten zur Drogenerziehung an der Null-Toleranz zu orientieren. Sie überzeugten das NIDA, mehr Mittel für die Drogenprävention bereit zu stellen und Unterrichtsmaterialien aus dem Verkehr zu ziehen, die in punkto Cannabis einen »weichen« Standpunkt vermittelten.[33]

Robert DuPont, der erste Direktor des NIDA, bekannte, dass er durch das Engagement dieser Eltern-Initiativen vom Entkriminalisierungs-Verfechter zum Antidrogen-Aktivisten konvertierte.[34] Bevor er das NIDA 1978 verließ, gab er bei Marsha Manatt, einer Gründerin dieser Eltern-Aktionsgruppen, die Broschüre mit dem Titel *Parents, Peers and Pot* [Eltern, Gleichaltrige und Haschisch] in Auftrag, die vom NIDA in breiten Kreise der Bevölkerung verteilt wurde. Diese Broschüre portraitiert »exemplarische Fälle« von Kindern, die durch Cannabis dauerhafte Schäden erlitten haben. Dabei verweist die Autorin auf wissenschaftliche Studien, wonach Cannabis ernsthafte physische Schäden bewirke. So schädige es beispielsweise Lunge, Gehirn und Herz, verursache hormonelle Störungen, Unfruchtbarkeit, sexuelle Fehlfunktionen und Immunschwäche. Ferner stehe es in Zusammenhang mit der Ausbildung von Brüsten bei erwachsenen Männern.[35] In den späten 70er Jahren tauchten in der Regenbogenpresse (wie der *Saturday Evening Post, McCalls, Good Housekeeping* und *Ladie's Home Journal*) Artikel über physische, psychologische und soziale Gefährdungen durch Cannabis auf.[36] *Reader's Digest* veröffentlichte mehrere Artikel über Cannabis, darunter die vierteilige Serie »Marijuana Alert« [Achtung! Marihuana] von Peggy Mann, einer Kinderbuch-Autorin. Diese Fortsetzungsfolge wirkte noch bedrohlicher als *Parents, Peers and Pot.* Mann formuliert darin, dass Cannabis einen »verheerenden Einfluss auf die Zellen« habe, »jedes menschliche Organ schädigt« und den »kostbarsten Besitz des Menschen zugrunde richtet: das Gehirn, die Persönlichkeit und die Seele.« Sie warnt davor, dass »Haschischraucher ohne Sinn und Verstand ihr Gehirn schädigen und ihre Chance gefährden, einen rundum gesunden Nachwuchs zu empfangen und zu gebären«.[37] *Reader's Digest* druckte die Serie von Mann als Broschüre und verteilte mehr als sechs Millionen Exemplare an Schulen, Kirchen, Jugendgruppen, bürgerliche Organisationen und Geschäfte.[38]

Zur selben Zeit veröffentlichten diverse Personen und Organisationen Bücher und Broschüren, in denen es um die physische Toxizität von Cannabis ging. 1977 gründeten einige Forscher, Psychiater und ehemalige Regierungsvertreter, die sich mit Fragen des Drogenmissbrauchs beschäftigten, das *American Council on Marijuana*[39], eine Organisation, die sich die Aufklärung über die sozialen und gesundheitlichen Gefahren von Cannabis zur Aufgabe machte.[40] Das Myrin Institute, eine andere Anti-Drogenorganisation, publizierte und verteilte *Marijuana Today: A Compilation of Medical Findings for the Layman* [Marihuana Heute: Eine Zusammenstellung medizinischer Erkenntnisse für den Laien], verfasst von dem Biologieprofessor George K. Russell[41]. Der seit langem als Anti-Cannabis-Aktivist tätige Wissenschaftler Gabriel Nahas schrieb in den 70er Jahren zu diesem Thema die beiden Aufsehen erregenden Bücher: *Marijuana – Deceptive Weed* [Marihuana – das trügerische Kraut] und *Keep Off the Grass* [Finger weg von Cannabis!]. Darin warnte Nahas, dass »die Zeit drängt« und »weitere wissenschaftliche Daten positiver Befunde« unnötig seien. Er behauptete, dass »genügend Belege in Labors zur Verfügung stünden, die darauf schließen lassen, dass Cannabis die Zellen schädigt und langsam aber sicher vitale Lebensfunktionen zerstört.« Er forderte striktere Kontrollen von Cannabis und der Konsumenten, »bevor es für Amerika zu spät ist«.[42]

Andere Autoren, die sich dem Kampf gegen Drogen verschrieben, stützten sich vehement auf Nahas Interpretation der wissenschaftlichen Befunde. Wie Nahas werteten sie ausschließlich Studien aus, die eine Schädigung durch Cannabis implizierten, und versäumten es, darauf zu verweisen, dass es sich bei diesen Ergebnissen meist um vorläufige Hypothesen handelte, die von weiteren Untersuchungen nicht untermauert worden waren. Sie zitierten Versuche an Tieren und Zellkulturen, deren Relevanz für den Menschen unbekannt war. Sie ignorierten ganze Forschungsgebiete, von denen sich keinerlei Belege über die Schädlichkeit von Cannabis ableiten ließen. Prinzipiell wiederholten all diese Bücher und Broschüren die Behauptungen, die von Gabriel Nahas und anderen 1974 bei den Eastland-Hearings vorgetragen wurden. In den späten 70er Jahren wurde keine einzige der Schädigungen, die bei den Tierversuchen und Zellkulturen aufgetreten waren, in Testreihen mit Menschen verifiziert. Das hielt die Anti-Drogen-Organisationen jedoch keineswegs davon ab, derartige Studien weiterhin als Beweis für die physische Toxizität von Cannabis anzuführen.

Als Gouverneur von Kalifornien hatte sich Ronald Reagan in den 70er Jahren gegen die Entkriminalisierungsbestrebungen von Cannabis gewandt.[43] Als Präsident überzeugte er die Mehrheit des Senats von seinem Feldzug gegen Drogen[44], ein Krieg, der seither an Intensität zugenommen hat. Mehr und mehr übernahm das NIDA die Rolle, vor den Gefahren von Cannabis zu warnen. Bei der 1981 abgehaltenen NIDA-Konferenz »Marijuana and Youth« beschlossen die Teilnehmer, den Eltern und Jugendlichen »unerbittliche, klare und eindeutige Botschaften« zu vermitteln, selbst bei Fragen, zu denen in der wissenschaftlichen Literatur zweideutige Ergebnisse vorlagen. So äußerte sich der ehemalige Direktor DuPont: »Wann immer man darüber spricht, dass es eine erhebliche Zahl von Cannabisrauchern gibt, die durch ihren Gebrauch nicht geschädigt werden, erteilt man die Erlaubnis für einen heftigen Konsum oder ermutigt sogar dazu.«[45] Donald Ian Macdonald, der wenig später zum drogenpolitischen Berater des Präsidenten avancierte, meinte: »Wir befinden uns inmitten einer großen Epidemie. ... Zu Recht versetzt dies Eltern in Angst und Schrecken, ... sie benötigen Fakten zu den schädlichen Auswirkungen.«[46] 1982 warnte das NIDA im Kongressbericht *Marijuana and Health*[47] erneut vor den physischen Gefahren durch Cannabis, obgleich es dafür seit dem letzten Kongressbericht von 1980 keine neuen oder überzeugenden Anhaltspunkte gab.[48]

Der gegenwärtige Krieg gegen Cannabis

In den 80er Jahren des vergangenen Jahrhunderts wurden die strafrechtlichen Maßnahmen gegen Cannabis zunehmend verschärft.[49] Der Kongress und die Legislative einiger Bundesstaaten erhöhte das Strafmaß für Cannabisdelikte.[50] Zwischen 1991 und 1995 verdoppelte sich die Zahl der Inhaftierungen. 1995 vollzogen die Gesetzeshüter auf Bundes- und lokaler Ebene mehr als eine halbe Million Festnahmen – 86% wegen des Besitzes von Cannabis.[51] Zehntausende US-Amerikaner sitzen gegenwärtig wegen Cannabisdelikten in Gefängnissen. Weitere Hunderttausende wurden mit Geldstrafen, Bewährungsstrafen oder der Beschlagnahmung ihrer Autos,

Häuser, Ländereien, Boote oder anderer Besitztümer belegt. Die meisten Bundesstaaten ziehen den Führerschein all jener ein, die wegen des Besitzes von Cannabis in jedweder Menge verhaftet werden – und zwar unabhängig davon, ob sie zu diesem Zeitpunkt am Straßenverkehr teilnehmen oder nicht.[52] Obgleich einige Bundesstaaten bei Patienten, die Cannabis als Medizin gebrauchen[53], die Strafverfolgung aufgehoben haben, stellen sich staatliche Behörden gegen eine derartige Politik, weil sie die Vorherrschaft ihrer Botschaft untergräbt: nämlich dass Cannabis bei weitem zu gefährlich ist, um einen individuell gefahrlosen Umgang damit zu rechtfertigen.[54]

1989 verlangte die *National Drug Control Strategy* [Strategie der nationalen Drogenkontrolle] von den Familien, Gemeinden, Schulen und Arbeitgebern, mit der Regierung bei der Überführung und Bestrafung von Drogenkonsumenten gleichzuziehen, damit die »Konsequenzen« des Drogengebrauchs »jeden zeitlich begrenzten Gewinn durch Drogen übertreffen.«[55] Heutzutage verfolgen die meisten Schulen eine strikte Anti-Drogenpolitik. Diese Politik ermöglicht der Schulverwaltung, Schüler wegen des Gebrauchs von Cannabis der Schule zu verweisen oder fordert sie zu solch einem Handeln auf[56] [Vgl. Kap. 20.]. Die meisten Konzerne verlangen von Bewerbern und / oder Angestellten Drogentests. Wer dabei als Bewerber positiv auf Cannabis testet, wird – unabhängig von seiner Qualifikation – vom Auswahlverfahren ausgeschlossen. Wer als Angestellter positiv testet, kann – unabhängig von seinen erbrachten Arbeitsleistungen – gefeuert werden.[57] Manche Sozialdienste verpflichten ihre Klienten zu Drogentests und verweigern ihnen Dienstleistungen und Zahlungen bei positiven Ergebnissen[58] [Vgl. Kap. 5.]. Eltern überprüfen ihre Kinder kritisch auf Anzeichen eines möglichen Cannabiskonsums, durchsuchen ihre Zimmer und führen Drogentests für den Hausgebrauch durch.[59] Polizeibeamte, die an Schulen Kurse zur Drogenerziehung geben, ermutigen Schüler, ihre Eltern, Geschwister und Freunde anzuzeigen, falls sie Cannabis rauchen.[60]

Doch trotz alledem ist Cannabis nach wie vor leicht verfügbar. Bei Erwachsenen blieb der Gebrauch von Cannabis seit Jahren gleich, während er bei Jugendlichen seit den frühen 90er Jahren zunahm.[61] Die US-Regierung, Anti-Drogenorganisationen und die Medien reagierten darauf mit der Intensivierung ihrer Kampagnen gegen Cannabis. Das *Center on Addiction and Substance Abuse* (CASA) [Zentrum für Sucht und Drogenmissbrauch], das 1993 von Joseph Califano, dem ehemaligen Sekretär des Ministeriums für Gesundheit, Erziehung und Soziales, gegründet wurde, veröffentlichte Berichte und Pressemeldungen über die schädlichen Auswirkungen von Cannabis[62], die von den Medien meist unkritisch zitiert werden. 1995

gründete das NIDA eine neue Initiative zur Prävention des Cannabisgebrauchs *[Marijuana Use Prevention Initiative]*, um »Kindern, Teenagern
und ihren Eltern zu beweisen, dass der Gebrauch von Cannabis eine ernsthafte Gefahr für die Gesundheit und das Wohlergehen unserer Jugend darstellt«[63]. Im gleichen Jahr lancierte die Partnerschaft für ein drogenfreies
Amerika *[Partnership for a Drug-Free America]* ein »Flut« von Anti-Canna-
biswerbung in den Medien.[64] 1996 führte das Ministerium für Gesundheit
und Soziales *[Department of Health and Human Services, HHS]* eine Rea-
lity-Check-Kampagne durch, »um die Wahrnehmung zu schärfen«, dass es
sich bei »Cannabis um eine Droge handelt, die Beeinträchtigungen, diverse
Schädigungen und Tod bewirkt.«[65] Die Sekretärin des HHS, Donna Shalala, fordert alle Amerikaner auf, »klar und übereinstimmend« zu vermitteln, dass »Cannabis illegal, gefährlich, gesundheitsschädlich und grundsätzlich falsch«[66] ist.

Wachsende Herausforderung für die Cannabisprohibition
Während die US-Regierung den Krieg gegen Cannabis vorantrieb, beschritten die Regierungen einiger anderer westlicher Länder den Weg der
Entkriminalisierung von Cannabis. In den Niederlanden ist der Verkauf
und Gebrauch von Cannabis seit mehr als 20 Jahren de facto legal[67] [bzw.
wird toleriert]. In Italien, Spanien, in der Schweiz sowie in manchen
Bundesländern von Deutschland und Australien werden Besitz und Gebrauch von Cannabis strafrechtlich nicht geahndet und sieht die Polizei im
Allgemeinen über den Verkauf kleiner Mengen hinweg, wenn dieser die öffentliche Ordnung nicht gestört[68] [Vgl. Kap. 6.]. In Australien forderten
1994 national operierende Cannabisspezialeinheiten die Regierung auf, einen Schritt weiter zu gehen: »Sollte sich herausstellen, dass die zur Verminderung des Schadens [durch Cannabis] aufgebrachten Verwaltungskosten
diesen überwiegen, müssten sämtliche sozialpolitischen Maßnahmen
grundsätzlich überdacht werden.« Sie kamen zum Schluss, dass »Australien
größeren Schaden ... durch die Aufrechterhaltung der Politik der Cannabisprohibition erleidet, als durch den Gebrauch dieser Droge«[69].

Richard J. Bonnie, der maßgeblich verantwortliche Autor des Shafer-
Kommissionsberichtes von 1972, forderte die Bildung einer neuen amerikanischen Kommission, um die Kosten und Gewinne der gegenwärtigen
Drogenpolitik auszuwerten.[70] Die Clinton-Regierung weigerte sich jedoch
hartnäckig, Alternativen zur strikten Prohibition auch nur in Erwägung zu
ziehen.[71] Zur Unterstützung der gegenwärtigen Politik veröffentlichten
DEA, CASA und die *California Narcotics Officer's Association* [Kalifornische

Vereinigung der Drogenbeauftragten] kürzlich Berichte, welche die amerikanische Öffentlichkeit davor warnten, dass eine Entkriminalisierung von Cannabis zu einem rapiden Anstieg des Konsums führt.[72]

Die Forschung zeigt, dass weder eine strenge noch eine laxe Drogenpolitik großen Einfluss auf die Popularität von Cannabis hat. Obgleich die USA das strengste Prohibitionssystem der westlichen Welt aufweist, entsprechen die dortigen Zahlen der Cannabisgebraucher denen der meisten anderen Länder oder übertreffen sie sogar. In der ganzen Welt stieg der Gebrauch von Cannabis in den 60er und 70er Jahren, sank in den 80er und erhöhte sich in den 90er Jahren wieder – und zwar unabhängig von der Cannabispolitik in den einzelnen Ländern.[73] Verglichen mit den Staaten, die an einer harten Strafverfolgung festhielten, blieb der Gebrauch in den elf US-Staaten, die den Besitz von Cannabis in den 70er Jahren entkriminalisierten, gleich.[74]

In den USA ist die öffentliche Unterstützung der Cannabisprohibition im Schwinden begriffen. Einer neueren Erhebung zufolge befürwortete die Hälfte der Erwachsenen bezüglich des Gebrauchs und Besitzes von Cannabis eine Aufhebung strafrechtlicher Maßnahmen.[75] Der Anteil derer, die für eine vollständige Legalisierung von Cannabis eintreten, nahm seit 1990 kontinuierlich zu und hatte 1995 den Stand von 25 % erreicht.[76] 48 % der Schüler des 12. Highschool-Jahrgangs sind übereinstimmend der Meinung, dass der Besitz und Gebrauch von Cannabis nicht länger als Straftatbestand zu behandeln sei, und 30 % befürworten eine Legalisierung.[77] Bei den Schülern des 9. Highschool-Jahrgangs erhöhte sich der Wunsch nach einer Legalisierung zwischen 1990 und 1995 von 17 auf 34 % und verdoppelte sich damit.[78] In Bezug auf den Gebrauch von Cannabis als Medizin gaben zwei Drittel der befragten Amerikaner an, dass die Entscheidung den Ärzten und Patienten überlassen werden sollte, ohne dass sie dadurch Gefahr laufen, rechtlich belangt werden zu können.[79]

Wie eh und je sind Eltern dagegen, dass ihre Kinder Cannabis konsumieren. Dennoch sind sie keineswegs überzeugt, dass es sich bei Cannabis um eine gefährliche Substanz oder eine »Einstiegsdroge« handelt, die zum Konsum anderer illegaler Drogen verleitet. De facto schätzen sie Cannabis als weniger riskant ein als die meisten anderen Drogen – inklusive Alkohol und Tabak.[80]

Inzwischen machten mehr als 70 Millionen US-Amerikaner Erfahrungen mit Cannabis. 35 % von ihnen sind 26 Jahre oder älter. Ein Fünftel raucht nach wie vor – zumindest gelegentlich – Cannabis.[81] Cannabis ist die am meisten gebrauchte illegale Droge in den USA und die einzige aller illegalen Drogen, die von weiten Kreisen konsumiert wird. Der Gebrauch von Cannabis ist in allen Regionen des Landes und bei Menschen sämtlicher sozialer Schichten üblich – bei allen Ethnien, Berufsgruppen, Religionen und politischen Schattierungen. In maßgeblicher Hinsicht wurde der Gebrauch von Cannabis mittlerweile zu einem »normalen« Bestandteil der Kultur. Seinen abwegigen Ruch verdankt diese Substanz allein der fortgesetzten Kriminalisierung.

Epilog

Schon immer gab es Geschichten und Mythen über die Wirkung der Pflanze Cannabis (sativa bzw. indica), die von vielen Völkern unserer Erde verehrt und deren Konsum zu kulturellen und rituellen Anlässen selbstverständlich war und ist. Und so alt wie die Geschichte der Cannabisprodukte und ihrer kulturellen Nutzung ist, so alt sind auch etliche Mythen und Sagen, die Menschen vom Genuss jener Droge abhalten sollen. Denken wir nur an die Verfolgung der Haschisch rauchenden Libanesen in Ägypten oder an die Diskriminierung der Smyrna-Griechen in der Türkei, zu deren Riten der Cannabiskonsum gehörte.

Die Professionalisierung gegen den Cannabiskonsum hat aber ihren Ursprung im Süden der Vereinigten Staaten von Amerika. Dort war das »Killerweed«, wie die Droge genannt wurde, die einzige und preisgünstige Abwechslung im harten Leben der mexikanischen Landarbeiter, die für ein karges Salär von morgens bis abends mit ihrer Arbeit das amerikanische Land bewirtschafteten, selbst aber nur im »Windschatten« des Aufschwungs (über)leben durften. Auch die schwarzen Arbeiter fanden gefallen an den »Reefer«, wie sie die zu Zigaretten verarbeiteten Cannabisblätter nannten. Die Empörung der weißen Bevölkerung kannte keine Grenzen. Auf Initiative des Drogenbeauftragten der Vereinigten Staaten Harry Anslinger sowie mit Hilfe der Behörden einflussreicher Kongressabgeordneter und der Medien wurden seit 1934 Anti-Drogen-Initiativen und eine Cannabis-Prohibitions-Politik betrieben, die bis heute anhält. Ein Mittel, das genutzt wird, um die amerikanische Bevölkerung von den Vorteilen einer Cannabisabstinenz und einer repressiven Drogenpolitik zu überzeugen, ist die Verbreitung und Aufrechterhaltung von abschreckenden Mythen, die ihre Wirkung, wie man an der gegenwärtigen Drogendiskussion erkennen kann, nicht verfehlt. Ein Phänomen, zu dem man Parallelen in der europäischen Auseinandersetzung feststellen kann. Je unreflektierter sich diese

Aussagen im Denken vieler manifestieren und kontinuierlich weiterverbreitet werden, desto mehr ist es von Nöten, dass sich die Wissenschaft dieser Thematik annimmt und Fakten schafft. Denn solange keine Hinterfragung auf der Basis empirischen Wissens stattfindet, bleiben jene »Storys« die einzigen Erklärungsansätze, die nachweislich mehr Schaden für den Einzelnen anrichten, als Vorteile für eine Allgemeinheit schaffen.

John P. Morgan und Lynn Zimmer, zwei international anerkannte Wissenschaftler aus New York, haben mit der Veröffentlichung ihrer Studie »Marijuana Myths – Marijuana Facts« nicht nur ein Werk erarbeitet, dass lückenlos, empirisch und nachvollziehbar aufklärt und mit Vorurteilen aufräumt, die bisher von Generation zu Generation weitergegeben wurden. Sie haben auch ein Standardwerk geschaffen, das selbst Cannabisgegner zu einer Neupositionierung in ihrer Drogenpolitik verpflichtet.

Diese deutschsprachige Ausgabe war seit langem überfällig und ist durch die Zusammenarbeit von nunmehr drei exzellenten Wissenschaftler / innen entstanden. Damit meine ich neben den Autoren John P. Morgan und Lynn Zimmer, als Dritte im Bunde, die fachkundige Übersetzerin und forschende Wissenschaftlerin, unter anderem in Sachen »Drogenmythen«, Claudia Müller-Ebeling. Als Claudia mir von ihrem Vorhaben erzählte, wurden in mir wieder Erinnerungen wach, wie meine Zusammenarbeit mit John P. Morgan begonnen hatte …

Als ich am Morgen des 7. Februar 1994 zum ersten Mal den Raum 504 der *New York City Collage Medical School* in Harlem betrat, bot sich mir ein Bild des Grauens. In der Nacht hatte ein Schneesturm über New York gewütet und die Fenster jenes Raums mit Macht aufgedrückt, Akten, Aufzeichnungen, Manuskripte durcheinander gewirbelt, Bilder von der Wand und Exponate aus den Regalen fallen lassen und zu guter Letzt mit einer Schneeschicht bedeckt. In der Mitte des Zimmers und des Durcheinanders stand, wie ein Fels in der Brandung, noch unsicher darüber, ob es sich vielleicht um ein Trugbild handeln könnte, Professor Dr. John P. Morgan.

Das war der erste Tag unserer Zusammenarbeit. Der Schaden war schneller behoben als es zuerst aussah und ich konnte mit meiner Recherche in New York beginnen, die von John kritisch begleitet wurde. Zwei Monate arbeitete ich unter seiner Aufsicht und mit seiner Hilfe an meinem Drogenprojekt, besuchte ich Veranstaltungen, Vorlesungen und Seminare, die John zusammen mit seiner Kollegin Lynn Zimmer und dem Kollegen Harry G. Levine in der Universität durchführte. Zu John P. Morgan und Lynn Zimmer kann ich sagen, dass ich bis dahin wenig Personen kennen gelernt hatte, die so engagiert, kompetent und mit so einem phänomenalen Fachwissen in der Lage waren, selbst komplizierte wissenschaftliche Zusammen-hänge schriftlich festzuhalten und zu vermitteln, wie auch in diesem Buch. Sie sind Wissenschaftler, die entgegen aller moralischen und politischen Widerstände ihren Weg kontinuierlich fortsetzen. Ihre Widersacher, von denen es allein in den USA nicht wenige gibt, werden durch die empirisch genauen Analysen ins Abseits gestellt und deren oft einseitige politische Interessen entlarvt. Während meiner gemeinsamen Zeit mit John und Lynn, mit denen ich heute noch in Kontakt stehe, durfte ich miterleben, welchen Erfolg eine sachliche Aufklärungsarbeit zum Thema Cannabis selbst in den puritanischen USA hat. Am 19. Februar 1994 wurde von an-gesehenen und bekannten Ärzten zum ersten Mal öffentlich in der NEW YORK TIMES die Freigabe von Cannabisprodukten gefordert, um Krebspa-tienten nach einer Chemotherapie adäquat behandeln zu können. Der Ar-tikel wurde von vielen Lesern positiv aufgenommen.

Ich wünsche Lynn Zimmer, John P. Morgan und Claudia Müller-Ebe-ling sowie Mathias Bröckers, dem Herausgeber der deutschen Ausgabe, und nicht zuletzt allen Menschen, dass diese deutschsprachige Veröffentlichung auch in Europa die angespannte und oft nur noch ideologisch geführte Diskussion sachlicher macht, damit endlich positive Veränderungen im Umgang mit Cannabisprodukten folgen, was durch die Internationalisie-rung der Drogenpolitik im Rahmen der gegenwärtigen Globalisierungsstra-tegien immer schwieriger wird.

Lüneburg, im Februar 2004   Wolf-Reinhard Kemper (Kriminologe)

Literatur und Anmerkungen

Einleitung

1   Zur Rolle von Anslinger vgl.: BEHR, Hans-Georg, *Von Hanf ist die Rede*, Frankfurt: 2001, 1995: 232ff. und Bröckers, Mathias (Hrsg.), Jack Herer: »*Die Wiederentdeckung der Nutzpflanze Hanf*« (1993).

2   Häufiger Partnerwechsel (Anm. der Übersetzerin).

3   Zum historischen Hintergrund der Cannabisprohibition in den USA vgl. Bonnie, R.J. und Whitebread, C.H., *The Marihuana Conviction: A History of Marihuana Prohibition in the United States*, Charlottesville: University of Virginia Press (1974); Kaplan, J., *Marijuana: The New Prohibition*, New York: World Publishing Company (1970).

4   Anti-Cannabiskampagnen in den USA sind nachzulesen bei: Himmelstein, J.L., *The Strange Career of Marihuana: Politics and Ideology of Drug Control in the United States*, Westport, CT: Greenwood Press (1983); Baum, D., *Smoke and Mirrors: The War on Drugs and the Politics of Failure*, Boston: Little, Brown and Company (1996).

5   Indian Hemp Drugs Commission, *Report of the Indian Hemp Drugs Commission*, Simla, India: Government Central Printing Office (1894).

6   Canal Zone Committee, *The Panama Canal Zone Military Investigations* (1925).

7   Anm. der Übersetzerin: Erfahrungsberichte und Quellen in der Literatur belegen weltweit eine aphrodisierende Wirkung durch Cannabisprodukte. Siehe dazu: Christian RÄTSCH und Claudia MÜLLER-EBELING, *Lexikon der Liebesmittel*, Aarau: AT 2003: 328-333.

8   Mayor's Committee on Marihuana, *The Marihuana Problem in the City of New York: sociological, Medical Psychological and Pharmacological studies*, Lancaster, PA: Jacques Cattel Press (1944).

9   Advisory Committee on Drug Dependence, *Cannabis*, London: Her Majesty's Stationery Office (1969).

10 Canadian Government Commission of Inquiry, *The Non-Medical Use of Drugs*, Ottawa, Canada: Information Canada (1970).

11 National Commission on Marihuana and Drug Abuse, *Marihuana: A signal of Misunderstanding, Washington*, DC: U.S. Government Printing Office (1972).

12 Werkgroep Verdovende Middelen, *Background and Risks of Drug Use*, The Hague: Staatsuitgeverij (1972).

13 Senate Standing Committee on Social Welfare, *Drug Problems in Australia – An Intoxicated Society?*, Canberra: Australian Commonwealth Government Printing Office (1977).

14 National Research Council, *An Analysis of Marijuana Policy*, Washington, DC: National Academy Press (1982).

15 Ministry of Health, Welfare and Sport, *Drug Policy in the Netherlands: Continuity and Change*, The Netherlands (1995).

16 Die US-amerikanische Federal Drug Agency entspricht in Deutschland dem auf Länderebene agierenden Drogendezernat (Anm. der Übersetzerin).

Kapitel 1 Cannabis im Spiegel der Wissenschaft

1 Bemerkung von Präsident Bill Clinton bei der Unterzeichnung des *Elementary and Secondary Education Act* (Gesetzesvorlage für Grund- und Realschulen) von 1994, Framington, MA (20. Oktober 1994).

2 »Marijuana for the Sick« (Marihuana für Kranke), *New York Times* (30. Dezember 1996), S. A14.

3 Earl Lane, »Reefer Madness Revisited«, *Newsday* (3. September 1996), S. B21.

4 California Narcotic Officers' Association, *Marijuana is NOT a Medicine*, Santa Clarita, CA (1996), S. 2.

5 »Taking the Cover Off Pot«, *Washington Post* (7. Dezember 1996), S. A24.

6 U.S. Public Law 91-513. Part F. Sec. 601 (1970).

7 National Commission on Marihuana and Drug Abuse, *Marihuana: A Signal of Misunderstanding*, U.S. Government Printing Office (1972), S. 90.

8 National Commission (1972), vgl. Fußnote 7, S. 167.

9 *Marijuana Decriminalization*, Hearings Before the Subcommittee to Investigate Juvenile Delinquency of the Committee on the Judiciary, United States Senate (14. Mai 1975), S. 2-3. [Diskriminierung von Cannaibis, Anhörungen des Ausschusses zur Untersuchung von Jugendkriminalität, vor dem juristischen Kommittee des Senats der Vereinigten Staaten ...]

10 New York Academy of Medicine, Committee on Public Health, »Marihuana and Drug Abuse«, *Bulletin of the New York Academy of Medicine* 49: 77-80 (1973).

11 Grinspoon, L., *Marihuana Reconsidered*, Cambridge: Harvard University Press (1971); Kaplan, J., *Marijuana: The New Prohibition*, New York: World Publis-

hing Company (1970); Brecher, E.M., *Licit and Illicit Drugs*, Boston: Little, Brown and Company (1972); Bonnie, R.J. and Whitebread, C.H., *The Marihuana Conviction: A History of Marihuana Prohibition in the United States*, Charlottesville: University of Virginia Press (1974); Kittrie, N.N., »Marijuana – The Right to Truth«, *South Carolina Law Review* 23: 361-76 (1971).

12 Commission of Inquiry into the Non-Medical Use of Drugs, *Final Report*, Ottowa: Information Canada (1972); Werkgroep Verdovende Middelen, *Background and Risks of Drug Use*, The Hague: Staatsuitgeverij (1972); Advisory Committee on Drug Dependence, *Cannabis*, London: H.M. Stationery Office (1968); Senate Standing Committee on Social Welfare, *Drug Problems in Australia – An Intoxicated Society?*, Canberra: Australian Commonwealth Government Printing Office (1977).

13 Nahas, G.G. and Greenwood, A., »The First Report of the National Commission on Marihuana (1972): Signal of Misunderstanding or Exercise in Ambiguity?«, *Bulletin of the New York Academy of Medicine* 50: 55-75 (1974); Nahas, G.G., *Marihuana: Deceptive Weed*, New York: Raven Press (1973).

14 Nahas, G.G., *Keep Off the Grass*, New York: Reader's Digest Press (1976).

15 Subcommittee Hearings to Investigate the Administration of the Internal Security Act and Other Internal Security Laws, Marihuana-Hashish Epidemic and Its Impact on United States Security, Washington, DC: U.S. Government Printing Office (1974), S. xii.

16 Institute of Medicine, *Marijuana and Health*, Washington, DC: National Academy Press (1982); *Report on Cannabis Use*, Toronto: Addiction Research Foundation (1982).

17 Jones, R., »Clinical Pharmacology of Marijuana«, ein Bericht, der am 19. Februar 1997 den National Institutes of Health, genauer der Arbeitsgruppe über den medizinischen Nutzen von Cannabis, in Bethesda, MD, vorgelegt wurde.

18 National Commission (1972), vgl. Fußnote 7, S. 8.

19 Ministry of Health, Welfare and Sport [Ministerium für Gesundheit, Soziales und Sport], *Drug Policy in the Netherlands: Continuity and Change*, The Netherlands (1995).

20 »Deglamorising Cannabis«, *Lancet* 346: 1241 (1995).

Kapitel 2 Cannabis als Medizin

1 Drug Enforcement Administration, *Drug Legalization: Myths and Misconceptions*, Washington, DC: U.S. Department of Justice (1994), S. 49.

2 Peterson, R.E., *The Marijuana as Medicine Scam*, Lansing, MI: Michigan Office of Drug Control Policy (ohne Jahresangabe).

3 Richard A. Schwartz and Eric A. Voth, »Marijuana as Medicine: Making a Silk

Purse out of a Sow's Ear«, *Journal of Addictive Diseases* 14: 15-21 (1995).

4   Drug Watch International, *By Any Modern Medical Standard, Marijuana is No Medicine*, Omaha (ohne Jahresangabe).

5   Barry McCaffrey, Director of National Drug Control Policy, Office of National Drug Control Policy Press Release, Washington, DC (15. November 1996).

6   Chang, A.E. et al., »Delta-Nine-Tetrahydrocannabinol as an Antiemetic in Cancer Patients Receiving High-Dose Methotrexate: A Prospective Randomized Evaluation«, *Annals of Internal Medicine* 91: 819-24 (1979); Lucas, V.S. and Laszlo,J., »Delta-9-Tetrahydrocannabinol for Refractory Vomiting Induced by Cancer Chemotherapy«, *Journal of the American Medical Association* 243: 1241-43 (1980); Orr, L.E. et al., »Antiemetic Effect of Tetrahydrocannabinol Compared with Placebo and Prochlorperazine in Chemotherapy-Associated Nausea and Emesis«, *Archives of Internal Medicine* 140: 1431-33 (1980); Ekert, K. et al., »Amelioration of Cancer Chemotherapy Induced Nausea and Vomiting by Delta-9-Tetrahydrocannabinol«, *Medical Journal of Australia* 2: 657 -59 (1979); Sallan, S.E. et al., »Antiemetic Effect of Delta-9-Tetrahydrocannabinol in Patients Receiving Cancer Chemotherapy«, *New England Journal of Medicine* 293: 795-97 (1975); Sallan, S.E. et al., »Antiemetics in Patients Receiving Chemotherapy for Cancer: A Randomized Comparison of Delta-9- Tetrahydrocannabinol and Prochlorperazine«, *New England Journal of Medicine* 302: 135-38 (1980); Ungerleider, J.T. et al., »Cannabis and Cancer Chemotherapy: A Comparison of Oral Delta-9-THC and Prochlorperazine«, *Cancer* 50: 636-45 (1982); Vinciguerra, V. et al., »Inhalation of Marijuana as an Antiemetic for Cancer Chemotherapy«, *New York State Journal of Medicine* 85: 525-27 (1988); Frytak, S. et al., »Delta-9-Tetrahydrocannabinol as an Antiemetic for Patients Receiving Cancer Chemotherapy: A Comparison with Prochlorperazine and a Placebo«, *Annals of Internal Medicine* 91: 825-30 (1979); Kluin-Neleman, J.C. et al., «Delta-9-Tetrahydrocannabinol (THC) as an Antiemetic in Patients Treated with Cancerchemotherapy: A Double-Blind Cross-Over Trial Against Placebo«, *Veterinary and Human Toxicology* 21: 338-40 (1979).

7   Foltin, R.W. et al., »Behavioral Analysis of Marijuana Effects on Food Intake in Humans«, *Pharmacology Biochemistry and Behavior* 25: 577 -82 (1986); Foltin, R.W et al., »Effects of Smoked Marijuana on Food Intake and Body Weight of Humans Living in a Residential Laboratory«, *Appetite* 11: 1-14 (1988); Plasse, T.F. et al., »Recent Clinical Experience with Dronabinol«, *Pharmacology Biochemistry and Behavior* 40: 695- 700 (1991); Regelson, W. et al., »Delta-9-Tetrahydrocannabinol as an Effective Antidepressant and Appetite-Stimulating Agent in Advanced Cancer Patients«, S. 763-76 in Braude, M.C. and Szara, S. (Hrsg.), *The Pharmacology of Marihuana*, New York: Raven Press (1976); Gorter, R. et

al., »Dronabinol Effects on Weight in Patients with HIV Infection«, *AIDS* 6: 127-38 (1992); Greenberg, I. et al., »Effects of Marijuana use on Body Weight and Caloric Intake in Humans«, *Psychopharmacology* 49: 79-84 (1976); Ungerleider et al. (1979), vgl. Fußnote 6; Ekert et al. (1979), vgl. Fußnote 6; Sallan et al. (1980), vgl. Fußnote 6.

8   Crawford, W.J. and Merritt, J.C., »Effect of Tetrahydrocannabinol on Arterial and Intraocular Hypertension«, *International Journal of Clinical Pharmacology and Biopharmaceutics* 17: 191-96 (1979); Merritt, J.C. et al., »Effects of Marijuana on Intraocular and Blood Pressure in Glaucoma«, *Ophthamology* 87: 222-28 (1980); Merritt, J.C. et al., »Oral Delta-9-Tetrahydrocannabinol in Heterogeneous Glaucoma«, *Annals of Ophthamology* 12: 947-50 (1980); Hepler, R.S. and Petrus, R., »Experiences with Administration of Marijuana to Glaucoma Patients«, S. 63-76 in Cohen, S. and Stillman, R. (Hrsg.), *The Therapeutic Potenzial of Marihuana*, New York: Plenum Medical Book Company (1976); Hepler, R.S. et al., »Ocular Effects of Marijuana Smoking«, S. 815-24 in Braude, M.C. and Szara, S. (Hrsg.), *Pharmacology of Marihuana*, New York: Raven Press (1976).

9   Malec, J. et al., »Cannabis Effect on Spasticity in Spinal Cord Injury«, *Archives of Physical and Medical Rehabilitation* 63: 116-18 (1982); Dunn, M. and Davis, R., »The Perceived Effects of Marijuana on Spinal Cord Injured Males«, *Paraplegia* 12: 175 (1974); Mauer, M. et al., »Delta-9-Tetrahydrocannabinol Shows Antispastic and Analgesic Effects in a Single Case Double-Blind Trial«, *European Archives of Psychiatry and Clinical Neuroscience* 240: 1-4 (1990); Hanigan, WC. et al., »The Effect of Delta-9-THC on Human Spasticity«, *Clinical Pharmacology and Therapeutics* 39: 198 (1986).

10 Ungerleider, J.T. et al., »Delta-9-THC in the Treatment of Spasticity Associated with Multiple Sclerosis«, *Advances in Alcohol and Substance Abuse* 7: 39-50 (1987); Petro, D.J., »Marijuana as a Therapeutic Agent for Muscle Spasm or Spasticity«, *Psychosomatics* 21: 81-85 (1980); Petro, D.J. and Ellenberger, C., »Treatment of Human Spasticity with Delta-9-Tetrahydrocannabinol«, *Journal of Clinical Pharmacology* 21: 413-16S (1981); Meinck, H.M. et al., »Effect of Cannabinoids on Spasticity and Ataxia in Multiple Sclerosis«, *Journal of Neurology* 236: 120-22 (1989); Consroe, P. et al., »The Perceived Effects of Cannabis Smoking in Patients with Multiple Sclerosis«, Vortrag zur jährlichen Zusammenkunft der International Cannabinoid Research Society (Juni 1996).

11 Clifford, D.B., »Tetrahydrocannabinol for Tremor in Multiple Sclerosis«, *Annals of Neurology* 13: 669-71 (1983).

12 Grinspoon, L. and Bakalar, J.B, *Marihuana: Die verbotene Medizin* (1993); Pertwee, R.G., »Pharmacological, Physiological and Clinical Implications of the Dis-

covery of Cannabinoid Receptors: An Overview«, S. 1-34 in Pertwee, R.G. (Hrsg.), *Cannabinoid Receptors*, New York: Academic Press (1995); Consroe, P.F. and Woad, G.C., »Anticonvulsant Nature of Marijuana Smoking«, *Journal of the American Medical Association* 243: 306-7 (1975); Noyes, R. and Baram, D.A., »Cannabis Analgesia«, Comprehensive Psychiatry 15: 531-35 (1974).

13 Cunha, J.M. et al., »Chronic Administration of Cannabidiol to Healthy Volunteers and Epileptic Patients«, *Pharmacology* 21: 175-85 (1980); Consroe, P. and Snider, S.R., »Therapeutic Potenzial of Cannabinoids in Neurological Disorders«, S. 21-50 in Mechoulam, R. (Hrsg.), *Cannabinoids as Therapeutic Agents*, Boca Raton: CRC Press (1986).

14 *Uniform Controlled Substances Act of 1970*, 21 U.S., Sec. 800.

15 »MPP Analyzes States' Medicinal Marijuana Laws«, *Marijuana Policy Report 2*, 3: 1-6 (1996).

16 Wren, C.S., »Votes on Marijuana Are Stirring Debate«, *New York Times* (17. November 1996), S. 16.

17 Cotton, P., »Government Extinguishes Marijuana Access, Advocates Smell Politics«, *Journal of the American Medical Association* 267: 2573-74 (1992); Dablin, R., »Reflections on Strategies for Psychedelic Research in Light of the Medical Marijuana Struggle«, *Newsletter of the Multidisciplinary Association for Psychedelic Studies* 3, 2: 6-7 (1992).

18 Randall, R., »How Cancer and AIDS Patients Suffer at the Hands of the DEA«, S. 104-6 in Trebach, A.S. and Zeese, K.B. (Hrsg.), *Drug Prohibition and the Conscience the Nations*, Washington, DC: The Drug Policy Foundation (1990); Treaster, J.B., »Healing Herb or Narcotic? Marijuana as Medication«, *New York Times* (14. November 1993), S. 37; Meyer, E.L., »Marijuana as Medicine at Heart of Md. Case«, *Washington Post* (20. Dezember 1994), S. D1; Goldin, D., »Marijuana Cure: Rx for Arrest«, *New York Times* (10. September 1995), S. CY8; »Prohibition of Marijuana Prescribing Will Be Tested in Ohio«, *New York Times* (17. September 1995), S. 29.

19 Agurell, S. et al., »Pharmacokinetics and Metabolism of Delta-1-Tetrahydrocannabinol and Oilier Cannabinoids with Emphasis on Man«, *Pharmacological Reviews* 38: 21-43 (1986); Lemberger, L. et al., »Delta-9-Tetrahydrocannabinol: Temporal Correlation of the Psychologic Effects and Blood Levels After Various Routes of Administration«, *New England Journal of Medicine* 268: 685-88 (1972); Perez-Reyes, M. et al., »The Clinical Pharmacology and Dynamics of Marijuana Cigarette Smoking«, *Journal of Clinical Pharmacology* 21: 201-7S (1981); Wall, M.E. and Perez-Reyes, M., »The Metabolism of Delta-9-Tetrahydrocannabinol and Related Cannabinoids in Man«, *Journal of Clinical Pharmacology* 21: 178-89S (1981); Ohlsson, A. et al., »Plasma Delta-9- THC Concen-

trations and Clinical Effects After Oral and Intravenous Administration and Smoking«, *Clinical Pharmacology and Therapeutics* 28: 409-16 (1980); Mason, A.P. and McBay, A.J., »Cannabis: Pharmacology and Interpretation of Effects«, *Journal of Forensic Sciences* 30: 615-31 (1985).

20 Mattes, R.D. et al., »Cannabinoids and Appetite Stimulation«, *Pharmacology Biochemistry and Behavior* 49: 187-95 (1994); Peat, M.A., »Distribution of Delta-9-Tetrahydrocannabinol and Its Metabolites«, *Advances in Analytical Toxicology* 2: 186-217 (1989); Wall, M.E. et al., »Metabolism, Disposition, and Kinetics of Delta-9-Tetrahydrocannabinol in Men and Women«, *Clinical Pharmacology and Therapeutics* 34: 352-63 (1983); Agurell et al. (1986), vgl. Fußnote 19.

21 Mattes, R.D. et al., »Bypassing the First-Pass Effect for the Therapeutic Use of Cannabinoids«, *Pharmacology Biochemistry and Behavior* 44: 745-47 (1993).

22 Mattes et al. (1994), vgl. Fußnote 20; Agurell et al. (1986), vgl. Fußnote 19; Wall and Perez-Reyes (1981), vgl. Fußnote 19.

23 Hollister, L.E. et al., »Do Plasma Concentrations of Delta-9-Tetrahydrocannabinol Reflect the Degree of Intoxication?«, *Journal of Clinical Pharmacology* 21: 171-77S (1981); Chait, L.D. and Zacny, J.P., »Reinforcing and Subjective Effects of Oral Delta-9-THC and Smoked Marijuana in Humans«, *Psychopharmacology* 107: 255-62 (1992); Ohlsson et al. (1980), vgl. Fußnote 19; Peat (1989), vgl. Fußnote 20; Lemberger et al. (1972), vgl. Fußnote 19.

24 Cone, E.J. et al., »Marijuana-Laced Brownies: Behavioral Effects, Physiological Effects, and Urinalysis in Humans Following Ingestion«, *Journal of Analytical Toxicology* 12: 169-75 (1988); Lemberger et al. (1972), vgl. Fußnote 19; Chait and Zacny (1992), vgl. Fußnote 23; Ohlsson et al. (1980), vgl. Fußnote 19.

25 Perez-Reyes, M., »Pharmacodynamics of Certain Drugs of Abuse«, S. 287-310 in Barnett, G. and Chiang, C.N. (Hrsg.), *Pharmacokinetics and Pharmacodynamics of Psychoactive Drugs*, Foster City, CA: Biomedical Publications (1985); Sallan et al. (1975), vgl. Fußnote 6; Chait and Zacny (1992), vgl. Fußnote 23.

26 Perez-Reyes, M. et al., »Intravenous Injection in Man of Delta-9-Tetrahydrocannabinol and 11-Hydroxy-Delta-9-Tetrahydrocannabinol«, *Science* 177: 633-35 (1972); Perez-Reyes, M. et al., »A Comparison of the Pharmacological Activity of Delta-9-Tetrahydrocannabinol and its Monohydroxylated Metabolites in Man«, *Experentia* 29: 1009-10 (1973); Lemberger, L. et al., »Comparative Pharmacology of Delta-9-Tetrahydrocannabinol and its Metabolite 11-OH-Delta-9-THC«, *Journal of Clinical Investigation* 54: 2411-17 (1973); Wall and Perez Reyes (1981), vgl. Fußnote 19; Agurell et al. (1986), vgl. Fußnote 19.

27 Mason and McBay (1985), vgl. Fußnote 19; Agurell et al. (1986), vgl. Fußnote 19; Lemberger et al. (1973), vgl. Fußnote 26; Perez-Reyes et al. (1973), vgl. Fuß-

note 26.

28 Mason and McBay (1985), vgl. Fußnote 19; Agurell et al. (1986), vgl. Fußnote 19; Peat (1989), vgl. Fußnote 20; Ohlsson et al. (1980), vgl. Fußnote 19.

29 Karniol, G. et al., »Cannabidiol Interferes with the Effects of Delta-9-Tetrahydrocannabinol in Man«, *European Journal of Pharmacology* 28: 172-77 (1974); Zuardi, A.W et al., »Action of Cannabidiol on the Anxiety and Other Effects Produced by Delta-9-THC in Normal Subjects«, *Psychopharmacology* 76: 245-50 (1982).

30 Frytak et al. (1979), vgl. Fußnote 6.

31 Schwartz, R.H. and Beveridge, R.A., »Marijuana as an Antiematic Drug: How Useful Today? Opinions From Clinical Oncologists«, *Journal of Addictive Diseases* 13: 53-65 (1994).

32 Schwartz, R.H. et al., »Marijuana to Prevent Nausea and Vomiting in Cancer Patients: A Survey of Clinical Oncologists«, *Southern Medical Journal* 90: 167-72 (1997).

33 Doblin, R. and Kleiman, M.A.R., »Marijuana as an Anti-Emetic Medicine: A Survey of Oncologists' Attitudes and Experiences«, *Journal of Clinical Oncology* 19: 1275-1290 (1991).

34 Schwartz et al. (1997), vgl. Fußnote 32.

35 Agurell et al. (1986), vgl. Fußnote 19; Ohlsson et al. (1980), vgl. Fußnote 19.

36 Elsohly, M.A. et al., »Rectal Bioavailablity of Delta-9-Tetrahydrocannabinol From Various Esters«, *Pharmacology Biochemistry and Behavior* 40: 497-502 (1991) ; Mattes et al. (1993), vgl. Fußnote 21.

37 Olsen, J.L. et al., »An Inhalation Aerosol of Delta-9-Tetrahydrocannabinol«, *Journal of Pharmacy and Pharmacology* 28: 86 (1976).

38 National Commission on Marihuana and Drug Abuse, *Marihuana: A Signal of Misunderstanding*, Washington, DC: U.S. Government Printing Office (1972); Cohen, S., »Therapeutic Aspects«, S. 194-225 in Petersen, R.C. (Hrsg.), *Marihuana Research Findings*: 1976, Rockville, MD: National Institute on Drug Abuse (1977); Cohen, S. and Stillman, R.C. (Hrsg.), *The Therapeutic Potenzial of Marihuana*, New York: Plenum Medical Book Company (1976); National Institute on Drug Abuse, *Marijuana and Health*, Eighth Annual Report to the U.S. Congress from the Secretary of Health and Human Services (1980).

39 »Access to Cannabinoids and Marijuana for Research and Treatment«, Appendix III, S. 175-76 in Mechoulam, R. (Hrsg.), *Cannabinoids as Therapeutic Agents*, Boca Raton, FL: CRC Press (1986).

40 Randall, R.C. (Hrsg.), *Marijuana, Medicine and the Law*, Washington, DC: Galen Press (1988), S. 27-50.

41 National Institute on Drug Abuse, *Marihuana and Health*, Sixth Annual Report

to the U.S. Congress from the Secretary of Health, Education and Welfare (1976).

42 National Institute on Drug Abuse, *Marihuana and Health*, Seventh Annual Report to the U.S. Congress from the Secretary of Health, Education and Welfare (1977); National Institute on Drug Abuse (1980), vgl. Fußnote 37.

43 Drug Policy Office, *Federal Strategy for Prevention of Drug Abuse and Drug Trafficking*, Washington, DC: The White House (1982).

44 National Institute on Drug Abuse, *Marijuana and Health*, Ninth Report to the U.S. Congress from the Secretary of Health and Human Services (1982), S. 5.

45 54 Federal Register 53767 (29. Dezember 1989).

46 *In the Matter of Marijuana Rescheduling, Docket 86-22, Opinion, Recommended Ruling, Findings of Fact, Conclusions of Law and Decision of Administrative Law Judge*, Washington, DC: Drug Enforcement Administration (6. September 1988).

47 *Alliance for Cannabis Therapeutics and NORML v DEA*, 15 F.2d 1131 (D.C. Cir. 1994).

48 57 Federal Register 10499 (26. März 1992).

49 Cotton (1992), vgl. Fußnote 17; »U.S. Rescinds Approval of Marijuana as Therapy«, *New York Times* (11. März 1992), S. A21.

50 Voelker, R., »Medical Marijuana: A Trial of Science and Politics«, *Journal of the American Medical Association* 271: 1645 (1994).

51 Drug Enforcement Administration Press Release, »Response to JAMA Article Titled ›Marihuana as Medicine‹«, Washington, DC (20. Juni 1995).

52 Drug Enforcement Administration (1994), vgl. Fußnote 1.

53 Doblin, R., »Medical Marijuana Research: NIDA Just Says No to Science«, *Newsletter of the Multidisciplinary Association for Psychedelic Studies* 5, 4: 11-13 (1995); Lehrman, S., »U.S. Drug Agencies Resist Medicinal-Pot Plan«, *San Francisco Examiner* (8. Januar 1995), S. B2; Okie, S., »Plan to Test Drug's Effectiveness in Bureaucratic Limbo«, *Washington Post Health* (19. November 1996), S. 7.

54 Barry McCaffrey, Director of National Drug Control Policy, Senate Judiciary Committee Hearings, *Teenage Drug Use* (4. September 1996).

55 Office of National Drug Control Policy, *The Administration's Response to the Passage of California Proposition 215 and Arizona Proposition 200*, Washington, DC (30. Dezember 1996); »Doctors Given Federal Threat on Marijuana: U.S. Acts to Overcome States' Easing of Law«, *New York Times* (31. Dezember 1996), S. 1.

56 Lapey, J., *The Medical Marijuana Scam*, Hanover, MA: Concerned Citizens for Drug Prevention, Inc. (1993); Bennett, S.S., *Therapeutic Marijuana: Fact or Fiction*, Portland: Oregon Federation of Parents for Drug Free Youth (1992); Voth, E.A., *The International Drug Strategy Institute Position Paper on the Medicinal Ap-*

plications of Marijuana, Drug Watch International, Omaha (ohne Jahresangabe); Gorman, T.J., *Marijuana is NOT a Medicine*, Santa Clarita, CA: California Narcotics Officers' Association (1996); Center on Addiction and Substance Abuse Press Release, »Majority of Californians Support Marijuana for Terminally Ill But Reject Other Provisions«, New York (28. Oktober 1996).

57 Gwynne, P., »Trials of Medical Marijuana's Medical Potenzial Languish as Government Says Just Say No«, *The Scientist* 9, 23: 1-2 (1995).

58 American Public Health Association, *Access to Therapeutic Marijuana/Cannabis*, Resolution 9513 (1995).

59 Federation of American Scientists, *Medical Use of Whole Cannabis* (1994).

60 See *Alliance for Cannabis Therapeutics and NORML v DEA*, 15 F.2d 1131 (D.C. Cir. 1994).

61 »Choice for Surgeon General Favors Medicinal Marijuana Use«, *Washington Post* (20. Dezember 1992), S. A16.

62 *Therapeutic Use of Marijuana*, Resolution of the National Association of Attorneys General (25. Juni 1983).

63 *Resolution Calling for the Reclassification of Marijuana to Schedule II of the Controlled Substances Act*, National Association of Criminal Defense Lawyers (Mai 1987).

64 Kassirer, J.P., »Federal Foolishness and Marijuana«, *New England Journal of Medicine* 336: 366-67 (1997).

65 Grinspoon, L. and Bakalar, J.B., »Marihuana as Medicine: A Plea for Reconsideration«, *Journal of the American Medical Association* 273: 1875-76 (1995).

66 »A Medical Opinion on Marijuana«, *New York Times* (31. Januar 1997); »Lift the Ban on Using Marijuana for Medicine«, *USA Today* (11. Januar 1994); »Out-of-Touch Marijuana Ban Ill Serves Patients«, *USA Today* (2. Januar 1997); »Reducing the Drug War to Absurdity«, *Chicago Tribune* (11. Juli 1995); »Giving Suffering Patients a Break«, *The Oakland Tribune* (19. Januar 1994); »Medicinal Marijuana«, *The Oakland Tribune* (20. Juni 1995); »Try Some Mercy«, *San Jose Mercury News* (10. Januar 1994); »Let's OK Pot as Medicine«, *The Capital Times*, Madison, Wisconsin (27. September 1993); »Let Doctors Prescribe Pot«, *Albany Times Union* (4. Januar 1993); »Medical Use of Marijuana: Let Doctors Decide«, *The Star Tribune*, Minneapolis (23. März 1992).

67 Beldon & Russonello, »American Voters' Opinions on the Use and Legalization of Marijuana«, national random poll conducted for the American Civil Liberties Union, New York (1995); The Field Institute, poll of California voters' support for Proposition 215 (1996); Center on Addiction and Substance Abuse (1996), vgl. Fußnote 56; Lake Research, Inc., national random poll conducted for the Lindesmith Center, New York (1997).

68 Hearn, W, »Considering Cannabis«, *American Medical News* 38, 37: 11-13 (1995); Wren, C.S., »Doctors Criticize Move Against State Measures«, *New York Times* (31. Dezember 1996), S. D18; Goodavage, M., »Calif. to Vote on Legalizing Pot as Medicine«, *USA Today* (16. Juli 1996), S. 10A; Rogers, P., »Pot Charges Against Epileptic Dismissed: Santa Cruz Woman Had Faced Prison Term«, *San Jose Mercury News* (27. März 1993), S. B5.

69 Wesner, B., »The Medical Marijuana Issue Among PWAs: Reports of Therapeutic Use and Attitudes Toward Legal Reform«, Working Paper, Honolulu: University of Hawaii (1996).

70 Marin, G., »State Pot Order Rejected: S.F. Sheriff Won't Enforce Ban on Club's Sale«, *San Francisco Chronicle* (7. August 1996); »Rx to Peddle Pot? Police Say No«, *Kentucky Post* (27. Februar 1996), S. 1; Gorman, P., »Cannabis Provider: Interview with Steven Smith«, *High Times*: 5 (April 1994); Peacock, L., »Doctors or Dope Dealers?« *Arkansas Times* (16. Dezember 1993), S. 17; Treaster, J., »Healing Herb or Narcotic? Marijuana as Medicine«, *New York Times* (14. November 1993), S. 37; Murphy, K, »Arrest Sounds an Alarm for Medicinal Marijuana Clubs«, *Los Angeles Times* (14. Juni 1995); Goldberg, C., »Marijuana Club Helps Those in Pain«, *New York Times* (25. Februar 1996), S. 16; Fisher, I., »The Marijuana Club«, *New York Times* (10. Januar 1997), S. B1.

71 Food, *Drugs and Cosmetics Act*, Section 505(d)(7).

72 Pertwee (1995), vgl. Fußnote 12.

73 Dansak, D., »In the Matter of Marijuana Rescheduling Petition«, affidavit filed in Drug Enforcement Administration Hearing, Docket 86-22 (1987), S. 149-58 in Randall, R.C. (Hrsg.), *Cancer Treatment and Marijuana*, Washington, DC: Galen Press (1990); Vinciguerra et al. (1988), vgl. Fußnote 6; Chang et al. (1979), vgl. Fußnote 6; Hepler and Petrus (1976), vgl. Fußnote 8.

74 Gingrich, N., »Legal Status of Marijuana«, *Journal of the American Medical Association* 247: 1563 (1982).

Kapitel 3 Cannabis und Abhängigkeit

1 National Institute on Drug Abuse, »Marijuana Treatments Involving Social Support or Relapse Prevention Appear to Reduce Chronic Drug Use«, NIDA Notes 5, 2 (1990), S. 16.

2 Donna E. Shalala, Secretary of Health and Human Services, »Say ›No‹ to Legalization of Marijuana«, *Wall Street Journal* (18. August 1995), S. A10.

3 Neil Swan, »A Look at Marijuana's Harmful Effects«, *NIDA Notes* 9, 2 (1994) S. 16.

4 National Institute on Drug Abuse, *Marijuana: What Parents Need to Know*, Rockville, MD (1995), S.19.

5 Johnston, L.D. et al., *National Survey Results on Drug Use from the Monitoring the*

Future Study, 1975-1994, Volume II: College Students and Young Adults, Rockville, MD: U.S. Department of Health and Human Services (1996), S. 43.

6   Substance Abuse and Mental Health Services Administration, *National Household Survey on Drug Abuse: Population Estimates 1994*, Rockville, MD: U.S. Department of Health and Human Services (1995).

7   Grinspoon, L., *Marihuana Reconsidered*, Cambridge, MA: Harvard University Press (1971); Grinspoon, L. and Bakalar, J.B., *Marihuana: Die verbotene Medizin* (1993); Sloman, L., *Reefer Madness: Marijuana in America*, New York: Grove Press (1979); Novak, W, *High Culture: Marijuana in the Lives of Americans*, The Cannabis Institute of America, Inc. (1980).

8   Kandel, D.B. and Davies, M., »Progression to Regular Marijuana Involvement: Phenomenology and Risk Factors for Near Daily Users«, S. 211-54 in Glanzt, M. and Pickens, R. (Hrsg.), *Vulnerability to Drug Abuse*, Washington, DC: American Psychological Association (1992).

9   Tunving, K et al., »A Way Out of the Fog: An Out-Patient Program for Cannabis Abusers«, S. 207-12 in Chesher, G. et al. (Hrsg.), *Marijuana: An International Research Report*, Canberra: Australian Government Publishing Service (1988); Hendin, H. et al., *Living High: Daily Marijuana Use Among Adults*, New York: Human Sciences Press (1987); Stephens, R.S. et al., »Adult Marijuana Users Seeking Treatment«, *Journal of Consulting and Clinical Psychology* 61: 1100-04 (1993); Novak (1980), vgl. Fußnote 7.

10   Jones, R. T., »Marijuana: Health and Treatment Issues«, *Psychiatric Clinics of North America* 7: 703-12 (1984); Chalsma, A.L. and Boyum, D., *Marijuana Situation Assessment*, Washington, DC: Office of National Drug Control Policy (1994); U.S. Department of Health and Human Services, *Epidemiological Trends in Drug Abuse, Volume I: Highlights and Executive Summary*, Rockville, MD (1995); Leshner, A.I., »Marijuana, Medicine and the Law«, *The Washington Post* (5. Oktober 1994), S. A22.

11   Hubbard, R.L. et al., *Drug Abuse Treatment: A National Study of Effectiveness*, Chapel Hill: University of North Carolina Press (1989); Didcott, P. et al., *A Profile of Addicts in Residential Treatment in New South Wales*, Sidney: New South Wales Department of Health (1988); Stephens et al. (1993), vgl. Fußnote 9.

12   Stefanis, C. et al., »Experimental Observations of a 3-Day Hashish Abstinence Period and Reintroduction of Use«, *Annals of the New York Academy of Sciences* 282: 113-20 (1976); Mendelson, J.H. et al., »Marijuana Withdrawal Syndrome in a Woman«, *American Journal of Psychiatry* 141: 1289-90 (1984); Williams, E.G. et al., »Studies on Marihuana and Pyrahexl Compound«, *Public Health Reports* 61: 1059-83 (1946); Greenberg, I. et al., »Psychiatric and Behavioral Observations of Casual and Heavy Marijuana Users«, *Annals of the New York Aca-*

demy of Sciences 282: 72-84 (1976); Soueif, M.I., »Hashish Consumption in Egypt, With Special Reference to Psychosocial Aspects«, *Bulletin on Narcotics* 19: 1-12 (1967); Bensusan, A.D., »Marihuana Withdrawal Symptoms«, *British Journal of Medicine* 3: 112 (1971); Solowij, N. et al., »Biopsychosocial Changes Associated with Cessation of Cannabis Use: A Single Case Study of Acute and Chronic Effects, Withdrawal and Treatment«, *Life Sciences* 56: 2127-35 (1995); Miles, C.G. et al., *An Experimental Study of the Effects of Daily Cannabis Smoking on Behavioral Patterns*, Toronto, Canada: Addiction Research Foundation (1974); Mendelson, J.H. et al., »The Effects of Marihuana Use on Human Operant Behavior: Individual Data«, S. 643-53 in Braude, M.C. and Szara, S. (Hrsg.), *The Pharmacology of Marihuana*, New York: Raven Press (1976).

13 Jones, R. T. et al., »Clinical Relevance of Cannabis Tolerance and Dependence«, *Journal of Clinical Pharmacology* 21: 143-52S (1981).

14 Reported in Gannon, R., »The Truth About Pot«, *Popular Science* 192: 76-79 (Mai 1968).

15 Jones, R.T. et al., »Clinical Studies of Tolerance and Dependence«, *Annals of the New York Academy of Sciences* 282: 221-39 (1976).

16 Wiesbeck, G.A. et al., »An Evaluation of the History of a Marijuana Withdrawal Syndrome in a Large Population«, *Addiction* 91: 1469-78 (1996).

17 Compton, D.R. et al., »Cannabis Dependence and Tolerance Production«, *Advances in Alcohol and Substance Abuse* 9: 129-47 (1990); Jones, R.T., »Cannabis Tolerance and Dependence«, S. 617-90 in Fehr, K.O. and Kalant, H., *Cannabis and Health Hazards*, Toronto: Addiction Research Foundation (1983); Adams, I.B. and Martin, B.R., »Cannabis: Pharmacology and Toxicity in Animals and Humans«, *Addiction* 91: 1585-1614 (1996).

18 Aceto, M.D. et al., »Cannabinoid Precipitated Withdrawal by the Selective Cannabinoid Receptor Antagonist, SR 141716A«, *European Journal of Pharmacology* 82: R1-2 (1995).

19 Shalala, D., remarks at *National Conference on Marijuana Use: Prevention, Treatment and Research*, sponsored by the National Institute on Drug Abuse, Arlington, VA (Juli 1995); Swan, N., »Marijuana Antagonist Reveals Evidence of THC Dependence in Rats«, *NIDA Notes* 10, 6: 1 (1995); Ferrell, D., »Scientists Unlocking Secrets of Marijuana's Effects«, *Los Angeles Times, Washington Edition* (19. Dezember 1996), S. A4.

20 U.S. Department of Health and Human Services, *Drug Abuse and Drug Abuse Research*, Rockville, MD (1991), S. 133.

21 Hilts, P.J., »Is Nicotine Addictive? It Depends on Whose Criteria You Use«, *New York Times* (2. August 1994), S. C3.

22 Hall, W et al., *The Health and Psychological Consequences of Cannabis Use*, Can-

berra: Australian Government Publishing Service (1994); Roffman, R.A. and Barnhart, R., »Assessing Need for Marijuana Dependence Treatment Through an Anonymous Telephone Interview«, *International Journal of the Addictions* 22: 639-51 (1987).

23 Miller, N.S. and Gold, M.S., »The Diagnosis of Marijuana (Cannabis) Dependence«, *Journal of Substance Abuse Treatment* 6: 183-92 (1989), S. 184.

24 Gold, M.S., *Marijuana*, New York: Plenum Medical Book Company (1989), S. 96.

25 Gold, M.S., *The Good News About Drugs and Alcohol*, New York: Villard Books (1991); Schwartz, R.H., »Identifying and Helping Patients Who Use Marijuana«, *Post Graduate Medicine* 86, 6: 91-95 (1989); Estroff, T.W. and Gold, M.S., »Psychiatric Presentations of Marijuana Abuse«, *Psychiatric Annals* 16: 221-24 (1986); Schnoll, S.H. and Daghestani, A.N., »Treatment of Marijuana Abuse«, *Psychiatric Annals* 16: 249-54 (1986); Kleber, H.D., »Treatment of Drug Dependence: What Works?« *International Review of Psychiatry* 1: 81-100 (1989); Smith, J.W. et al., »A Marijuana Smoking Cessation Clinical Trial Utilizing THC-Free Marijuana, Aversion Therapy and Self-Management Counseling«, *Journal of Substance Abuse Treatment* 5: 89-98 (1988); Tennant, F.S., »The Clinical Syndrome of Marijuana Dependence«, *Psychiatric Annals* 16: 225-34 (1986); Dupont, R.L., *Getting Tough on Gateway Drugs*, Washington, DC: American Psychiatric Press (1984); Gold (1989), vgl. Fußnote 23; Miller and Gold (1989), vgl. Fußnote 22.

26 Peele, S., *The Diseasing of America*, Lexington, MA: Lexington Books (1989).

27 Normand, J. et al., *Under the Influence: Drugs and the American Workforce*, Washington, DC: National Academy Press (1994); »SmithKline Test Index Shows Continued Drop in Test Positives«, *Drug Detection Report* (5. März 1996), S. 1.

28 Zimmer, L. and Jacobs, J.B., »The Business of Drug Testing: Technological Innovation and Social Control«, *Contemporary Drug Problems* 19: 1-26 (1992); Jacobs, J.B. and Zimmer, L., »Drug Treatment and Workplace Drug Testing: Politics, Symbolism and Organizational Dilemmas«, *Behavioral Sciences and the Law* 9: 345-60 (1991).

Kapitel 4   Cannabis und die These von der Einstiegsdroge

1 Join Together, *Monthly Action Kit*: Increase in Marijuana Use Among Young People, Boston (1995).

2 Center on Addiction and Substance Abuse, *Cigarettes, Alcohol and Marijuana: Gateways to Illicit Drugs*, New York (1994), S. 9.

3 Gabriel Nahas, *Keep Off the Grass*, Middlebury, VT: Paul S. Eriksson (1990), S. xxiii.

4   Senator Orrin Hatch, Senate Judiciary Committee Hearings, *Teenage Drug Use* (4. September 1996).

5   Andrew L. Chalsma and David Boyum, *Marijuana Situation Assessment*, Washington, DC: Office of National Drug Control Policy (1994), S. 5.

6   Himmelstein,].L., *The Strange Career of Marihuana: Politics and Ideology of Drug Control in the United States*, Westport, CT: Greenwood Press (1983); Regush, N.M., *The Drug Addiction Dilemma*, New York: Dial Press (1971).

7   Glaser, D. et al., »Later Heroin Use by Marijuana-Using and Non-Drug-Using Adolescent Offenders in New York City«, *International Journal of the Addictions* 4: 145-55 (1969); Goode, E., »Multiple Drug Use Among Marijuana Smokers«, *Social Problems* 17: 48-64 (1969).

8   Blum, R.H. et al., *Students and Drugs*, San Francisco:]ossey-Bass (1970); Shick, J.F.E. et al., »Use of Marijuana in the Haight-Ashbury Subculture«, *Journal of Psychedelic Drugs* 2: 49-65 (1968); McGlothlin, WH. and West, L.J., »The Marihuana Problem; An Overview«; *American Journal of Psychiatry* 125: 370-78 (1968).

9   Clayton, R.R., »Cocaine Use in the United States«, S. 8-34 in Kozel, N.J. and Adams, E.H. (Hrsg.), *Cocaine Use in America: Epidemiologic and Clinical Perspectives*, Rockville, MD: National Institute on Drug Abuse (1985); Yamaguchi, K. and Kandel, D.B., »Patterns of Drug Use from Adolescence to Young Adulthood II«, *American Journal of Public Health* 74: 668-72 (1984).

10   Single, E. et al., »Patterns of Multiple Drug Use in High School«, *Journal of Health and Social Behavior* 15: 344-57 (1974); Yu, J. and Williford, WR., »The Age of Onset and Alcohol, Cigarette, and Marijuana Use Patterns: An Analysis of Drug Use Progression of Young Adults in New York State«, *International Journal of the Addictions* 27: 1313-23 (1992); Kandel, D.B. et al., »Stages of Progression in Drug Involvement from Adolescence to Adulthood: Further Evidence for the Gateway Theory«, *Journal of Studies on Alcohol* 53: 447- 57 (1992); Blum et al. (1970), vgl. Fußnote 8.

11   Cohen, P. and Sas, A., »Cannabis Use as a Stepping Stone to Other Drug Use? The Case of Amsterdam«, S. 49-82 in Bollinger, L. (Hrsg.), *Cannabis Science: From Prohibition to Human Right*, New York: Peter Lang (1997); Blaze-Temple, D. and Lo, S.K., »Stages of Drug Use: A Community Survey of Perth Teenagers«, *British Journal of Addiction* 87; 215-25 (1992); Chowdhury, A.N., »Cannabis: A Note from Bengal«, *Addiction* 91: 766-67 (1996); Soueit: M.I., »The Use of Cannabis in Egypt: A Behavioral Study;« *Bulletin on Narcotics* 23,4: 17-28 (1971).

12   Substance Abuse and Mental Health Services Administration, *National Household Survey on Drug Abuse: Main Findings 1994*, Rockville, MD: U.S. Department of Health and Human Services (1996), S. 132-34.

13   Clayton, R.R. and Voss, H.L., *Young Men and Drugs in Manhattan: A Causal Analysis*, Rockville, MD: National Institute on Drug Abuse (1981); Welte, J.W and Barnes, G.M., »Alcohol: The Gateway to Other Drug Use Among Secondary-School Students«, *Journal of Youth and Adolescence* 14: 487-98 (1985); Robins, N.L. and Murphy, G.E., »Drug Use in a Normal Population of Young Negro Men«, *American Journal of Public Health* 57: 1580-96 (1967); National Commission on Marihuana and Drug Abuse, *Marihuana: A Signal of Misunderstanding*, Washington, DC: U.S. Government Printing Office (1972), S. 340-67; Glaser et al. (1969), vgl. Fußnote 7.

14   Substance Abuse and Mental Health Services Administration (1996), vgl. Fußnote 12, S. 27-37; National Institute on Drug Abuse, *National Household Survey on Drug Abuse: Main Findings 1990*, Rockville, MD: U.S. Department of Health and Human Services (1991), S. 20-30; Johnston, L.D. et al., *National Survey Results on Drug Use from the Monitoring the Future Study, 1975-1994, Volume I: Secondary School Students*, Rockville, MD: U.S. Department of Health and Human Services (1995), S. 78-82.

15   Substance Abuse and Mental Health Services Administration (1996), vgl. Fußnote 12, S. 48.

16   Johnson, V:, »A Longitudinal Assessment of Predominant Patterns of Drug Use Among Adolescents and Young Adults«, S. 173-82 in Chesher, G. et al. (Hrsg.), *Marijuana: An International Research Report*, Canberra: Australian Government Publishing Service (1988); Mullins, C.J. et al., »Variables Related to Cannabis«, *International Journal of the Addictions* 10: 481-502 (1975); Yamaguchi, K. and Kandel, D.P., »Patterns of Drug Use from Adolescence to Young Adulthood III: Predictors of Progression«, *American Journal of Public Health* 74: 67381 (1984); Donovan, J.E. and Jessor, R., »Problem Drinking and the Dimensions of Involvement with Drugs«, *American Journal of Public Health* 73: 543-52 (1983); Ellickson, P. et al., »Stepping Through the Drug Use Sequence: Longitudinal Scalogram Analysis of Initiation and Regular Use«, *Journal of Abnormal Psychology* 101: 441- 51 (1992); Kandel, D.P. and Yamaguchi, K., »From Beer to Crack: Developmental Patterns of Drug Involvement«, *American Journal of Public Health* 83: 851-55 (1993); Inciardi, J.A. and Pottieger, A.E., »Kids, Crack and Crime«, *Journal of Drug Issues* 21: 257070 (1991).

17   Golub, A. and Johnson, B.D., »The Shifting Importance of Alcohol and Marijuana as Gateway Substances Among Serious Drug Abusers«, *Journal of Studies on Alcohol* 55: 607-14 (1994); Kandel, D.P. and Davies, M., »High School Students Who Use Crack and Other Drugs«, *Archives of General Psychiatry* 53: 7180 (1996); Kandel, D. and Faust, R., »Sequence and Stages in Patterns of Adolescent Drug Use«, Archives of General Psychiatry 32: 923-32 (1975).

18 Kandel, D.P. et al., »Cocaine Use in Young Adulthood: Patterns of Use and Psychosocial Correlates«, S. 76-110 in Kozel, N.J. and Adams, E.H. (Hrsg.), *Cocaine Use in America: Epidemiologic and Clinical Perspectives*, Rockville, MD: National Institute on Drug Abuse (1985).

19 Gove, W.R. et al., »Drug Use and Mental Health Among a Representative National Sample of Young Adults«, *Social Forces* 58: 572-90 (1979); Kaplan, H.B. et al., »Pathways to Adolescent Drug Use: Self-Derogation, Peer Influence, Weakening of Social Controls, and Early Substance Use«, *Journal of Health and Social Behavior* 25: 270-89 (1982); Donovan, J.E. et al., »Syndrome of Problem Behavior in Adolescence: A Replication«, *Journal of Consulting and Clini cal Psychology* 56: 762-65 (1988); Scheier, L.M. and Newcombe, M.D., »Psychosocial Predictors of Drug Use Initiation and Escalation: An Expansion of the Multiple Risk Factors Hypothesis Using Longitudinal Data«, *Contemporary Drug Problems* 18: 31-73 (1991); Shedler, J. and Block, J., »Adolescent Drug Use and Psychological Health«, *American Psychologist* 45: 612-30 (1990); Robins, L.N., »Sturdy Childhood Predictors of Adult Antisocial Behavior: Replications from Longitudinal Studies«, *Psychological Medicine* 8: 611-22 (1978); Farrell, A.D. et al., »Relationship Between Drug Use and Other Problem Behaviors in Urban Adolescents«, *Journal of Consulting and Clinical Psychology* 60: 705 12 (1992); Yamaguchi and Kandel (1984), vgl. Fußnote 16; Kandel and Davies (1996), vgl. Fußnote 17.

20 Johnston, L.D. et al., »Drugs and Delinquency: A Search for Causal Connections«, S. 137-56 in Kandel, D.P. (Hrsg.), *Longitudinal Research on Drug Use: Empirical Findings and Methodological Issues*, New York Sons (1978); Clayton, R.R., »The Delinquency and Drug Use Relationship Among Adolescents: A Critical Review«, S. 82-103 in Lettieri, D.J. and Ludford, J.P., *Drug Abuse and the American Adolescent*, Rockville, MD: National Institute on Drug Abuse (1981); Elliot, D.S. and Ageton, A.R., *Structural Delinquency and Drug Use*, Boulder, CO: Behavioral Research Institute (1976); Donovan, J. and Jessor, R., »Structure of Problem Behavior in Adolescence and Young Adulthood«, *Journal of Consulting and Clinical Psychology* 53: 890-904 (1985); Block, J. et al., »Longitudinally Foretelling Drug Usage in Adolescence: Early Childhood Personality and Environmental Precursors«, *Child Development* 59: 336-55 (1988); Robins, L.N. and McEvoy, L., »Conduct Problems as Predictors of Substance Abuse«, S. 182204 in Robins, L.N. and Rutter, M. (Hrsg.), *Straight and Devious Pathways From Childhood to Adulthood*; Cambridge: Cambridge University Press (1990).

21 Center on Addiction and Substance Abuse (1994), vgl. Fußnote 2.

22 Tanda, G. et al., »Cannabinoid and Heroin Activation of Mesolimbic Dopamine Transmission by a Common & Opioid Receptor Mechanism«, *Science* 276:

2048-50 (1997).

23   Blakeslee, S., »Brain Studies Tie Marijuana to Other Drugs«, *New York Times* (27. Juni 1997), S. A16.

24   Casteneda, E. et al., »THC Does Not Affect Striatal Dopamine Release: Microdialysis in Freely Moving Rats«, *Pharmacology Biochemstry and Behavior* 40: 587-91 (1991); Herkenham, M., »Localization of Cannabinoid Receptors in Brain and Periphery«, S. 145-66 in Pertwee, R. (Hrsg.), *Cannabinoid Receptors*, New York: Academic Press (1995).

Kapitel 5   Cannabisgesetze und Justiz

1   Robert E. Peterson, *The Success of Tough Drug Enforcement*, Vestal, NY: Performance Accountability Evaluations (1996), S. iv.

2   Robert E. Pierre, »Marijuana's Violent Side«, *Washington Post* (9. September 1996), S. 1.

3   Patrick McGowan, Minnesota sheriff, quoted in Suro, R., »Political Rhetoric Overlooks Change in Drug-Use Patterns«, *Washington Post* (24. September 1996), S. 1.

4   William Bennett, Director of National Drug Control Policy, quoted in »Too Easy on Drugs, Bennett Tells«, *The Sacramento Bee* (19. Juni 1990), S. 1.

5   Senator Mitch McConnell, Senate Judiciary Committee Hearings, *Teenage Drug Use* (4. September 1996).

6   National Commission on Marihuana and Drug Abuse, Marihuana: *A Signal of Misunderstanding*, Washington, DC: U.S. Government Printing Office (1972), S. 152.

7   National Research Council, *An Analysis of Marijuana Policy*, Washington, DC: National Academy Press (1982).

8   Office of National Drug Control Policy, *National Drug Control Strategy*, Washington, DC: The White House (1996); Office of National Drug Control Policy, *National Drug Control Strategy: Budget Summary*, Washington, DC: The White House (1995).

9   U.S. Sentencing Commission, *Annual Report*, Washington, DC: United States Sentencing Commission (1994), S. 119.

10   Uniform Crime Report data, provided by State of Georgia, Bureau of Investigation (August 1996).

11   Wisconsin Office of Justice Assistance, *Drug Problems in Wisconsin*, Madison: Statistical Analysis Center (1997).

12   Uniform Crime Report data, provided by New York State Division of Criminal Justice Services (22. August 1996); Krauss, C., »Crackdown Is Intensified in Quality-of-Life Crimes«, *New York Times* (6. März 1996), S. B3.

13 Substance Abuse and Mental Health Services Administration, *National House-hold Survey on Drug Abuse: Population Estimates 1994*, Rockville, MD: U.S. Department of Health and Human Services (1995).

14 U.S. Sentencing Commission, *Annual Report*, Washington, DC: U.S. Sentencing Commission (1995), S. 103.

15 Illinois Department of Corrections, personal communication (1. Oktober 1996).

16 California Department of Justice, *Crime and Delinquency in California*, 1994, Sacramento (1995).

17 New York State Division of Criminal Justice Services, *Characteristics of 1995 Adult Arrestees for Marijuana*, New York (Juli 1996).

18 National Criminal Justice Association, *A Guide to State Controlled Substances Acts*, Washington, DC (1991); Bureau of Justice Statistics, *Drugs, Crime and the Justice System*, Washington, DC: U.S. Department of Justice (1992), S. 178-81; Thomas, C., Citizens' *Guide to Marijuana Laws*, Washington, DC: National Organization for the Reform of Marijuana Laws (1994).

19 Federal Bureau of Prisons, personal communication to the Marijuana Policy Project, Washington, DC (8. November 1995); U.S. Sentencing Commission (1995), vgl. Fußnote 14, S. 110.

20 Thomas, C., *Marijuana Arrests and Incarceration in the United States: Preliminary Report*, Washington, DC: Marijuana Policy Project (1995).

21 Michigan Department of Corrections, *1995 Statistical Report*, Lansing (1996).

22 New York State Division of Criminal Justice Services, *Sentences for Marijuana Convictions in 1995*, New York (Juli 1996).

23 Criminal Justice Policy Council, *Arrests and Dispositions, Texas Narcotics Control Program, Calendar year 1989*, Austin (1991).

24 State of Georgia, Department of Corrections, personal communication (23. August 1996).

25 Department of Corrections, *Characteristics of Population in California State Prisons, By Institution*, Sacramento (1996). 26 Butterfield, F., »Tough Law on Sentences is Criticized«, *New York Times* (8. März 1996), S. A8.

27 Thomas (1994), vgl. Fußnote 18.

28 *Anti-Drug Abuse Act of 1988*, 42 U.S.C., section 5301; Bureau of Justice Statistics (1992), vgl. Fußnote 18, S. 184.

29 *Marijuana Policy Project, Smoke a Joint, Lose Your License: Juli 1995 Status Report*, Washington, DC (1995).

30 Erickson, P.G., *Cannabis Criminals*, Toronto: Addiction Research Foundation (1980); Schain, R., »Doing Major Time for a Minor Crime«, *New York Times* (10. März 1996), S. 23.

31 Treaster, J., »Miami Beach's New Drug Weapon Will Fire Off Letters to the Employer«, *New York Times* (23. Februar 1991), S. 9.

32 Gerstein, D.R. and Harwood, H.J., *Treating Drug Problems, Volume I*, Washington, DC: National Academy Press (1990); Erwin, B.S., »Old and New Tools for the Modern Probation Officer«, *Crime and Delinquency* 36: 61-74 (1990); Navarro, M., »Experimental Courts are Using New Strategies to Blunt the Lure of Drugs«, *New York Times* (17. Oktober 1996), S. A25.

33 Anti-Drug Abuse Act of 1988, 42 U.S.C., section 1437; Webster, B. and Connors, E.F., The Police, Drugs, and Public Housing, Washington, DC: U.S. Department of Justice (1992).

34 Bureau of Justice Statistics (1992), vgl. Fußnote 18, S. 187.

35 Hyde, H., *Forfeiting Our Property Rights*, Washington, DC: Cato Institute (1995); Duke, S.B. and Gross, A.C., *America's Longest War*, New York: G.P. Putnam's Sons (1993); Reed, T.G., »American Forfeiture Law: Property Owners Meet the Prosecutor«, *Policy Analysis* 179: 1-32 (1992).

36 O'Hair, J.D., »Campaign Push-Off«, S. 38-42 in *Beyond Convictions: Prosecutors As Community Leaders in the War on Drugs*, Alexandria, VA: American Prosecutors Research Institute (1993).

37 Reed (1992), vgl. Fußnote 35; Gross and Duke (1993), vgl. Fußnote 35.

38 Hyde (1995), vgl. Fußnote 35, S. 12-13.

39 Office of National Drug Control Policy (1996), vgl. Fußnote 8, S. 50.

40 Hyde (1995), vgl. Fußnote 35, S. 327.

41 American Management Association, *1994 Survey on Workplace Drug Testing and Drug Abuse Policies*, New York (1994).

42 Morgan, J.P., »The ›Scientific‹ Justification for Urine Drug Testing«, Kansas Law Review 36: 683-97 (1988); Normand, J. et al., *Under the Influence: Drugs and the American Workforce*, Washington, DC: National Academy Press (1994).

43 Office of National Drug Control Policy, *National Drug Control Strategy*, Washington, DC: The White House (1989); U.S. Department of Education, *What Works: Schools Without Drugs*, Washington, DC (1992); Shinonara, R., »Bird Seed Snack Brings 10-Day School Suspension«, *Anchorage Daily News* (25. Oktober 1996), S. 1.

44 Booth, W, »Florida County Sets Drug Tests for Welfare Clients«, *Washington Post* (17. September 1996), S. A3.

45 Dao, J., »Stricter Rules Imposed at New York State Homeless Shelters«, *New York Times* (9. November 1995), S. B1.

46 Johnston, L.D. et al., *National Survey Results on Drug Use from the Monitoring the Future Study, 1975-1994, Volume I: Secondary School Students*, Rockville, MD: U.S. Department of Health and Human Services (1995), S. 247.

47 Johnston, L.D. et al., (1995), vgl. Fußnote 46.

48 Substance Abuse and Mental Health Services Administration, *National House-hold Survey on Drug Abuse: Main Findings 1994*, Rockville, MD: U.S. Department of Health and Human Services (1996).

Kapitel 6 Cannabispolitik in den Niederlanden

1   A.M. Rosenthal, »While the Children Sleep«, *New York Times* (22. September 1995), S. A31.

2   Joseph A. Califano, »Legalization: The Reality«, *The Prevention Pipeline* 8, 5 (1995), S.12.

3   Lee Brown, Director of Office of National Drug Control Policy, quoted in »Top Cop in the War on Drugs«, *San Francisco Examiner and Chronicle* (12. März 1995), S. 4.

4   Robert Peterson, *The Success of Tough Drug Enforcement*, Vestal, NY: Performance Accountability Evaluations (1996), S. 12.

5   Anm. der Übersetzerin: Aufgrund der angestrebten Vereinheitlichung der nationalen Gesetze innerhalb der Europäischen Union (EU) geraten die Niederlande zunehmend unter Druck. Offiziellen Verlautbarungen zufolge einigten sich die Justizminister der EU nach zweijährigen Verhandlungen im Dezember 2003 auf strengere Drogengesetze. Infolgedessen stimmten die Niederlande der Verhängung längerer Haftstrafen zu und erwägen die Einführung von Vorschriften, die den Verkauf von Cannabis in Coffeeshops nur noch an Einheimische erlauben soll, um damit dem Drogentourismus (insbesondere von Deutschen) entgegen zu wirken. Die Bürgermeister der Grenzstädte zu Deutschland lehnen diese Bestrebungen jedoch ab, weil damit der illegale Straßenhandel wieder zunähme. Auch das Gericht in Almelo hatte ähnlich restriktive Vorschläge bereits 1994 für verfassungswidrig erklärt, weil ein solches Verbot Ausländer diskriminiere.

6   Stevensan, R., *Winning the War on Drugs: To Legalize or Not?*, London: Institute of Economic Affairs (1994); Zimmer, L., »The Ascendancy and Decline of Worldwide Cannabis Prohibition«, S. 15-30 in Bollinger, L. (Hrsg.), *Cannabis Science: From Prohibition to Human Right*, New York: Peter Lang (1997).

7   Silvis, J., »Enforcing Drug Laws in the Netherlands«, S. 41-58 in Leuw; E. and Marshall, I.H. (Hrsg.), *Between Prohibition and Legalization: The Dutch Experiment in Drug Policy*, Amsterdam: Kugler Publications (1994).

8   Jansen, A.C.M., »The Development of a ›Legal Consumers‹ Market for Cannabis – The ›Coffee Shop‹ Phenomenon«, S. 169-82 in Leuw, E. and Marshall, I.H. (Hrsg.), *Between Prohibition and Legalization: The Dutch Experiment in Drug Policy*, New York: Kugler Publications (1994); Netherlands Institute on Alcohol and Drugs, »Cannabis Policy Fact Sheet«, *Netherlands Alcohol and Drug Report* 1

(1995); Silvis (1994), vgl. Fußnote 6.

9   Leuw, E., »Initial Construction and Development of the Official Dutch Drug Policy«, S. 23-40 in Leuw, E. and Marshall, I.H. (Hrsg.), *Between Prohibition and Legalization: The Dutch Experiment in Drug Policy*, Amsterdam: Kugler Publications (1994); Kaplan, C.D. et al., »Is Dutch Drug Policy an Example to the World?« S. 311-35 in Leuw; E. and Marshall, I.H. (Hrsg.), *Between Prohibition and Legalization: The Dutch Experiment in Drug Policy*, Amsterdam: Kugler Publications (1994); Engelsman, E.L., »Dutch Policy on the Management of Drug Related Problems«, *British Journal of Addiction* 84: 211-18 (1989).

10   Marshall, I.H. and Marshall, C.E., »Drug Prevention in the Netherlands – A Low Key Approach«, S. 205-32 in Leuw, E. and Marshall, I.H. (Hrsg.), *Between Prohibition and Legalization: The Dutch Experiment in Drug Policy*, Amsterdam: Kugler Publications (1994).

11   Netherlands Institute for Alcohol and Drugs (1995), vgl. Fußnote 7.

12   Anteil der US-Bevölkerung ab 12 Jahren *(National Household Survey on Drug Abuse: Population Estimates 1994)*

13   Anteil der Einwohner von Amsterdam ab 12 Jahren *(Sandwijk, J.P. et al., Licit and Illicit Drug Use in Amsterdam II, 1994)*

14   Alter 18 bis 34 Jahre (siehe Fußnote 12).

15   Alter 20 bis 34 Jahre (siehe Fußnote 13).

16   Anteil der 12-Jährigen gemäß Datenerhebung von 1992, 1993 und 1994 *(The Monitoring the Future Study, 1975-1994).*

17   Anteil der 16- bis 19-Jährigen gemäß einer 1994 in Amsterdam durchgeführten Datenerhebung (siehe Fußnote 13) und einer nationalen Studie über Schüler von 1992 (De Zwart, W.M. et al., *Key Data: Smoking, Drug Use and Gambling Among Pupils Aged 10 Years and Older*, Netherlands Instituteon Alcohol and Drugs).

18   Anteil der 8-Jährigen (siehe Fußnote 16).

19   Anteil der 12- bis 15-Jährigen (siehe Fußnote 17)

20   Fromberg, E., »The Case of the Netherlands: Contradictions and Values«, S. 113-24 in *Questioning Prohibition: 1994 International Report on Drugs*, Brussels: International Antiprohibitionist League (1994); Leuw (1994), vgl. Fußnote 8.

21   Sandwijk, J.P. et al., *Licit and Illicit Drug Use in Amsterdam II*, Amsterdam: University of Amsterdam (1995).

22   Substance Abuse and Mental Health Services Administration, *Preliminary Estimates from the 1995 National Household Survey on Drug Abuse*, Advance Report Number 18, Washington, DC: U.S. Department of Health and Human Services (1996), S. 92.

23   Adlaf, E. et al., *The Ontario Student Drug Use Survey: 1975-1995*, Toronto: Ad-

diction Research Foundation (1995); Donnelly, N. and Hall, W, *Patterns of Cannabis Use in Australia,* Canberra: Australian Government Publishing Service (1994); Harrison, L.D., »More Cannabis in Europe? Perspectives from the USA«, paper presented at the Seventh Annual Conference on Drug Use and Drug Policy, European Research Group on Drug Issues and Drug Policy, Amsterdam (September 1996); Quensel, S. et al., »Zur Cannabis-Situation in der Bundesrepublik Deutschland«, S. 17-77 in Cohen, P.D.A. and Sas, A. (Hrsg.), *Cannabisbeleid in Duitsland; Frankrijk en de Verenigde Staten,* The Netherlands: University of Amsterdam (1996).

24 De Zwart, WM. et al., Key Data: *Smoking, Drinking, Drug Use and Gambling Among Pupils Aged 10 Years and Older,* Utrecht: Netherlands Institute on Alcohol and Drugs (1994).

25 Sandwijk et al. (1995), vgl. Fußnote 12.

26 Van Solinge, T.B., »Cannabis in Frankrijk«, S. 79-128 in Cohen, P.D.A. and Sas, A. (Hrsg.), *Cannabisbeleid in Duitsland; Frankrijk en de Verenigde Staten,* The Netherlands: University of Amsterdam (1996); Quensel et al. (1996), vgl. Fußnote 14.

27 Sandwijke et al. (1995), vgl. Fußnote 12.

28 Substance Abuse and Mental Health Services Administration, *National Household Survey on Drug Abuse: Population Estimates 1994,* Rockville, MD: U.S. Department of Health and Human Services (1995), S. 92.

29 Cohen, P. and Sas, A., »Cannabis Use, a Stepping Stone to Other Drug Use? The Case of Amsterdam«, S. 49-82 in Bollinger, L. (Hrsg.), *Cannabis Science: From Prohibition to Human Right,* New York: Peter Lang (1997).

30 Sifaneck, S.J. and Kaplan, C.D., »Keeping Off, Stepping On and Stepping Off: The Steppingstone Theory Reevaluated in the Context of the Dutch Cannabis Experience«, *Contemporary Drug Problems* 22: 483-512 (1995); van Vliet, H.J., »Separation of Drug Markets and the Normalization of Drug Problems in the Netherlands: An Example for Other Nations?«, *Journal of Drug Issues* 20: 46371 (1990).

31 Ministry of Health, Welfare and Sport, *Drug Policy in the Netherlands: Continuity and Change,* The Netherlands (1995); »Netherlands' Neighbors Worry Which Way the Drug Wind Blows«, *International Herald Tribune* (20. Oktober 1994).

32 Gunning, K.F., »Crime Rate and Drug Use in Holland«, Rotterdam: Dutch National Committee on Drug Prevention (1993); Jorritsma, R.E., »The Drug Toleration Policy for Cannabis Products in the Netherlands«, *Prevention Pipeline* 8,5: S. 13 (1995).

33 Ministry of Health, Welfare and Sport (1995), vgl. Fußnote 22.

34 Bertrand, M., »New Players and New Strategies«, S. 5-11 in *Questioning Prohi-*

bition: 1994 International Report on Drugs, Brussels: International Antiprohibitionist League (1994); Europe Against Drugs, »Four Steps in the Development of a Narcotic Epidemic«, *EURAD News* 2 (1990); Branegan, J., »Dutch Dilemma: Drugs'R'Us?« *Time Magazine,* European Edition, April 29: 28-30 (1996); Solomon, G.B.H., *Congressional Record,* S. E813 (6. April 1995).

35   Blom, T. and van Mastrigt, H., »The Future of the Dutch Model in the Context of the War on Drugs«, S. 255-82 in Leuw, E. and Marshall, I.H. (Hrsg.), *Between Prohibition and Legalization: The Dutch Experiment in Drug Policy,* Amsterdam: Kugler Publications (1994).

36   Reuter News Service, The Hague (2. März 1996).

37   Ministry of Justice and Ministry of Welfare, Health and Cultural Affairs, *The Drug Policy in the Netherlands,* The Netherlands (1994); Zaal, L., »Police Policy in Amsterdam«, S. 90-94 in O'Hare, P.A. et al. (Hrsg.), *The Reduction of Drug-Related Harm,* New York: Routledge (1992); Ministry of Health, Welfare and Sport (1995), vgl. Fußnote 22.

38   Leuw (1994), vgl. Fußnote 8.

39   Ministry of Health, Welfare and Sport (1995), vgl. Fußnote 22.

Kapitel 7   Cannabis und Gehirn

1   Connie Moulton and Otto Moulton, »Synopsis of Marijuana«, *Drug Awareness Information Newsletter,* Danvers, CT: Committees of Correspondence (ohne Jahresangabe).

2   Peggy Mann, *Marijuana Alert,* New York: McGraw-Hill Book Company (1985), S.185.

3   Office for Substance Abuse Prevention, *Drug-Free Communities: Turning Awareness into Action,* Rockville, MD: U.S. Department of Health and Human Services (1989), S. 26.

4   Robert Heath, *Marijuana and the Brain,* Rockville, MD: American Council for Drug Education (1981), S. 10.

5   Kolansky, H. and Moore, W.T., »Effects of Marijuana on Adolescents and Young Adults«, *Journal of the American Medical Association* 216: 486-92 (1971); Tennant, F.S. and Groesbeck, CJ., »Psychiatric Effects of Hashish«, *Archives of General Psychiatry* 27: 133- 36 (1972); Powelson, D.H., »Marijuana: More Dangerous Than You Know«, *Reader's Digest* 105: 95-99 (Dezember 1974).

6   Nattrass, F.J., »Cerebral Atrophy in Young Cannabis Smokers«, *Lancet* 2: 374 (1971); Kolansky, H. and Moore, W.T., »Toxic Effects of Chronic Marijuana Use«, *Journal of the American Medical Association* 222: 35-41 (1972); Powelson, D.H., Subcommittee Hearings to Investigate the Administration of the Internal Security Act and Other Internal Security Laws, Senate Judiciary Committee,

Marihuana-Hashish Epidemic and Its Impact on United States Security, Washington, DC: U.S. Government Printing Office (1974); Russell, W.R., »Cerebral Atrophy in Young Marijuana Smokers«, *Lancet* 2: 1314 (1971); Schwarz, C.J., »Cerebral Atrophy in Young Cannabis Smokers«, *Lancet* 1: 374 (1972).

7 Campbell, A.M.G. et al., »Cerebral Atrophy in Young Cannabis Smokers«, *Lancet* 2: 1219-26 (1971).

8 National Institute of Mental Health, *Marijuana and Health*, Second Annual Report to Congress from the Secretary of Health, Education and Welfare (1972); Bull, J., »Cerebral Atrophy in Young Cannabis Smokers«, *Lancet* 2: 1420 (1971); Susser, M., »Cerebral Atrophy in Young Cannabis Smokers«, *Lancet* 1: 41-42 (1972); Brewer, C., »Cerebral Atrophy in Young Cannabis Smokers«, Lancet 1 : 143 (1972); Grinspoon, L., »Marijuana and Brain Damage: A Criticism of the Study by A.M.G. Campbell et al.«, *Contemporary Drug Problems* 1: 811-14 (1972).

9 Kuehnle, J. et al., »Computed Tomographic Examination of Heavy Marihuana Smokers«, *Journal of the American Medical Association* 237: 1231-21 (1977); Hannerz, J. and Hindmarsh, T., »Neurological and Neuroradiological Examination of Chronic Cannabis Smokers«, *Annals of Neurology* 13: 207-10 (1983).

10 Co, B.T. et al., »Absence of Cerebral Atrophy in Chronic Cannabis Users: Evaluation by Computerized Transaxial Tomography«, *Journal of the American Medical Association* 237: 1229-30 (1977).

11 Struve, F.A. and Straumanis, J.J., »Electroencephalographic and Evoked Potenzial Methods in Human Marijuana Research: Historical Review and Future Trends«, *Drug Development Research* 20: 369-88 (1990).

12 Struve, F. et al., »Topographic Quantitative EEG Findings in Subjects with 15+ Years of Cumulative Daily THC Exposure«, S. 451 in Harris, L. (Hrsg.), *Problems of Drug Dependence* 1991, Rockville, MD: National Institute on Drug Abuse (1992); Struve, F.A. et al., »Persistent Topographic Quantitative EEG Sequelae of Chronic Marijuana Use: A Replication Study and Initial Discriminant Function Analysis«, *Clinical Electroencephalography* 25: 63- 73 (1994).

13 Solowij. N. et al., »Effects of Long-Term Cannabis Use on Selective Attention: An Event-Related Potenzial Study«; *Pharmacology Biochemistry and Behavior* 40: 683-88 (1991); Solowij, N. et al., »Differential Impairments of Selective Attention Due to Frequency and Duration of Cannabis Use«, *Biological Psychiatry* 37: 731-39 (1995); Straumanis; J. et al., »Cognitive Evoked Potenzials in Chronic Marijuana Users, S. 21-24 in Racagni, G. et al. (Hrsg.), *Biological Psychiatry*, Vol. 2, New York: Elsevier Science Publishers (1991).

14 Patrick, G. et al., »Auditory and Visual P300 Event Related Potenzials Are Not Altered in Medically and Psychiatrically Normal Chronic Marijuana Users«, *Lift*

Sciences 56: 2135-40 (1995).

15 Scallet, A.C., »Neurotoxicology of Cannabis and THC: A Review of Chronic Exposure Studies in Animals«, *Pharmacology Biochemistry and Behavior* 40: 671-82 (1991).

16 Heath, R.G., »Marijuana: Effects on Deep and Surface Electroencephalograms of Rhesus Monkeys«, *Neuropharmacology* 12: 1-14 (1973).

17 Heath, R.G., Subcommittee Hearings to Investigate the Administration of the Internal Security Act and Other Internal Security Laws, Senate Judiciary Committee, *Marihuana-Hashish Epidemic and Its Impact on United States Security*, Washington, DC: U.S. Government Printing Office (1974).

18 Heath, R.G., »Marihuana and Delta-9-THC: Acute and Chronic Effects on Brain Function of Monkeys«, S. 345-56 in Braude, M.C. and Szara, S. (Hrsg.), *Pharmacology of Marihuana*, New York: Raven Press (1976).

19 Harper, J.W et al., »Effects of Cannabis Sativa on Ultrastructure of the Synapse in Monkey Brain«, *Journal of Neuroscience Research* 3: 87 -93 (1977); Meyers, W.A., Heath, R.G., »Cannabis Sativa: Ultrastructural Changes in Organelles of Neurons in Brain Septal Region of Monkeys«, *Journal of Neuroscience Research* 4: 9-17 (1979).

20 Heath, R.G. et al., »Cannabis Sativa: Effects on Brain Function and Ultrastructure in Rhesus Monkeys«, *Biological Psychiatry* 15: 657-90 (1980).

21 Subcommittee Hearings to Investigate the Administration of the Internal Security Act and Other Internal Security Laws, Senate Judiciary Committee, *Marihuana-Hashish Epidemic and Its Impact on United States Security*, Washington, DC: U.S. Government Printing Office (1974); Maugh, T.H., »Marihuana (II): Does it Darnage the Brain«, Science 185: 775-76 (1974); Kolansky, H. and Moore, W.T., »Marihuana: Can it Hurt you?« *Journal of the American Medical Association* 232: 923-24 (1975).

22 Ali, S.F. et al., »Chronic Marijuana Smoke Exposure in the Rhesus Monkey IV: Neurochemical Effects and Comparison to Acute and Chronic Exposure to Delta-9-Tetrahydrocannabinol (THC) in Rats«, *Pharmacology Biochemistry and Behavior* 40: 677-82 (1991).

23 Westlake, T.M. et al., »Chronic Exposure to Delta-9-Tetrahydrocannabinol Fails to Irreversibly Alter Brain Cannabinoid Receptors«, *Brain Research* 544: 145-49 (1991).

24 Slikker, W. et al., »Behavioral, Neurochemical, and Neurohistological Effects of Chronic Marijuana Smoke Exposure in the Nonhuman Primate«, S. 219-74 in Murphy, L. and Bartke, A. (Hrsg.), *Marijuana/Cannabinoids: Neurobiology and Neurophysiology*, Boca Raton: CRC Press (1992).

25 Mathias, R., »Studies Show Cognitive Impairments Linger in Heavy Marijuana

Users«, *NIDA Notes* 11,3 (1996), S. 9.

26 U.S. Department of Justice, Drug Enforcement Administration, *Drug Legalization: Myths and Misconceptions*, Washington, DC (1994); National Institute on Drug Abuse, *Marijuana: What Parents Need to Know*, Rockville, MD: U.S. Department of Health and Human Services (1995); Mann, P., *The Sad Story of Mary Wanna*, New York: Woodmere Press (1988); U.S. Department of Health and Human Services, Office for Substance Abuse Prevention, *Drug-Free Communities: Turning Awareness Into Action*, Rockville, MD (1989); Spence, W.R., *Marijuana and Its Effects and Hazards*, Waco, TX: Health Edco (ohne Jahresangabe); Fitzpatrick, P., *Chemical Health Program Newsletter*, St. Paul, MN: St. Paul Public Schools (April 1992); Moulton and Moulton (ohne Jahresangabe), vgl. Fußnote 1.

Kapitel 8 Cannabis, Motivation und Leistung

1 Donna Shalala, Secretary of Health and Human Services, »Say ›No‹ to Legalization of Marijuana«, *Wall Street Journal* (18. August 1995), S. A10.

2 National Institute on Drug Abuse, *The Facts About Marijuana*, Rockville, MD: U.S. Department of Health and Human Services (ohne Jahresangabe).

3 Ernie D. Preate, *Blowing Away the Marijuana Smoke Screen*, Scranton: Pennsylvania Office of Attorney General (ohne Jahresangabe).

4 Sidney Cohen, Marijuana: *National Impact on Education*, Rockville, MD: American Council for Drug Education (1982), S. 24.

5 Himmelstein, J.L., *The Strange Career of Marihuana: Politics and Ideology of Drug Control in America*, Westport, CT: Greenwood Press (1983).

6 Indian Hemp Drugs Commission, *Report of the Indian Hemp Drugs Commission*, Simla, India: Government Central Printing Office (1894); Benabud, A., »Psychopathological Aspects of the Cannabis Situation in Morocco, *Bulletin on Narcotics* 9: 1-16 (1957); Chopra, I.C. and Chopra, R.N., »The Use of Cannabis Drugs in India«, *Bulletin on Narcotics* 9: 17-29 (1957); Nahas, G.G., »Hashish and Drug Abuse in Egypt During the 19th and 20th Centuries«, *Bulletin of New York Academy of Medicine* 61: 428-44 (1985).

7 McGlothlin, H.W. and West, L.J., »The Marihuana Problem: An Overview«, *American Journal of Psychiatry* 125: 1126-34 (1968); Smith, D.E., »The Acute and Chronic Toxicity of Marijuana«, *Journal of Psychedelic Drugs* 2: 37-48 (1968); Kolansky, H. and Moore, W:T., »Effects of Marihuana on Adolescents and Young Adults«, *Journal of the American Medical Association* 216: 486-92 (1971); Kolansky, H. and Moore, W.T., »Toxic Effects of Chronic Marihuana Use«, *Journal of the American Medical Association* 222: 35-41 (1972).

8 Walters, P.A., »Drug Use and Life-Style Among 500 College Undergraduates«,

Archives of General Psychiatry 26: 92-96 (1972); Pope, H.G. et al., »Drug Use and Life-Style Among College Undergraduates: Nine Years Later«, *Archives of General Psychiatry* 38: 588-91 (1981); Pope, H.G. et al., »Drug Use and Use Style Among College Undergraduates in 1989: A Comparison With 1969 and 1978«, *American Journal of Psychiatry* 147: 998-1001 (1990).

9   Hogan, R. et al., »Personality Correlates of Undergraduate Marijuana Use«, *Journal of Consulting and Clinical Psychology* 35: 58-63 (1970); Brill, N.Q. et al., »Personality Factors in Marihuana Use: A Preliminary Report«, *Archives of General Psychiatry* 24: 163-65 (1971); Miranne, A.C., »Marijuana Use and Achievement Orientations of College Students«, *Journal of Health and Social Behavior* 20: 19499 (1979); Hochman, J.S. and Brill, N.Q., »Chronic Marihuana Use and Psychosocial Adaptation«, *American Journal of Psychiatry* 130: 132-40 (1973).

10 Mellinger, G.D. et al., »Drug Use, Academic Performance, and Career Indecision: Longitudinal Data in Search of a Model«, S. 157-77 in Kandel, D.B. (Hrsg.), *Longitudinal Research on Drug Use: Empirical Findings and Methodological Issues*, Washington, DC: American Psychological Association (1978); Hochman and Brill (1973), vgl. Fußnote 9; Walters (1972), vgl. Fußnote 8.

11 Brill, N.O. and Christie, R.L., »Marihuana Use and Psychosocial Adaptation«, *Archives of General Psychiatry* 31: 713-19 (1974); Johnson, B.D., *Marihuana Users and Drug Subcultures*, New York: John Wiley & Sons (1973); Hochman and Brill (1973), vgl. Fußnote 9.

12 Kupfer, DJ. et al, »A Comment on the Amotivational Syndrome in Marihuana Smokers«, *American Journal of Psychiatry* 130: 1319-22 (1973); Anker, J.L. et al., »Drug Usage and Related Patterns of Behavior in University Students: I. General Survey and Marihuana Use«, *Journal of American College Health Association* 19: 178-86 (1971); Brill and Christie (1974), vgl. Fußnote 11; Hochman and Brill (1973), vgl. Fußnote 9; Walters et al. (1972), vgl. Fußnote 8; Miranne (1979), vgl. Fußnote 9; Pope et al. (1981), vgl. Fußnote 8; Pope et al. (1990), vgl. Fußnote 8.

13 Goode, E., »Drug Use and Grades in College«, *Nature* 234: 225-27 (1971); Gergen, M.K. et al., »Correlates of Marijuana Use Among College Students«, *Journal of Applied Social Psychology* 2: 1-16 (1972); Blum, R., *Students and Drugs*, San Francisco: Jossey-Bass (1969); Mellinger et al. (1978), vgl. Fußnote 10.

14 Jessor, R. et al., »Psychosocial Correlates of Marijuana Use and Problem Drinking in a National Sample of Adolescents«, *American Journal of Public Health* 70: 604-13 (1980); Brook, J.S. et al., »Stability of Personality During Adolescence and its Relationship to Stage of Drug Use«, *Genetic Social and General Psychology* 111: 317-30 (1985); Block, J. et al., »Longitudinally Foretelling Drug Usage in Adolescence: Early Childhood Personality and Environmental Precursors«,

Child Development 59: 336-55 (1988); Kandel, D.B. and Davies, M., »High School Students Who Use Crack and Other Drugs«, *General Archives of Psychiatry* 53: 7180 (1996); Kandel, D.B. and Logan, J.A., »Patterns of Drug Use from Adolescence to Young Adulthood: I. Periods of Risk for Initiation, Continued Use and Discontinuation«, *American Journal of Public Health* 74: 660-66 (1984); Hawkins, J.D. et al., »Risk and Protective Factors for Alcohol and Other Drug Problems in Adolescence and Early Adulthood: Implications for Substance Abuse Prevention«, *Psychological Bulletin* 112: 64-105 (1992).

15 Shedler, J. and Block, J., »Adolescent Drug Use and Psychosocial Health«, *American Psychologist* 45: 612-30 (1990); Block et al. (1988), vgl. Fußnote 14.

16 Farrell, A.D. et al., »Relationship Between Drug Use and Other Problem Behaviors in Urban Adolescents«, *Journal of Consulting and Clinical Psychology* 60: 705-12 (1992); Kleinman, P.H. et al., »Daily Marijuana Use and Problem Behaviors Among Adolescents«, *International Journal of the Addictions* 23: 87-107 (1988); Dembo, R. et al., »A Longitudinal Study of the Relationships Among Alcohol Use, Marijuana/Hashish Use, Cocaine Use, and Emotional/Psychological Functioning Problems in a Cohort of High-Risk Youth«, *International Journal of the Addictions* 25: 1341-82 (1990); Tubman, J.G. et al., »Qualitative Changes in Relationships Between Substance Use and Adjustment During Adolescence«, *Journal of Substance Abuse* 3: 405-14 (1991); Donovan, J.E. and Jessor, R., »Structure of Problem Behavior in Adolescence and Young Adulthood«, *Journal of Consulting and Clinical Psychology* 53: 890-904 (1985); Scheier, L.M. and Newcombe, M.D., »Psychosocial Predictors of Drug Use Initiation and Escalation: An Expansion of the Multiple Risk Factors Hypothesis Using Longitudinal Data«, Contemporary Drug Problems 18: 31-73 (1991).

17 Johnson, V, »A Longitudinal Assessment of Predominant Patterns of Drug Use Among Adolescents and Young Adults«, S. 173-82 in Chesher, G. et al. (Hrsg.), *Marijuana: An International Research Report*, Canberra: Australian Government Publishing Service (1988); Yamaguchi, K. and Kandel, D.P., »Patterns of Drug Use from Adolescence to Young Adulthood III: Predictors of Progression«, *American Journal of Public Health* 74: 673-81 (1984); Donovan, J.E. and Jessor, R., »Problem Drinking and the Dimensions of Involvement with Drugs«, *American Journal of Public Health* 73: 543-52 (1983); Kandel, D.P. and Yamaguchi, K., »From Beer to Crack: Developmental Patterns of Drug Involvement«, *American Journal of Public Health* 83: 851-55 (1993); Kandel, D.P. and Davies, M., »High School Students Who Use Crack and Other Drugs«, *Archives of General Psychiatry* 53: 71-80 (1996).

18 Hall, W. et al., *The Health and Psychological Consequences of Cannabis Use*, Canberra: Australian Government Publishing Service (1994).

19 Hendin, H. et al., *Adolescent Marijuana Users and Their Families*, Rockville, MD: National Institute on Drug Abuse (1981).

20 Musty, R.E. and Kaback, L., »Relationships Between Motivation and Depression in Chronic Marijuana Users«, *Life Sciences* 56: 2151-58 (1995).

21 Dieter Kleiber, Karl-Artur Kovar: Auswirkungen des Cannabiskonsums, Stuttgart 1997

22 Comitas, L., »Cannabis and Work in Jamaica: A Refutation of the Amotivational Syndrome«, *Annals of the New York Academy of Science* 282: 24-32 (1976); Bowman, M. and Pihl, R.O., »Cannabis: Psychological Effects of Chronic Heavy Use: A Controlled Study of Intellectual Functioning in Chronic Users of High Potency Cannabis«, *Pharmacologia* 29: 150-79 (1973).

23 Carter, W.E. and Doughty, P.L., »Social and Cultural Aspects of Cannabis Use in Costa Rica«, *Annals of the NBW York Academy of Science* 282: 2-16 (1976).

24 Boulougouris, C.J. et al., »Social Traits of Heavy Hashish Users and Matched Controls«, *Annals of the NBW York Academy of Science* 282: 17-23 (1976).

25 Bowman and Pihl (1973), vgl. Fußnote 21.

26 Kandel, D.B. and Davies, M., »Labor Force Experiences of a National Sample of Young Adult Men«, *Youth and Society* 21: 411-45 (1990); Register, C.A. and Williams, D.R., »Labor Market Effects of Marijuana and Cocaine Use Among Young Men«, *Industrial and Labor Relations Review* 45: 435-51 (1992); Kaestner, R., »The Effect of Drug Use on the Wages of Young Adults«, *Journal of Labor Economics* 9: 381-412 (1991); Kaestner, R., »New Estimates of the Effect of Marijuana and Cocaine Use on Wages«, *Industrial and Labor Relations Review* 47: 454-70 (1994); Gill, A.M. and Michaels, R.J., »Does Drug Use Lower Wages?« *Industrial and Labor Relations Review* 45: 419-34 (1992); Sickels, R. and Taubman, P., »Who Uses Illegal Drugs?«, *American Economic Review* 81: 248-51 (1991); Kandel, D. et al., »The Impact of Drug Use on Earnings: A Life-Span Perspective«, *Social Forces* 74: 243- 70 (1995).

27 Kandel and Davies (1990), vgl. Fußnote 25.

28 Kaestner, R., »The Effect of Illicit Drug Use on the Labor Supply of Young Adults«, *The Journal of Human Resources* 29: 126-55 (1994).

29 Cohen, S., »The 94-Day Cannabis Study«, *Annals of the New York Academy of Sciences* 282: 211-20 (1976); Lessin, P.J. and Thomas, S.A., »Assessment of the Chronic Effects of Marihuana on Motivation and Achievement: A Preliminary Report«, S. 681-97 in Braude, M.C. and Szara, S., *Pharmacology of Marihuana*, Volume 2, New York: Raven Press (1976).

30 Mendelson, J.H. et al., »The Effects of Marihuana Use on Human Operant Behavior: Individual Data«, S. 643-53 in Braude, M.C. and Szara, S. (Hrsg.), *The Pharmacology of Marihuana*, Volume 2, New York: Raven Press (1976); Mendel-

son, J.H. et al., »Operant Acquisition of Marihuana in Man«, *Journal of Pharmacology and Experimental Therapeutics* 198: 42-53 (1976).

31 Miles, C.G. et al., *An Experimental Study of the Effects of Daily Cannabis Smoking on Behavioral Patterns*, Toronto, Canada: Addiction Research Foundation (1974); Campbell, I., »The Amotivational Syndrome and Cannabis Use with Emphasis on the Canadian Scene«, *Annals of the New York Academy of Sciences* 282: 33-36 (1976).

32 Foltin, R. W et al., »Motivational Effects of Smoked Marijuana: Behavioral Contingencies and Low-Probability Activities«, *Journal of the Experimental Analysis of Behavior* 53: 5-19 (1990).

33 Kandel et al. (1995), vgl. Fußnote 25.

34 Foltin et al. (1990), vgl. Fußnote 31, S. 18.

Kapitel 9 Cannabis, Gedächtnis und Denkvermögen

1 Joseph A. Califano, *The 1996 CASA National Survey of Parents and Teenagers*, New York: Center on Addiction and Substance Abuse (1996), S. 3.

2 National Institute on Drug Abuse, *The Facts About Marijuana*, Rockville, MD: U.S. Department of Health and Human Services (ohne Jahresangabe).

3 Gabriel G. Nahas, American Bar Association Hearings, *Drug Legalization – Yes or No*, Chicago (6. August 1995).

4 Robert G. Heath, *Marijuana and the Brain*, Rockville, MD: American Council for Drug Education (1981). S. 5.

5 National Institute on Drug Abuse, »Facts About Marijuana and Marijuana Abuse«, *NIDA Notes* 11,2 (1996) S. 5.

6 Ferraro, D.P., »Acute Effects of Marijuana on Human Memory and Cognition«, S. 98-119 in Petersen R.C. (Hrsg.), *Marijuana Research Findings: 1980*, Rockville, MD: National Institute on Drug Abuse (1980); Jaffe, J.H., »Drug Addiction and Drug Abuse«, S. 522-73 in Goodman, L. and Gilman, A.E. (Hrsg.), *The Pharmacological Basis of Therapeutics*, New York: Pergamon Press (1990).

7 Darley, C.F., »Influence of Marihuana on Storage and Retrieval Processes in Memory«, *Memory and Cognition* 1: 196-200 (1973); Darley, C.F. et al., »Marijuana Effects on Long- Term Memory Assessment and Retrieval«, *Psychopharmacology* 52: 239-41 (1977); Abel, E.L., »Retrieval of Information After Use of Marihuana«, S. 121-24 in Abel, E.L. (Hrsg.), *The Scientific Study of Marihuana*, Chicago: Nelson-Hall Publishers (1976a); Abel, E.L., »Marihuana and Memory: Acquisition ar Retrieval?« S. 125-32 in Abel, E.L. (Hrsg.), *The Scientific Study of Marihuana*, Chicago: Nelson-Hall Publishers (1976b); Wetzel, C.D. et al., »Remate Memory During Marijuana Intoxication«, *Psychopharmacology* 76: 278-81 (1982); Dornbush, R.L., »Marijuana and Memory Effects of Smoking on Sto-

rage«, *Annals of the New York Academy of Sciences* 234: 94-100 (1974).

8   Miller, L.L. et al., »Marijuana: Effects on Pulse Rate- Subjective Estimates of Intoxication and Multiple Measures of Memory«, *Life Sciences* 25: 1325-30 (1979); Dornbush (1974), vgl. Fußnote 7; Darley et al. (1977), vgl. Fußnote 7.

9   Miller, L. et al., »Effects of Marihuana on Recall of Narrative Material and Stroop Colour-Word Performance«, S. 117-20 in Abel, E.L. (Hrsg.), *The Scientific Study of Marihuana*, Chicago: Nelson-Hall Publishers (1976) ; Miller, L. et al., »Effects of Marijuana on Recall of Narrative Material and Stroop Colour Word Performance«, *Nature* 19: 172-73 (1972); Miller, L. et al., »Marijuana: An Analysis of Storage and Retrieval Deficits in Memory With the Technique of Restricted Reminding«, *Pharmacology Biochemistry and Behavior* 8: 327-32 (1978); Dornbush, R.L., »Marijuana, Memory, and Perception«, *American Journal of psychiatry* 128: 194-97 (1971); Dittrich, A. et al., »Effects of (-)Delta-9-trans-Tetrahydrocannabinol (THC) on Memory, Attention and Subjective State: A Double-Blind Study«, *Psychopharmacologia* 33: 369-76 (1973); Block, R.I. et al., »Acute Effects of Marijuana on Cognition: Relationships to Chronic Effects and Smoking Techniques«, *Pharmacology Biochemistry and Behavior* 43: 907 -17 (1992); Hooker, WD., and Jones, R.T., »Increased Susceptibility to Memory Intrusions and the Stroop Interference Effect During Acute Marijuana Intoxication«, *Psychopharmacology* 91: 20-24 (1987); Abel (1976a), vgl. Fußnote 7; Miller et al. (1979), vgl. Fußnote 8; Darley et al. (1973), vgl. Fußnote 7.

10 Dornbush, R.L. and Kokkevi, A., »Acute Effects of Cannabis on Cognitive, Perceptual, and Motor Performance in Chronic Hashish Users«, *Annals of the New York Academy of Sciences* 282: 213-22 (1976); Peters, B.A., »Sensory, Perceptual, Motor and Cognitive Functioning and Subjective Reports Following Oral Administration of Delta-9-Tetrahydrocannabinol«, Psychopharmacology 47: 141-48 (1976); Tinklenberg, J.R. et al., »Time Production and Memory Functions«, *Archives of General Psychiatry* 27: 812-15 (1972).

11 Clark, L.D. et al., »Experimental Studies of Marihuana«, *American Journal of Psychiatry* 125: 379-84 (1968); Borg, G. and Gershon, S., »Dose Effects of Smoked Marihuana on Human Cognitive and Motor Functions«, *Psychopharmacologia* 42: 211-18 (1975); Kiplinger, G.F. et al., »Dose-Response Analysis of the Effects of Tetrahydrocannabinol in Man«, *Clinical Pharmacology and Therapeutics* 12: 650-57 (1971); Manna, J.F. et al., »Comparative Effects of Smoking Marihuana or Placebo on Human Motor and Mental Performance«, Clinical Pharmacology and Therapeutics 11: 208-15 (1970); Klonoff, H. et al., »Neuropsychological Effects of Marijuana«, *Canadian Medical Association Journal* 108: 150-57 (1973); Rafaelsen, L. et al., »Effects of Cannabis and Alcohol on Psychological Tests«, *Nature* 172: 117-18 (1973); Weckowicz, T.E. et al., »Effect of Marijuana

on Divergent and Convergent Production Cognitive Tests«, *Journal of Abnormal Psychology* 84: 386-98 (1975).

12 Bromberg, W, »Marihuana Intoxication: A Clinical Study of Cannabis Sativa Intoxication«, *American Journal of Psychiatry* 91: 303-30 (1934); Tart, T.C., »Marijuana Intoxication: Common Experiences«, *Nature* 226: 701-04 (1970); Adamec, C. et al., »An Analysis of the Subjective Marijuana Experience«, *International Journal of the Addictions* 11: 295-307 (1976).

13 McGlothlin, WH. et al., »Marijuana Use Among Adults«, *Psychiatry* 33: 433-43 (1970); Fisher, G. and Steckler, A., »Psychological Effects, Personality and Behavioral Changes Attributed to Marihuana«, *International Journal of the Addictions* 9: 101-26 (1974); Grinspoon, L., *Marihuana Reconsidered*; Cambridge: Harvard University Press (1971); Pihl, R.O. et al., »Dimensions of the Subjective Marijuana Experience«, *International Journal of the Addictions* 14: 63-71 (1979); Hochman, J.S. and Brill, N.Q., »Chronic Marijuana Use and Psychosocial Adaptation«, *American Journal of Psychiatry* 130: 132-40 (1973).

14 Carlin, A.S. et al., »Social Facilitation of Marijuana Intoxication: Impact of Social Set and Pharmacological Activity«, *Journal of Abnormal Psychology* 80: 132-40 (1972); Zinberg, N.E., Drugs, Set and Setting, New Haven: Yale University Press (1984).

15 Soueif M.I., »The Use of Cannabis in Egypt: A Behavioral Study«, *Bulletin on Narcotics* 23, 4: 17-28 (1971); Soueif M.I., »Chronic Cannabis Users: Further Analysis of Objective Test Results«, *Bulletin on Narcotics* 27,4: 1-26 (1975).

16 Fletcher, J.M. and Satz, P., »A Methodological Commentary on the Egyptian Study of Chronic Hashish Use«, *Bulletin on Narcotics* 29, 2: 1-43 (1977); Carlin, A.S., »Neuropsychological Consequences of Drug Abuse«, S. 478-97 in Grant, I. and Adams, K.M. (Hrsg.), *Neuropsychological Assessment of Neuropsychiatric Disorders*, New York: Oxford University Press (1986).

17 Harrison, L. and Gfroerer, J., »The Intersection of Drug Use and Criminal Behavior» *Crime and Delinquent* 38: 422-43 (1992); Leukefeld, C.G. and Clayton, R., »Drug Abuse and Delinquency: A Study of Youths in Treatment«, S. 213-28 in Bescher, G. and Friedman, A. (Hrsg.), *Youth Drug Abuse: Problems, Issues and Treatment*, Lexington, MA: DC Heath (1979); Dembo, R. et al., »Examination of the Relationships Among Drug Use, Emotional / Psychological Problems and Crime Among Youths Entering a Juvenile Detention Center«, *International Journal of Addictions* 25: 301-40 (1990); Farrell, A.D. et al., »Relationship Between Drug Use and Other Problem Behaviors in Urban Adolescents«, *Journal of Consulting and Clinical Psychology* 60: 705-12 (1992); Fagan, J. et al., »Delinquency and Substance Use Among Inner-City Students«, *Journal of Drug Issues* 20: 351-402 (1990); Johnson, V., »A Longitudinal Assessment of Predominant Patterns

of Drug Use Among Adolescents and Young Adults«, S. 173-82 in Chesher, G. et al. (Hrsg.), *Marijuana: An International Research Report*, Canberra: Australian Government Publishing Service (1988); Yamaguchi, K. and Kandel, D.P., »Patterns of Drug Use from Adolescence to Young Adulthood III: Predictors of Progression«, *American Journal of Public Health* 74: 673-81 (1984); Kandel, D.P. and Yamaguchi, K., »From Beer to Crack: Developmental Patterns of Drug Involvement«, *American Journal of Public Health* 83: 851-55 (1993); Kandel, D.P. and Davies, M., »High School Students Who Use Crack and Other Drugs«, *Archives of General Psychiatry* 53: 71-80 (1996).

18   Rubin, V. and Comitas, L., *Ganja in Jamaica: A Medical and Anthropological Study of Chronic Marijuana Use*, The Hague: Mouton (1975); Kokkevi, A. and Dornbush, R., »Psychological Test Characteristics of Long-Term Hashish Users«, S. 43-47 in Stefanis, C. et al. (Hrsg.), *Hashish: Studies of Long-Term Users*, New York: Raven Press (1977); Satz, P. et al., »Neuropsychologic, Intellectual, and Personality Correlates of Chronic Marijuana Use in Native Costa Ricans«, *Annals of the New York #Academy of Medicine* 282: 266-306 (1976).

19   Bowman, M. and Pihl, R.O., »Cannabis: Psychological Effects of Chronic Heavy Use: A Controlled Study of Intellectual Functioning in Chronic Users of High Potency Cannabis«, *Pharmacologia* 29: 159-70 (1973).

20   Page, J.B. et al., »Psychosociocultural Perspectives on Chronic Cannabis Use: The Costa Rican Follow-up«, *Journal of Psychoactive Drugs* 20: 57-65 (1988).

21   Fletcher, J.M. et al., »Cognitive Correlates of Long- Term Cannabis Use in Costa Rican Men«, *Archives of General Psychiatry* 53: 1051-57 (1996).

22   Page et al. (1988), S. 61.

23   Wig, N.N. and Varma, V.K., »Patterns of Long-Term Heavy Cannabis Use in North India and Its Effects on Cognitive Functions: A Preliminary Report«, *Drug and Alcohol Dependence* 2: 211-19 (1977); Mendhiratta, S.S. et al., »Some Psychological Correlates of Long-Term Heavy Cannabis Use«, *British Journal of Psychiatry* 132: 482-86 (1978); Mendhiratta, S.S. et al., »Cannabis and Cognitive Functions: A Reevaluation Study«, *British Journal of Addiction* 83: 749-53 (1988).

24   Ray, R. et al., »Chronic Cannabis Use and Cognitive Functions«, *Indian Journal of Medical Research* 69: 996-1000 (1979); Venkoba Rao, A. et al., »Cannabis (Ganja) and Cognition«, *Indian Journal of Psychiatry* 17: 233-37 (1975); Varma, V.K. et al., »Cannabis and Cognitive Functions: A Prospective Study«, *Drug and Alcohol Dependence* 21: 147-52 (1988).

25   Entin, E.E. and Goldzung, PJ., »Residual Effects of Marihuana Usage on Learning and Memory«, *Psychological Record* 23: 169-78 (1973); Gianutsos, R. and Litwak, A.R., »Chronic Marijuana Smokers Show Reduced Coding into Long-Term Storage«, *Bulletin of the Psychonomic Society* 7: 277- 79 (1976).

26 Rossi, A.M. et al., »Effects of Marihuana on Reaction Time and Short-Memory in Human Volunteers«, *Pharmacology Biochemistry and Behavior* 6: 73-77 (1977); Carlin, A.S. and Trupin, E. W, »The Effect of Long-Term Chronic Marijuana Use on Neuropsychological Function«, *International Journal of the Addictions* 12: 617-24 (1977); Weckowicz, T.E. et al., »Field Dependence, Cognitive Functions, Personality Traits, and Social Values in Heavy Cannabis Users and Non-user Controls«, *Psychological Record* 41: 291-302 (1977).

27 Rossi et al. (1977), vgl. Fußnote 26; Entin and Goldzung (1973), vgl. Fußnote 25.

28 Schaeffer, J. et al., »Cognition and Long-Term Use of Ganja (Cannabis)«, *Science* 213: 465-66 (1981).

29 Weckowicz, T.E. and Janssen, D.V, »Cognitive Functions, Personality Traits and Social Values in Heavy Marijuana Smokers and Nonsmoker Controls«, *Journal of Abnormal Psychology* 81: 264-69 (1973); Weckowicz et al. (1977), vgl. Fußnote 26; Carlin and Trupin (1977), vgl. Fußnote 26.

30 Block, R.I. and Ghoneim, M.M., »Effects of Chronic Marijuana Use on Human Cognition«, *Psychopharmacology* 110: 219-28 (1993).

31 Block, R.I. et al., »Long- Term Marijuana Use and Subsequent Effects on Learning and Cognitive Functions Related to School Achievement: Preliminary Study«, S. 96-111 in Spencer, J.W. and Boren, J.J. (Hrsg.), *Residual Effects of Abused Drugs on Behavior*, Rockville, MD: National Institute on Drug Abuse (1990).

32 Pope, H.G. and Yurgelun-Todd, D., »The Residual Cognitive Effects of Heavy Marijuana Use«, *Journal of the American Medical Association* 275: 521-27 (1996).

33 Schwartz, R.H. et al., »Short-Term Memory Impairment in Cannabis-Dependent Adolescents«, *American Journal of Diseases of Children* 143: 1214-18 (1989), S. 1215.

34 Schwartz et al. (1989), vgl. Fußnote 33, S. 1214.

35 Nahas, G. and Latour, C., »The Human Toxicity of Marijuana«, *The Medical Journal of Australia* 156: 495-97 (1992); Hall, W. et al., *The Health and Psychological Consequences of Cannabis Use*, Canberra: Australian Government Publishing Service (1994); Adams, I.B. and Martin, B.R., »Cannabis: Pharmacology and Toxicity in Animals and Humans«, *Addiction* 91: 1585-1614 (1996).

36 Schwartz et al. (1989), vgl. Fußnote 33, S. 1218.

37 In dem Teil des Papiers, das die Datenanalyse beschreibt (S. 1217) ist die Stichprobe der Gruppe B fälschlich als Gruppe C gekennzeichnet. Abb. 2 (S. 1218) Schwartz et al. (1988), vgl. Fußnote 33.

38 Deadwyler, S.A. et al., »The Effects of Delta-9-THC on Mechanisms of Learning and Memory«, S. 79-83 in Erinoff, L. (Hrsg.), *Neurobiology of Drug Abuse: Learning and Memory*, Rockville, MD: National Institute on Drug Abuse

(1990); Lichtman, A.H. et al., »Systemic or Intrahippocampal Cannabinoid Administration Impairs Spatial Memory in Rats«, *Psychopharmacology* 119: 282-90 (1995).

Kapitel 10 Cannabis, Psychologie und Geisteskrankheiten

1 Janet D. Lapey; *Marijuana Update 1996*, Drug Watch International, Omaha (1996).

2 Thomas J. Gorman, *Marijuana is NOT a Medicine*, Santa Clarita, CA: California Narcotic Officers' Association (1996), S. 33.

3 Center for Substance Abuse Prevention, *Reality Check: Questions and Answers*, Rockville, MD: U.S. Department of Health and Human Services (1996).

4 Gabriel G. Nahas and Colette Latour, »The Human Toxicity of Marijuana«, *Medical Journal of Australia* 156 (1994), S. 497.

5 Fossier, A.E., »The Marihuana Menace«, *New Orleans Medical and Surgical Journal* 84: 247-52 (1931); Merrill, F.T., *Marihuana: The New Dangerous Drug*, Washington, DC: Foreign Policy Association (1938); Rowell, E.A. and Rowell, R., *On the Trail of Marihuana, the Weed of Madness*, Mountain View, CA: Pacific Press Publishing Association (1939).

6 Chopra, G.S., »Man and Marihuana«, *International Journal of the Addictions* 4: 215-47 (1969); Brill, H. and Nahas, G.G., »Cannabis Intoxication and Mental Illness«, S. 263-305 in Nahas, G.G. (Hrsg.), *Marihuana in Science and Medicine*, New York: Raven Press (1984).

7 Grinspoon, L., Marihuana Reconsidered, Cambridge, MA: Harvard University Press (1971); Kaplan, J., *Marijuana: The New Prohibition*, New York: World Publishing Company (1970); National Commission on Marihuana and Drug Abuse, *Marihuana: A Signal of Misunderstanding*, Washington, DC: U.S. Government Printing Office (1972).

8 Allebeck, P. et al., »Cannabis and Schizophrenia: A Longitudinal Study of Cases Treated in Stockholm County«, *Acta Psychiatrica Scandinavica* 88: 21-24 (1993).

9 Hall, W. et al., *The Health and Psychological Consequences of Cannabis Use*, Canberra: Australian Government Publishing Service (1994); Thornicroft, G., »Cannabis and Psychosis: Is There Epidemiological Evidence for Association?« *British Journal of Psychiatry* 157: 25-33 (1990); Hollister, L.E., »Health Aspects of Cannabis«, *Pharmacological Reviews* 38: 1-20 (1986).

10 Negrete, J.C. et al., »Cannabis Affects the Severity of Psychiatric Symptoms: Results of a Clinical Survey«, *Psychological Medicine* 16: 515-20 (1986).

11 Mueser, K. T. et al., »Prevalence of Substance Abuse in Schizophrenia: Demographic and Clinical Correlates«, *Schizophrenia Bulletin* 16: 31-56 (1990); Warner, R. et al., »Substance Use Among the Mentally Ill: Prevalence, Reasons for Use,

and Effects on Illness«, *American Journal of Orthopsychiatry* 64: 30-39 (1994).

12 Andreasson, S. et al., »Cannabis and Schizophrenia: A Longitudinal Study of Swedish Conscripts«, *Lancet* 2: 1483-86 (1987).

13 Andreasson, S. et al., »Schizophrenia in Users and Nonusers of Cannabis: A Longitudinal study in Stockholm County«, *Acta Psychiatrica Scandinavica* 79: 505-10 (1989).

14 Johnson, B.A. et al., »Cannabis and Schizophrenia«, Lancet 1: 592-93 (1988); Negrete, J.C., »Cannabis and Schizophrenia«, *British Journal of Addiction* 84: 349-51 (1989).

15 Der, G. et al., »Is Schizophrenia Disappearing«, *Lancet* 1: 513-16 (1990).

16 McGlothlin, W.H. and West, L.J., »The Marihuana Problem: An Overview«, *American Journal of Psychiatry* 125: 370-78 (1968); Kolansky, H. and Moore, W.T., »Clinical Effects of Marihuana on the Young«, *International Journal of Psychiatry* 10: 55-67 (1972); Rodgers, T.C., »Discussion«, *American Journal of Psychiatry* 130: 139-40 (1973).

17 Jessor, R. et al., »Psychosocial Correlates of Marijuana Use and Problem Drinking in a National Sample of Adolescents«, *American Journal of Public Health* 70: 604-13 (1980); Pandina, R.J. et al., »The Impact of Prolonged Marijuana Use on Personal and Social Competence in Adolescence«, S. 183-200 in Chesher, G. et al. (Hrsg..), *Marijuana: An International Research Report*, Canberra: Australian Government Publishing Service (1988); Shedler, J. and Block, J., »Adolescent Drug Use and Psychological Health: A Longitudinal Inquiry«, *American Psychologist* 45: 612-30 (1990); Dembo, R. et al., »A Longitudinal Study of the Relationship Among Alcohol Use, Marijuana/Hashish Use, Cocaine Use and Emotional/Psychological Functioning Problems in a Cohort of High-Risk Youths«, *International Journal of the Addictions* 25: 1341-82 (1990).

18 MacDonald, D.I., »The Relationship of Moderate Marijuana Use and Adolescent Behavior«, S. 45-51 in *Marijuana and Youth: Clinical Observations on Motivation and Learning*, Rockville, MD: National Institute on Drug Abuse (1982); Voth, H.M., »The Effects of Marijuana on the Young«, S. 51-55 in *Marijuana and Youth: Clinical Observations on Motivation and Learning*, Rockville, MD: National Institute on Drug Abuse (1982); Gold, M.S., *Marijuana*, New York: Plenum Medical Book Company (1989); DuPont, R.L., *Getting Tough on Gateway Drugs: A Guide for the Family*, Washington, DC: American Psychiatric Press (1984); Millman, R.B. and Sbriglio, R., »Patterns of Use and Psychopathology in Chronic Marijuana Users«, *Pediatric Clinics of North America* 9: 533-45 (1986).

19 Farrell, A.D. et al., »Relationship Between Drug Use and Other Problem Behaviors in Urban Adolescents«, *Journal of Consulting and Clinical Psychology* 60: 705-12 (1992); Donovan, J.E. and Jessor, R., »Structure of Problem Behavior in

Adolescence and Young Adulthood«, *Journal of Consulting and Clinical Psychology* 53: 890-904 (1985); Hendin, H. et al., *Adolescent Marijuana Abusers and Their Families*, Rockville, MD: National Institute on Drug Abuse (1981); Kellam, S. et al., »The Prevention of Teenage Substance Use: Longitudinal Research and Strategy«, S. 171-200 in Petersen, A. and Perry, C. (Hrsg.), *Promoting Adolescent Health: A Dialogue on Research and Practice*, New York: Academic Press (1982); Block, J. et al., »Longitudinally Foretelling Drug Usage in Adolescence: Early Childhood Personality and Environmental Precursors«, *Child Development* 59: 336-55 (1988); Johnston, L.D. et al., »Drugs and Delinquency: A Search for Causal Connections«, S. 137-56 in Kandel, D.B. (Hrsg.), *Longitudinal Research on Drug Use: Empirical Findings and Methodological Issues*, New York: John Wiley & Sons (1978); Tubman, J.G. et al., »Qualitative Changes in Relationships Between Substance Use and Adjustment During Adolescence«, *Journal of Substance Abuse* 3: 405-14 (1991); Shedler and Block (1990), vgl. Fußnote 15; Pandina et al. (1988), vgl. Fußnote 15; Dembo et al. (1990), vgl. Fußnote 15.

20 Hendin, H. et al., *Adolescent Marijuana Abusers and Their Families*, Rockville, MD: National Institute on Drug Abuse (1981).

21 Jessor, R., »Marihuana: A Review of Recent Psychosocial Research«, S. 337-55 in DuPont, R.L. et al. (Hrsg.), *Handbook on Drug Abuse*, Rockville, MD: National Institute on Drug Abuse (1979); Eisenman, R. et al., »Undergraduate Marijuana Use as Related to Internal Sensation, Novelty Seeking and Openness to Experience«, *Journal of Clinical Psychology* 36: 1013-19 (1980); Satinder, K.P. and Black, A., »Cannabis Use and Sensation Seeking Behavior«, *Journal of Psychology* 116: 101-05 (1984); Kandel, D.B., »Marijuana Users in Young Adulthood«, *Archives of General Psychiatry* 41: 200-09 (1984); Mayer, J.E. and Ligman, J.D., »Personality Characteristics of Adolescent Marijuana Users«, *Adolescence* 24: 965-76 (1989); Fisher, G. and Steckler, A., »Psychological Effects, Personality and Behavioral Changes Attributed to Marihuana«, *International Journal of the Addictions* 9: 101-26 (1974); Brook, J.S., »Family Socialization and Adolescent Personality and Their Association with Adolescent Use of Marijuana«, *Journal of Genetic Psychology* 133: 261-71 (1978).

22 Kay, E.J. et al., »A Longitudinal Study of the Personality Correlates of Marijuana Use«, *Journal of Consulting and Clinical Psychology* 46: 470-77 (1978); Pederson, W., »Mental Health, Sensation Seeking and Drug Use Patterns: A Longitudinal Study«, *British Journal of Addiction* 86: 195-204 (1991); Smith, G.M. and Fogg, C.P., »Psychological Predictors of Early Use, Late Use and Nonuse of Marijuana Among Teenage Students«, S. 101-13 in Kandel, D.P. (Hrsg.), *Longitudinal Research on Drug Use: Empirical Findings and Methodological Issues*, New York: John Wiley & Sons (1978).

23 Hogan, R. et al., »Personality Correlates of Undergraduate Marijuana Use«, *Journal of Consulting and Clinical Psychology* 35: 58-63 (1970); McAree, C.P. et al., »Personality Factors and Patterns of Drug Usage in College Students«, *American Journal of Psychiatry* 129: 890-93 (1972); Richek, H.G. et al., »Personality/Mental Health Correlates of Drug Use by High School Students«, *Journal of Nervous and Mental Disease* 160: 435-42 (1975); Goldstein, J.W. and Sappington, J.T., »Personality Characteristics of Students Who Became Heavy Drug Users: An MMPI Study of an Avant-Guard«, *American Journal of Drug and Alcohol Abuse* 4: 401-12 (1977); Hochman, J.S. and Brill, N.Q., »Chronic Marihuana Use and Psychosocial Adaptation«, *American Journal of Psychiatry* 130: 132-40 (1973).

24 Shedler and Block (1990), vgl. Fußnote 17.

25 Weil, A., »Adverse Reactions to Marijuana: Classification and Suggested Treatment«, *New England Journal of Medicine* 282: 997-1000 (1970); Smith, D.E., »Acute and Chronic Toxicity of Marijuana«, *Journal of Psychedelic Drugs* 2: 37-47 (1968); Meyer, M.E., »Psychiatric Consequences of Marihuana Use: The State of the Evidence«, S. 133-52 in Tinklenberg, J.R. (Hrsg.), *Marihuana and Health Hazards: Methodologic Issues in Current Research*, New York: Academic Press (1975); Abruzzi, W, »Drug-Induced Psychosis«, *International Journal of the Addictions* 12: 183-93 (1977).

26 Mason, A.P. and McBay, A.J., »Cannabis: Pharmacology and Interpretation of Effects«, Journal of Forensic Sciences 30: 615-31 (1985); Wall, M.E. and Perez-Reyes, M., »The Metabolism of Delta-9-Tetrahydrocannabinol and Related Cannabinoids in Man«, *Journal of Clinical Pharmacology* 21: 178-89S (1981).

27 Perez-Reyes, M. et al., »Intravenous Injection in Man of Delta-9-Tetrahydrocannabinol and 11-Hydroxy-Delta-9-Tetrahydrocannabinol«, *Science* 177: 633-35 (1972); Perez-Reyes, M. et al., »A Comparison of the Pharmacological Activity of Delta-9-Tetrahydrocannabinol and Its Monohydroxylated Metabolites in Man«, *Experientia* 29: 1009-10 (1973); Lemberger, L. et al., »Comparative Pharmacology of Delta-9-Tetrahydrocannabinol and its Metabolite 11-0HDelta-9-THC«, *Journal of Clinical Investigation* 54: 2411-17 (1973); Agurell, S. et al., »Pharmacokinetics and Metabolism of Delta-9-Tetrahydrocannabinol and Other Cannabinoids with Emphasis on Man«, *Pharmacological Reviews* 38: 21-43 (1986).

28 Jones, R. et al., »Clinical Studies of Cannabis Tolerance and Dependence«, *Annals of the New York Academy of Sciences* 282: 221-39 (1976).

29 Ritzlin, R.S. et al., »Delta-9-Tetrahydrocannabinol Levels in Street Samples of Marijuana and Hashish: Correlation to User Reactions«, *Clinical Toxicology* 15: 45-53 (1979).

30   Ungerleider, J. T. and Andrysiak, T., »Bias and the Cannabis Researcher«, *Journal of Clinical Pharmacology* 21: 153-58S (1981).

31   Mathers, D.C. and Ghodse, A.H., »Cannabis and Psychotic Illness«, *British Journal of Psychiatry* 161: 648-53 (1992); Thomas, H., »Psychiatric Symptoms in Cannabis Users«, *British Journal of Psychiatry* 163: 141-49 (1993).

32   Grossman, W., »Adverse Reactions Associated with Cannabis Products in India«, *Annals of Internal Medicine* 70: 529-33 (1969); Chopra, G.S. and Smith, J.W, »Psychotic Reactions Following Cannabis Use in East Indians«, *Archives of General Psychiatry* 30: 24-27 (1974); Chaudry, H.R. et al., »Cannabis Psychosis Following Bhang Ingestion«, *British Journal of Addiction* 86: 1075-81 (1991).

33   Hollister (1986), vgl. Fußnote 9.

34   Keeler, M.H. et al., »Spontaneous Recurrence of Marihuana Effect«, *American Journal of Psychiatry* 125:384-86 (1968); Annis, H.M. and Smart, R.G., »Adverse Reactions and Recurrences from Marijuana Use» *British Journal of Addiction* 68: 315-19 (1973); Edwards, G., »Cannabis and the Psychiatric Position«, S. 320-40 in Graham, J.D.P., *Cannabis and Health*, New York: Academic Press (1976); Stanton, M.D. et al., »Drug Flashbacks. II. Some Additional Findings«, *International Journal of the Addictions* 11: 53-69 (1976); Brown, A. and Stickgold, A., »Marijuana Flashback Phenomena«, *Journal of Psychedelic Drugs* 8: 275-83 (1976).

35   Weil, A., *The Natural Mind*, Boston: Houghton Mifflin Company (1972), deutsch: *Drogen und höheres Bewusstsein*, AT-Verlag (2000).

36   Anm. der Übersetzerin: Eine Gesellschaft, die sich bedingungslos an allgemein akzeptierten Normen wie Vernunft und Nüchternheit orientiert, wird davon abweichende Erfahrungsebenen eher als »Wahnsinn« pathologisieren, als Kulturen, die der Intuition, Inspiration, Fantasie, dem Traum und der poetischen Kraft der freien Assoziation einen offiziell anerkannten Wert beimessen. An der Bewertung der Rauscherfahrung nach rein wissenschaftlich-objektiven Kriterien – welche das Ziel verfehlen, deren eigene Qualitäten angemessen erfassen zu können – wird sich solange nichts ändern, solange sich Künstler und Gelehrte, die von derartigen Rauscherfahrungen wesentlich profitierten, nicht offiziell zu den Quellen ihrer Inspiration bekennen.

Kapitel 11   Cannabis, abweichendes Verhalten und Kriminalität

1   Donna Shalala, Secretary of Health and Human Services, »Say ›No‹ to Legalization of Marijuana«, *Wall Street Journal* (18. August 1995), S. A10.

2   Lee Brown, Director of National Drug Control Policy, remarks at *National Conference on Marijuana* Use: Prevention, Treatment and Research, sponsored by the National Institute on Drug Abuse, Arlington, VA (Juli 1995).

3   Richard H. Schwartz, »Marijuana: A Crude Drug with a Spectrum of Unappreciated Toxicity«, *Pediatrics* 73 (1984), S. 457.

4   Bonnie, R.J. and Whitebread, C.H., *The Marijuana Conviction: A History of Marijuana Prohibition in the United States*, Charlottesville: University of Virginia Press (1974); Kaplan, J., *Marijuana: The New Prohibition*, New York: The World Publishing Company (1970).

5   Anslinger, H.J. and Cooper, C., »Assassin of Youth«, *American Magazine* 124 (Juli 1937).

6   National Commission on Marihuana and Drug Abuse, *Marijuana: A Signal of Misunderstanding*, Washington, DC: U.S. Government Printing Office (1972), S. 77.

7   *Drug Use Forecasting: 1993 Annual Report on Juvenile Arrestees/Detainees*, Washington, DC: U.S. Department of Justice (1994); Harrison, L. and Gfroerer, J., »The Intersection of Drug Use and Criminal Behavior«, *Crime and Delinquency* 38: 422-43 (1992); Leukefeld, C.G. and Clayton, R., »Drug Abuse and Delinquency: A Study of Youths in Treatment«, S. 213-28 in Bescher, G. and Friedman, A. (Hrsg.), *Youth Drug Abuse: Problems, Issues and Treatment*, Lexington, MA: DC Heath (1979); O'Donnell, J.A. et al., *Young Men and Drugs: A Nationwide Survey*, Rockville, MD: National Institute on Drug Abuse (1976); Dembo, R. et al., »Examination of the Relationships Among Drug Use, Emotional/Psychological Problems and Crime Among Youths Entering a Juvenile Detention Center«, *International Journal of Addictions* 25: 301-40 (1990); Anthony, J.C., »Young Adult Marijuana Use in Relation to Antecedent Misbehavior«, S. 23844 in Harris, L.S. (Hrsg.), *Problems of Drug Dependence*, 1984, Rockville, MD: National Institute on Drug Abuse (1985); Jessor, R. and Jessor, S.L., *Problem Behavior and Psychosocial Development: A Longitudinal Study of Youth*, New York: Academic Press (1977); Farrell, A.D. et al., »Relationship Between Drug Use and Other Problem Behaviors in Urban Adolescents«, *Journal of Consulting and Clinical Psychology* 60: 705-12 (1992).

8   Fagan, J. et al., »Delinquency and Substance Use Among Inner-City Students«, *Journal of Drug Issues* 20: 351-402 (1990); Ausubel, D.B., *Drug Addiction: Physiological, Psychological and Sociological Aspects*, New York: Random House (1958); Johnson (1973), vgl. Fußnote 7.

9   Simonds, J.F. and Kashani, J., »Specific Drug Use and Violence in Delinquent Boys«, *American Journal of Drug and Alcohol Abuse* 7: 305-22 (1980); Johnston, L.D. et al., »Drugs and Delinquency: A Search for Causal Connections«, S. 137-56 in Kandel, D.B. (Hrsg.), *Longitudinal Research on Drug Use: Empirical Findings and Methodological Issues*, New York: John Wiley & Sons (1978); Goode, E., »Marijuana and Crime«, S. 447-53 in National Commission on Marihuana

and Drug Abuse, *Marihuana: A Signal of Misunderstanding, Appendix I*, Washington, DC: U.S. Government Printing Office (1972).

10 Clayton, R.R., »The Delinquency and Drug Use Relationship Among Adolescents«, S. 82-103 in Lettieri, D.J. and Ludford, J.P. (Hrsg.), *Drug Abuse and the American Adolescent*, Rockville, MD: National Institute on Drug Abuse (1981); Jessor, R. »Marihuana: A Review of Recent Psychosocial Research«, S. 337-56 in DuPont, R.L. et al (Hrsg.), *Handbook on Drug Abuse*, Rockville, MD: National Institute on Drug Abuse (1979).

11 Tinklenberg, J.R. et al., »Drugs and Criminal Assaults by Adolescents: A Replication Study«, *Journal of Psychoactive Drugs* 13: 277-87 (1981); Goode (1972), vgl. Fußnote 9.

12 Hendin, H. et al., *Adolescent Marijuana Users and Their Families*, Rockville, MD: National Institute on Drug Abuse (1981).

13 Watts, W.D and Wright, L.S., »The Drug Use-Violent Delinquency Link Among Adolescent Mexican-Americans«, S. 112-35 in DeLaRosa, M. et al. (Hrsg.), *Drugs and Violence: Causes, Correlates and Consequences*, Rockville, MD: National Institute on Drug Abuse (1990); Abram, K.M. and Teplin, L.A., »Drug Disorder, Mental Illness, and Violence«, S. 222-38 in *Drugs and Violence: Causes, Correlates and Consequences*, Rockville, MD: National Institute on Drug Abuse (1990); Simonds, J.F. and Kashani, J. »Specific Drug Use and Violence in Delinquent Boys«, *American Journal of Drug and Alcohol Abuse* 7: 305-22 (1980); Johnston et al. (1978), vgl. Fußnote 9.

14 Spunt, B. et al., »The Role of Marijuana in Homicide«, *International Journal of the Addictions* 29: 195-213 (1994).

15 Cherek, D.R. et al., »Acute Effects of Marijuana Smoking on Aggressive, Escape and Point-Maintained Responding of Male Drug Users«, *Psychopharmacology* 111: 163-68 (1993).

16 Cherek, D.R. and Dougherty, D.M., »Provocation Frequency and its Role in Determining the Effects of Smoked Marijuana on Human Aggressive Responding«, *Behavioural Pharmacology* 6: 405-12 (1995); Cherek, D.R. and Steinberg, J.L., »Effects of Drugs on Human Aggressive Behavior«, S. 23990 in Burrows, G.D. and Werry, J.S. (Hrsg.), *Advances in Human Psychopharmacology, Volume IV*, Greenwich, CT (1987); Hollister, L.E. et al., »Comparison of Tetrahydrocannabinol and Synhexyl in Man«, *Clinical Pharmacology and Therapeutics* 9: 783-88 (1968); Jones, R.T. and Benowitz, N., »The 30-Day Trip: Clinical Studies of Cannabis Tolerance and Dependence«, S. 627-42 in Braude, M.C. and Szara. S. (Hrsg.), *Pharmacology of Marihuana*, New York: Raven Press (1976); Mendelson, J.H. and Meyer, R.E., »Behavioral and Biological Concomitants of Chronic Marihuana Smoking by Heavy and Chronic Users«, S. 68-246 in *Marihuana: Signal of*

Misunderstanding, Appendix I, Washington, DC: U.S. Government Printing Office (1972).

17 Myerscough, R. and Taylor, S.P., »The Effects of Marijuana on Human Physical Aggression«, *Journal of Personality and Social Psychology* 49: 1541-46 (1985).

18 Ginsberg, H.J. et al., »Delta-9-Tetrahydrocannabinol Affects Consummatory But Not Appetite Sequence of Interspecific Aggression in the Mongolian Gerbil«, *Bulletin of the Psychonomic Society* 10: 361-63 (1977); Sieber, B. et al., »Behavioural Effects of Hashish Extract in Mice in Comparison with Other Psychoactive Drugs«, *General Pharmacology* 13: 315-20 (1982); Ferraro, D.P., »Preclinical Effects: Unlearned Behavior«, S. 86-102 in Petersen, R.C. (Hrsg.), *Marihuana Research Findings* 1976, Rockville, MD: National Institute on Drug Abuse (1977).

19 Carlini, E.A. et al., »Factors Influencing the Aggressive Behavior Induced by Marihuana in Starved Rats«, *British Journal of Pharmacology* 44: 794-804 (1972); Miczek, K.A. et al., »Does THC Induce Aggression? Suppression Reactions by Chronic and Acute Delta-9-Tetrahydrocannabinol Treatment in Laboratory Rats«, S. 499-514 in Braude, M.C. and Szara, S. (Hrsg.), *The Pharmacology of Marihuana*, New York: Raven Press (1976).

Kapitel 12 Cannabis, Sex und Fruchtbarkeit

1 Parents Resource Institute for Drug Education, *Marijuana and Cocaine*, Atlanta, GA: PRIDE (1990).

2 Center for Substance Abuse Prevention, *Female Adolescents and Marijuana Use; Fact Sheet for Adults*, Rockville, MD: U.S. Department of Health and Human Services (1995).

3 Center for Substance Abuse Prevention, *Marijuana: Tips for Teens*, Rockville, MD: U.S. Department of Health and Human Services (1995).

4 Neil Swan, »A Look at Marijuana's Harmful Effects«, *NIDA Notes* 9, 2 (1994), S.16.

5 Präsident Bill Clinton, Rede an der Framingham High School, Framingham, Massachusetts (20. Oktober 1994).

6 Harmon, J. and Aliapoulios, M.A., »Gynecomastia in Marijuana Users«, *New England Journal of Medicine* 287: 936 (1972).

7 Cates, W. and Pope, J.N., »Gynecomastia and Cannabis Smoking: A Nonassociation Among U.S. Soldiers«, *American Journal of Surgery* 134: 613-15 (1977).

8 Kolodny, R.C. et al., »Plasma Testosterone and Semen Analysis in Male Homosexuals«, *New England Journal of Medicine* 285: 1170-74 (1971).

9 Kolodny, R.C. et al., »Depression of Plasma Testosterone Levels After Chronic Intensive Marijuana Use«, *New England Journal of Medicine* 290: 872-74 (1974).

10   Kolodny, R.C. et al., »Depression of Plasma Testosterone with Acute Marihuana Administration«, S. 217-25 in Braude, M.C. and Szara, S. (Hrsg.), *Pharmacology of Marihuana*, New York: Raven Press (1976).

11   Mendelson, J.H. et al., »Plasma Testosterone Levels Before, During, and After Chronic Marijuana Smoking«, *New England Journal of Medicine* 291: 1051-55 (1974); Schaefer, C.F. et al., »Normal Plasma Testosterone Concentrations After Marijuana Smoking«, *New England Journal of Medicine* 292: 867-68 (1975); Mendelson, J.H. et al., »Effects of Chronic Marijuana Use on Integrated Plasma Testosterone and Luteinizing Hormone Levels«, *Journal of Pharmacology and Experimental Therapeutics* 207: 611-17 (1978); Hembree, W.C. et al., »Marihuana's Effects on Human Gonadal Function«, S. 521-32 in Nahas, G.G. (Hrsg.), *Marihuana: Chemistry, Biochemisrty and Cellular Effects*, New York: Springer Verlag (1976); Cone, E.]. et al., »Acute Effects of Marijuana on Hormones, Subjective Effects and Performance in Male Human Subjects«, *Pharmacology Biochemistry and Behavior* 24: 1749-54 (1986).

12   Cushman, P., »Plasma Testosterone Levels in Healthy Male Marijuana Smokers«, *American Journal of Drug and Alcohol Abuse* 2: 269- 75 (1975); Block, R.I. et al., »Effects of Chronic Marijuana Use on Testosterone, Luteinizing Hormone, Follicle Stimulating Hormone, Prolactin and Cortisol in Men and Women«, *Drug and Alcohol Dependence* 28: 121-28 (1991); Coggins, W.J. et al., »Health Status of Chronic Heavy Cannabis Users«, *Annals of the New York Academy of Sciences* 282: 148-61 (1976).

13   Kolodny et al. (1974), vgl. Fußnote 9.

14   Chausom, A.M. and Safer, B., »Marijuana and Sex«, *New England Journal of Medicine* 291: 308 (1974).

15   Hembree, W.C. et al., »Changes in Human Spermatozoa Associated with High Dose Marihuana Smoking«, S. 429-39 in Nahas, G.G. and Paton, W.D.M. (Hrsg.), *Marihuana: Biological Effects*, Oxford: Pergamon Press (1979).

16   Bauman, J., »Marijuana and the Female Reproductive System«, S. 85-88 in *Health Consequences of Marijuana Use*, Washington, DC: U.S. Government Printing Office (1980).

17   Mendelson, J.H. et al., »Acute Effects of Marijuana Smoking on Prolactin Levels in Human Females«, *Journal of Pharmacology and Experimental Therapeutics* 232: 220-22 (1985).

18   Block et al. (1991), vgl. Fußnote 12.

19   Harclerode, J., »Endocrine Effects of Marijuana in the Male: Preclinical Studies«, S. 46-64 in Braude, M.C. and Ludford, J.L. (Hrsg.), *Marijuana Effects on the Endocrine and Reproductive Systems*, Rockville, MD: National Institute on Drug Abuse (1984); Bloch, E., »Effects of Marijuana and Cannabinoids on Reproduc-

tion, Endocrine Function, Development and Chromosomes«, S. 355-432 in Fehr, K.O. and Kalant, H. (Hrsg.), *Cannabis and Health Hazards*, Toronto: Addiction Research Foundation (1983); Mendelson, J.H. and Mello, N.K,»Effects of Marijuana on Neuroendocrine Hormones in Human Males and Females«, S. 97-114 in Braude, M.C. and Ludford, J.P. (Hrsg.), *Marijuana Effects on the Endocrine and Reproductive Systems*, Rockville, MD: National Institute on Drug Abuse (1984); Smith, C.G. and Asch, R.H.,»Acute, Short-Term and Chronic Effects of Marijuana on the Female Primate Reproductive Function«, S. 82-96 in Braude, M.C. and Ludford, J.P. (Hrsg.), *Marijuana Effects on the Endocrine and Reproductive Systems*, Rockville, MD: Department of Health and Human Services (1984); Wenger, T. et al.,»Effects of Delta-9-Tetrahydrocannabinol on Pregnancy, Puberty, and the Neuroendocrine System«, S. 539-560 in Murphy, L. and Bartke, A. (Hrsg.), *Marijuana/Cannabinoide, Neurobiology and Neuropsysiology*, Boca Raton: CRC Press (1992).

20 Smith, C.G. et al.,»Tolerance Develops to the Disruptive Effects of Delta-9-Tetrahydrocannabinol on the Primate Menstrual Cycle«, *Science* 219: 1453-55 (1983).

21 Yang, Z.M. et al.,»Activation of Brain-Type Cannabinoid Receptors Interferes with Preimplantation Mouse Embryo Development«, *Biology of Reproduction* 55: 756-61 (1996).

22 Leshner, A., quoted in U.S. Department of Health and Human Services Press Release, »Early Pregnancy Halted by Chemicals in Marijuana«, Rockville, MD (11. Oktober 1996).

23 Mueller, B.A. et al.,»Recreational Drug Use and the Risk of Primary Infertility«, *Epidemiology* 1: 195-200 (1990).

24 Wilcox, A.J. et al.,»Risk Factors for Early Pregnancy Loss«, *Epidemiology* 1 : 382-85 (1990).

25 Abel, E.L.,»Marijuana and Sex: A Critical Survey«, *Drug and Alcohol Dependence* 8: 1-22 (1981); Ehrenkranz, J.R.L. and Hembree, W.C.,»Effects of Marijuana on Male Reproductive Function«, *Psychiatric Annals* 16: 243-49 (1986). Anm. der Übersetzerin: Aus ethnologischer Sicht zeugt eine derartige wissenschaftliche Prämisse von einer geradezu skandalösen ethnozentristischen Ignoranz.

26 Copeland, K.C. et al.,»Marijuana Smoking and Pubertal Arrest«, *Journal of Pediatrics* 96: 1079-80 (1980).

27 Wenger, et al. (1992), vgl. Fußnote 19; Smith and Asch (1984), vgl. Fußnote 19; Harclerode (1984), vgl. Fußnote 19.

28 Bauman (1980), vgl. Fußnote 16.

29 Block et al. (1991), vgl. Fußnote 12.

30 Block et al. (1991), vgl. Fußnote 12; Kolodny et al. (1974), vgl. Fußnote 9; Abel

(1981), vgl. Fußnote 23.

31 Kolodny et al. (1976), vgl. Fußnote 10; Cone et al. (1986), vgl. Fußnote 11.

Kapitel 13 Cannabis in der Schwangerschaft

1   Peggy Mann, *The Sad Story of Mary Wanna*, NY: Woodmere Press (1988), S. 30.

2   Peter Fried, quoted in »Marijuana: Its Use and Effects«, *Prevention Pipeline* 8,5 (1995), S. 4.

3   American Council for Drug Education, *Drugs and Pregnancy*, Rockville, MD (1994).

4   Neil Swan, »A Look at Marijuana's Harmful Effects«, *NIDA Notes* 9,2: 14-15 (1994).

5   Parents Resource Institute for Drug Education, »Marijuana-Effects on the Female«, Atlanta, GA: PRIDE (1996).

6   Hecht, F. et al., »Lysergic-Acid-Diethylamide and Cannabis as Possible Teratogens in Man«, *Lancet* 2: 1087 (1968); Carakushansky, G. et al., »Lysergide and Cannabis as Possible Teratogens in Man«, *Lancet* 1: 150-51 (1969).

7   Maugh, T.H., »Marihuana: The Grass May No Longer Be Greener«, *Science* 185: 683-85 (1974).

8   Matsuyama, S. and Jarvik, L., »Effects of Marihuana on the Genetic and Immune Systems«, S. 179-93 in Petersen, R.C. (Hrsg.), *Marihuana Research Findings*, 1976, Rockville, MD: National Institute on Drug Abuse (1977); Morishima, K., »Effects of Cannabis and Natural Cannabinoids on Chromosomes and Ova«, S. 25-45 in Braude, M.C. and Ludford, J.L. (Hrsg.), *Marijuana Effects on the Endocrine and Reproductive Systems*, Rockville, MD: National Institute on Drug Abuse (1984).

9   Parents Resource Institute for Drug Education, *Marijuana: Effects on the Male*, Atlanta, GA: PRIDE (1996); Spence, WR., *Marijuana: Its Effects and Hazards*, Waco, TX: Health Edco (ohne Jahresangabe); Mann (1988), vgl. Fußnote 1.

10 Herclerode, J., »The Effect of Marijuana on Reproduction and Development«, S. 137-66 in Petersen, R.C. (Hrsg.), *Marijuana Research Findings*: 1980, Rockville, MD: National Institute on Drug Abuse (1980); Abel, E.L., »Effects of Prenatal Exposure to Cannabinoids«, S. 20-35 in Pinkert, T.M. (Hrsg.), *Current Research on the Consequences of Maternal Drug Abuse*, Rockville, MD: National Institute on Drug Abuse (1985); Hutchings, D. and Dow-Edwards, D., »Animal Models of Opiate, Cocaine, and Cannabis Use«, *Clinics in Perinatology* 18: 1-22 (1991); Behnke, M. and Eyler, RD., »The Consequences of Prenatal Substance Use for the Developing Fetus, Newborn and Young Child«, *International Journal of the Addictions* 28: 1341-91 (1993); Wenger, T. et al., »Effects of Delta-9-Tetrahydrocannabinol on Pregnancy, Puberty and the Neuroendocrine System«, S. 539-

60 in Murphy, L. and Bartke, A. (Hrsg.), *Marijuana/Cannabinoids: Neurobiology and Neurophysiology*, Boca Raton, FL: CRC Press (1992).

11 Rudolph, A.M., »Animal Models for Study of Fetal Drug Exposure«, S. 5-16 in Chiang, C.N. and Lee, C.C. (Hrsg.), *Prenatal Drug Exposure: Kinetics and Dynamics*, Rockville, MD: National Institute on Drug Abuse (1985).

12 Fried, P.A., »Postnatal Consequences of Maternal Marijuana Use«, S. 61- 72 in Pinkert, T.M. (Hrsg.), *Current Research on the Consequences of Maternal Drug Abuse*, Rockville, MD: National Institute on Drug Abuse (1985); Golub, M.S. et al., »Peer and Maternal Social Interaction Patterns in Offspring of Rhesus Monkeys Treated Chronically with Delta-9-Tetrahydrocannabinol«, S. 657-67 in Agurell, S., *The Cannabinoids: Chemical, Pharmacological and Therapeutic Aspects*, Orlando: Academic Press (1984); Herclerode (1980), vgl. Fußnote 10.

13 Grilly, D.M. et al., »Observations on the Reproductive Activity of Chimpanzees Following Long-Term Exposure to Marijuana«, *Pharmacology* 11: 304-07 (1974).

14 Linn, S. et al., »The Association of Marijuana Use with Outcome of Pregnancy«, *American Journal of Public Health* 73:1161-64 (1983).

15 Shiono, P.H. et al., »The Impact of Cocaine and Marijuana Use on Low Birth Weight and Preterm Birth: A Multicenter Study«, *American Journal of Obstetrics and Gynecology* 172: 19-27 (1995); Knight, E.M. et al., »Relationships of Serum Illicit Drug Concentrations During Pregnancy to Maternal Nutritional Status«, *Journal of Nutrition* 124: 973-80S (1994); Tennes, K. and Blackard, C., »Maternal Alcohol Consumption, Birthweight and Minor Physical Abnormalities«, *American Journal of Obstetrics and Gynecology* 138: 774-80 (1980); Hayes, J. et al., »Newborn Outcomes with Maternal Marijuana Use in Jamaican Women«, *Pediatric Nursing* 14: 107-10 (1988); Fried, P.A. and O'Connell, C.M., »A Comparison of the Effects of Prenatal Exposure to Tobacco, Alcohol, Cannabis and Caffeine on Birth Size and Subsequent Growth«, *Neurotoxicology and Teratology* 9: 79-85 (1987); O'Connell, C.M. and Fried, P.A., »An Investigation of Prenatal Cannabis Exposure and Minor Physical Anomalies in a Low Risk Population«, *Neurobehavioral Toxicology and Teratology* 6: 345-50 (1984); Richardson, G.A. et al., »The Effect of Prenatal Alcohol, Marijuana and Tobacco Exposure on Neonatal Behavior«, *Infant Behavioral Development* 12: 199-209 (1989); Astley, S., »Analysis of Facial Shape in Children Gestationally Exposed to Marijuana, Alcohol, and/or Cocaine«, *Pediatrics* 89: 67-77 (1992); Witter, F.R. and Niebyl, J.R., »Marijuana Use in Pregnancy and Pregnancy Outcome«, *American Journal of Perinatology* 7: 36-38 (1990).

16 Dreher, M.C. et al., »Prenatal Exposure and Neonatal Outcomes in Jamaica: An Ethnographic Study«, *Pediatrics* 93: 254-60 (1994); Tennes, K. et al., »Mariju-

ana: Prenatal and Postnatal Exposure in the Human«, S. 48-60 in Pinkert, T.M. (Hrsg.), *Current Research on the Consequences of Maternal Drug Abuse*, Rockville, MD: National Institute on Drug Abuse (1985).

17 Hatch, E.E. and Braken, M.B., »Effect of Marijuana Use in Pregnancy on Fetal Growth«, *American Journal of Epidemiology* 124: 986-93 (1986); Kline, J. et al., »Cigarettes, Alcohol and Marijuana: Varying Associations with Birthweight«, *International Journal of Epidemiology* 16: 44-51 (1987); Zuckerman, B. et al., »Effects of Maternal Marijuana and Cocaine Use on Fetal Growth«, *New England Journal of Medicine* 320: 762-68 (1989); Fried, P.A. et al., »Marijuana Use During Pregnancy and Decreased Length of Gestation«, *American Journal of Obstetrics and Gynecology* 150: 23-26 (1984); Hingson, R. et al., »Effects of Maternal Drinking and Marijuana Use on Fetal Growth and Development«, *Pediatrics* 70: 53946 (1982); Fried, P.A. and Makin, J.E., »Neonatal Behavioral Correlates of Prenatal Exposure to Marijuana, Cigarettes and Alcohol in a Low Risk Population«, *Neurotoxicology and Teratology* 9: 1-7 (1987); Cornelius, M.D. et al., »Prenatal Tobacco and Marijuana Use Among Adolescents: Effects on Offspring Gestational Age, Growth, and Morphology«, *Pediatrics* 95: 738-43 (1995); Day, N. et al., »Prenatal Marijuana Use and Neonatal Outcome«, *Neurotoxicology and Teratology* 13: 329-34 (1991).

18 Day, N.L. and Richardson, G.A., »Prenatal Marijuana Use: Epidemiology, Methodologic Issues, and Infant Outcome«, *Clinics in Perinatology* 18: 77-91 (1991); Richardson, G.A. et al., »The Impact of Marijuana and Cocaine Use on the Infant and Child«, *Clinical Obstetrics and Gynecology* 36: 302-18 (1993); Cornelius et al. (1995), vgl. Fußnote 17; Coles, C.D. et al., »Effects of Cocaine, Alcohol and Other Drug Use in Pregnancy on Neonatal Growth and Neurobehavioral Status«, *Neurotoxicology and Teratology* 14: 22-33 (1992).

19 Dayetal.(1991),vgl. Fußnote 17.

20 Hatch and Bracken (1986), vgl. Fußnote 17.

21 Fried et al. (1984), vgl. Fußnote 16.

22 Tennes et al. (1985), vgl. Fußnote 16.

23 Day, N.L. et al., »Effect of Prenatal Marijuana Exposure on the Cognitive Development of Offspring at Age Three«, *Neurotoxicology and Teratology* 16: 169- 75 (1994).

24 Streissguth, A.P. et al., »IQ at Age 4 in Relation to Maternal Alcohol Use and Smoking During Pregnancy«, *Developmental Psychology* 25: 3-11 (1989).

25 Day et al. (1994), vgl. Fußnote 23.

26 Center on Addiction and Substance Abuse, Legalization. Panacea or Pandora's Box, New York (1995); Drug Watch Oregon, *Marijuana Research Review* 2, 4 (1995).

27 Robison, L.L. et al., »Maternal Drug Use and Risk of Non-Lymphoblastic Leu-

kemia Among Offspring«, *Cancer* 63: 1904-11 (1989).

28 Grufferman, S. et al., »Parents' Use of Cocaine and Marijuana and Increased Risk of Rhabdomyosarcoma in Their Children«, *Cancer Causes and Control* 4: 217-24 (1993). Anm. der Übersetzerin: Es handelt sich dabei um eine überaus seltene, bösartige, von der Muskulatur ausgehende Geschwulst.

29 Day, N.L. et al., »The Epidemiology of Alcohol, Marijuana and Cocaine Use Among Women of Childbearing Age and Pregnant Women«, *Clinical Obstetrics and Gynecology* 36: 232-45 (1993).

30 Grufferman, S. et al., »Environmental Factors in the Etiology of Rhabdomyosarcoma in Childhood«, *Journal of the National Cancer Institute* 68: 107-13 (1982).

31 National Toxicology Program, *Toxicology and Carcinogenesis: Studies of 1-Trans-Delta-9-Tetrahydrocannabinol in F344/N Rats and B6c3F1 Mice*, Rockville, MD: U.S. Department of Health and Human Services (1996).

32 Fried, P.A. and Watkinson, B., »12- and 24-Month Neurobehavioral Follow-Up of Children Prenatally Exposed to Marijuana, Cigarettes and Alcohol«, *Neurotoxicology and Teratology* 10: 305-13 (1988).

33 Fried, P.A. and Watkinson, B., »36- and 48-Month Neurobehavioral Follow-Up of Children Prenatally Exposed to Marijuana, Cigarettes, and Alcohol«, *Developmental and Behavioral Pediatrics* 11: 49-58 (1990).

34 Fried and Watkinson (1990), vgl. Fußnote 33.

35 Fried, P.A. et al., »60- and 72-Month Follow-Up of Children Prenatally Exposed to Marijuana, Cigarettes, and Alcohol: Cognitive and Language Assessment«, *Journal of Developmental and Behavioral Pediatrics* 13: 383-91 (1992).

36 Fried, P.A. et al., »A Follow-Up Study of Attentional Behavior in 6-Year-Old Children Exposed Prenatally to Marijuana, Cigarettes, and Alcohol«, *Neurotoxicology and Teratology* 14: 299-311 (1992).

37 O'Connell, C.M. and Fried, P.A., »Prenatal Exposure to Cannabis: A Preliminary Report of Postnatal Consequences in School-Age Children«, *Neurotoxicology and Teratology* 13: 631-39 (1991).

38 Fried, P.A., »Prenatal Exposure to Marijuana and Tobacco During Infancy, Early and Middle Childhood: Effects and Attempts at a Synthesis«, *Archives of Toxicology* 17:240-241 (1995).

39 Fried, P.A., »The Ottawa Prenatal Prospective Study (OPPS): Methodological Issues and Findings – It's Easy to Throw the Baby Out With the Bath Water«, *Life Sciences* 56: 2159-68 (1995).

40 *National Conference on Marijuana Use: Prevention, Treatment and Research*, sponsored by the National Institute on Drug Abuse, Arlington, VA (Juli 1995).

41 Center for Substance Abuse Prevention, »Marijuana: Its Uses and Effects«, *Prevention Pipeline* 8, 5: 3-5 (1995).

42   Fried, P.A., »Prenatal Exposure to Tobacco and Marijuana: Effects During Pregnancy, Infancy, and Early Childhood«, *Clinical Obstetrics and Gynecology* 36: 319-37 (1993).

43   Fried (1993), vgl. Fußnote 42.

44   Fried, P.A., »Cigarettes and Marijuana: Are There Measurable Long-Term Neurobehavioral Teratogenic Effects?« *Neurotoxicology* 10: 577-84 (1989); Day, N. et al., »The Effects of Prenatal Tobacco and Marijuana Use on Offspring Growth From Birth Through 3 Years of Age«, *Neurotoxicology and Teratology* 14: 407-14 (1992); Barr, H.M. et al., »Infant Size at 8 Months of Age: Relationship to Maternal Use of Alcohol, Nicotine, and Caffeine During Pregnancy«, *Pediatrics* 74: 336-41 (1984); Fried and Watkinson (1990), vgl. Fußnote 31; Streissguth et al. (1989), vgl. Fußnote 24; Cornelius et al. (1990), vgl. Fußnote 17; Kline et al. (1987), vgl. Fußnote 17; Fried (1995), vgl. Fußnote 38.

Kapitel 14 Cannabis und das Immunsystem

1   Parents Resource Institute for Drug Education, *Marijuana and Cocaine*, Atlanta: PRIDE (1990).

2   Ernest D. Preate, *Blowing Away the Marijuana Smokescreen*, Scranton: Pennsylvania Office of Attorney General (no date), S. 2.

3   Spence, W.R., Marijuana: *Its Effects and Hazards*, Waco: Health Edco (ohne Jahresangabe). Anm. d. Übersetzerin: Aspergillose ist eine durch Pilzsporen verursachte Infektion der Lungenwege.

4   Eric A. Voth, *The International Drug Strategy Institute Position Paper on the Medical Applications of Marijuana*, Omaha: Drug Watch International (ohne Jahresangabe).

5   Drug Watch International, *By Any Modern Medical Standard, Marijuana is No Medicine*, Omaha (ohne Jahresangabe).

6   Nahas, G.G., *Marihuana-Deceptive Weed*; New York: Raven Press (1973).

7   Nahas, G.G., *Keep Off the Grass*, New York: Reader's Digest Press (1976).

8   Nahas, G.G. et al., »Inhibition of Cellular Mediated Immunity in Marihuana Smokers«, *Science* 183: 419-20 (1974).

9   Nahas (1976), vgl. Fußnote 7.

10   Lau, R.J. et al., »Phytohemagglutinin-Induced Lymphocyte Transformation in Humans Receiving Delta-9-Tetrahydrocannabinol«, *Science* 192: 805-07 (1976); White, S.C. et al., »Mitogen-Induced Blastogenetic Responses to Lymphocytes from Marihuana Smokers«, *Science* 188: 71-72 (1975); Dax, E.M. et al., »The Effects of 9-ENE-Tetrahydrocannabinol on Hormone Release and Immune Function«, *Journal of Steroid Biochemistry* 34: 263-70 (1989); Kaklamani, E. et al., »Hashish Smoking and T-Lymphocytes«, *Archives of Toxicology* 40: 97-101

(1978).

11 Nahas, G.G., Keep Off the Grass, 5th edition, Middlebury, VT: Paul S. Eriksson (1990).

12 Hollister, L.E., »Marijuana and Immunity«, *Journal of Psychoactive Drugs* 24: 15964 (1992).

13 Holsapple, M.P. et al., »Molecular Mechanisms of Toxicant-Induced Immunosuppression: Role of Second Messengers«, *Annual Review of Pharmacology and Toxicology* 36: 131-59 (1996); Spector, S. et al., »Delta-9-Tetrahydrocannabinol Augments Murine Retroviral Induced Immunosuppression and Infection«, *International Journal of Immunopharmacology* 13: 411-17 (1991); Klein, T.W. et al., »The Effect of Delta-9- Tetrahydrocannabinol and 11-Hydroxy-Delta-9-Tetrahydrocannabinol on T-Lymphocyte and B-Lymphocyte Mitogen Responses«, *Journal of Immunopharmacology* 7: 451-66 (1985); Nahas, G.G. et al., »Natural Cannabinoids: Apparent Depression of Nucleic Acids and Protein Synthesis in Cultured Human Lymphocytes«, S. 177-203 in Braude, M.C. and Szara, S. (Hrsg.), *Pharmacology of Marihuana*, New York: Raven Press (1976); Watzl, B. et al., »Influence of Marijuana Components (THC and CBD) on Human Mononuclear Cell Cytokine Secretion In Vitro«, S. 63-70 in Friedman, H. et al. (Hrsg.), *Drugs of Abuse, Immunity, and Immunodeficiency*, New York: Plenum Press (1991).

14 Banchereau, J. et al., »Inhibitory Effects of Delta-9-Tetrahydrocannabinol and Other Psychotropic Drugs on Cultured Lymphocytes«, S. 129-44 in Nahas, G.G. and Paton, W.D.M. (Hrsg.), *Marihuana: Biological Effects*, New York: Pergamon Press (1979); Nahas et al. (1976), vgl. Fußnote 13.

15 Munson, A.E. and Fehr, K.O., »Immunological Effects of Cannabis«, S. 257-353 in Fehr, K.O. and Kalant, H. (Hrsg.), *Cannabis and Health Hazards*, Toronto: Addiction Research Foundation (1983).

16 Cabral, G.A. et al., »Effect of Delta-9-Tetrahydrocannabinol on Herpes Simplex Virus Type 2 Vaginal Infection in the Guinea Pig«, *Proceedings of the Society for Experimental Biology and Medicine* 182: 181-86 (1986).

17 Mishkin, E.M. and Cabral, G.A., »Delta-9-Tetrahydrocannabinol Decreases Host Resistance to Herpes Simplex Virus Type 2 Vaginal Infection in the BGC3F1 Mouse«, *Journal of General Virology* 66: 2539-49 (1985).

18 Silverstein, M.J. and Lensin, P., »2, 4-Dinitrochlorobenzene Skin Testing in Chronic Marihuana Users«, S. 199-203 in Braude, M.C. and Szara, S. (Hrsg.), *Pharmacology of Marihuana*, New York: Raven Press (1976).

19 Munson and Fehr (1983), vgl. Fußnote 15, S. 338.

20 »Marinol«, S. 2129-31 in *Physician's Desk Reference*, Forty-Ninth Edition, Montvale, NJ: Medical Economics (1995).

21 Food and Drug Administration, »Unimed's Marinol (Dronabinol) Gains Indica-
    tion for Anorexia in AIDS Patients«, *Food, Drug and Cosmetic Reporter.* 14 (4. Ja-
    nuar 1993).

22 Huber, G.L. et al., »Marijuana: Tetrahydrocannabinol and Pulmonary Antibac-
    terial Defenses«, Chest 77: 403-10 (1980).

23 Cabral, G.A. et al., »Chronic Marijuana Smoke Alters Alveolar Macrophage
    Morphology and Protein Expression«, *Pharmacology Biochemistry and Behavior*
    40: 643-50 (1991).

24 Barbers, R.G. et al., »Enhanced Alveolar Monocytic Phagocyte (Macrophage)
    Proliferation in Tobacco and Marijuana Smokers«, *American Review of Respira-
    tory Disease* 143: 1092-95 (1991); Barbers, R.G. et al., »Differential Examina-
    tion of Bronchoalveolar Lavage Cells in Tobacco and Marijuana Smokers«, *Ame-
    rican Review of Respiratory Disease* 135: 1271-75 (1987).

25 Wallace, J.M. et al., »Lymphocytic Subpopulation Profiles in Bronchoalveolar
    Lavage Fluid and Peripheral Blood from Tobacco and Marijuana Smokers«,
    Chest 105: 847-52 (1994); Sherman, M.P. et al., »Marijuana Smoking, Pulmo-
    nary Function, and Lung Macrophage Oxidant Release«, *Pharmacology Bioche-
    mistry and Behavior* 40: 663-69 (1991); Sherman, M.P. et al., »Effects of Smo-
    king Marijuana, Tobacco or Cocaine Alone or in Combination on DNA Damage
    in Human Alveolar Macrophages«, *Life Sciences* 56: 2201-07 (1995).

26 Nieman, R.B. et al., »The Effect of Cigarette Smoking on the Development of
    AIDS in HIV-1-Seropositive Individuals«, *AIDS* 7: 705-10 (1993), Bushkin,
    S.E. et al., »Heavy Smoking Increases the Risk of Pneumocystis Carinii Pneumo-
    nia (PCP)«, Papier auf der International Conference on AIDS, Amsterdam
    (1992).

27 Caiaffa, W.T. et al., »Drug Smoking, Pneumocystis Carinii Pneumonia and Im-
    munosuppression Increase Risk of Bacterial Pneumonia in Human Immunodefi-
    ciency Virus-Seropositive Injection Drug Users«, *American Journal of Respiratory
    and Critical Care Medicine* 150: 1493-98 (1994).

28 Coates, R.A. et al., »Cofactors of Progression to Acquired Immunodeficiency
    Syndrome in a Cohort of Male Sexual Contacts of Men with Immunodeficiency
    Virus Disease«, *American Journal of Epidemiology* 132: 717-22 (1990); Kaslow,
    R.A. et al., »No Evidence for a Role of Alcohol or Other Psychoactive Drugs in
    Accelerating Immunodeficiency in HIV-1-Positive Individuals«, *Journal of the
    American Medical Association* 261: 3424-29 (1989).

29 McCaffery, B., remarks on C-SPAN (21. Dezember 1996); Drug Enforcement
    Administration, *Drug Legalization: Myths and Misconceptions*, Washington, DC
    (1994); Gorman, T.J., *Marijuana is NOT a Medicine*, Santa Clarita, CA: Califor-
    nia Narcotics Officers' Association (1996); Drug Watch International, *By Any*

Modern Medical Standards, Marijuana is No Medicine, Omaha (ohne Jahresangabe); Drug Watch Oregon, *Marijuana Research Review* (Februar 1994); Peterson, R.E., *The Marijuana as Medicine Scam*, Lansing, MI: Michigan Office of Drug Control Policy (ohne Jahresangabe).

30 Chusid, M.J. et al., »Pulmonary Aspergillosis, Inhalation of Contaminated Marijuana Smoke, Chronic Granulomatous Disease«, *Annals of Internal Medicine* 82: 682-83 (1975).

31 Sutton, S. et al., »Possible Risk of Invasive Pulmonary Aspergillosis with Marijuana Use During Chemotherapy for Small Cell Lung Cancer«, *Drug Intelligence and Clinical Pharmacology* 20: 289-90 (1986); Denning, D.W. et al., »Pulmonary Aspergillosis in the Acquired Immunodeficiency Syndrome«, *New England of Medicine* 324: 654-62 (1991).

Kapitel 15 Cannabis und Lungenschäden

1 Center on Addiction and Substance Abuse, Legalization: Panacea or Pandora's Box, New York (1995), S. 36.

2 Carlton E. Turner, *The Marijuana Controversy*, Rockville, MD: American Council for Drug Education (1981).

3 Gabriel G. Nahas and Nicholas A. Pace, »Marijuana as Chemotherapy Aid Poses Hazards«, letter to the editor, *New York Times* (4. Dezember 1993), S. 20.

4 Darryl S. Inaba and William E. Cohen, Uppers, Downers, *All-Arounders: Physical and Mental Effects of Psychoactive Drugs*, 2nd Edition, Ashland, OR: CNS Productions, Inc. (1995), S. 174.

5 Tomatis, L. (Hrsg.), *Cancer: Causes, Occurrence and Control*, Lyon: International Agency on Cancer (1990); Department of Health and Human Services, *The Health Consequences of Smoking: Chronic Obstructive Lung Disease*, Washington, DC: U.S. Government Printing Office (1984).

6 Huber, G.L. et al., »Marijuana and Tobacco Smoke: Gas-Phase Cytoxins«, *Pharmacology Biochemistry and Behavior* 40: 629-36 (1991). Anm. der Übersetzerin: Nicht vergleichbar ist allerdings, ob pure Marihuanajoints, pures Haschisch, das eine oder andere gemischt mit Tabak oder gar gemischt mit Trägersubstanzen geraucht werden, die den Bronchen zuträglicher sind (etwa Pfefferminzkraut, Damiana, Salbei oder Huflattich)! Konsumenten, die Marihuana oder Haschisch mit Tabak mischen, neigen weitaus mehr zu einem starken Konsum als andere. Zudem existiert zwischen Tabak und diesen illegalen Substanzen eine negative synergistische Wirkung. Das Nikotin unterdrückt die Wirkung von Marihuana oder Haschisch, befördert jedoch eine Suchtwirkung, die ohne Tabak nur sehr selten auftritt. Die in diesem Buch berücksichtigte Forschung vernachlässigt leider derartige Kombinationswirkungen gänzlich und verfälscht somit stark die

Ergebnisse. In den USA werden vorwiegend reine Marihuanaspliffs geraucht. In der Schweiz und in Deutschland ist das Rauchen von Haschisch, gemischt mit Tabak, hingegen weitaus verbreiteter.

7   Wu, T. et al., »Pulmonary Hazards of Smoking Marijuana as Compared with Tobacco«, *New England Journal of Medicine* 318: 347-51 (1988).

8   Tashkin, D.P. et al., »Effects of Habitual Use of Marijuana and / or Cocaine on the Lung«, S. 63-87 in Chiang, N. and Hawkins, R.L. (Hrsg.), *Research Findings on Smoking of Abused Substances*, Rockville, MD: National Institute on Drug Abuse (1990); Sherrill, D.L. et al., »Respiratory Effects of Non-Tobacco Cigarettes: A Longitudinal Study in the General Population«, *International Journal of Epidemiology* 20: 132-37 (1991).

9   Polen, M.R., »Health Care Use by Frequent Marijuana Smokers Who Do Not Smoke Tobacco«, *Western Journal of Medicine* 158: 596-601 (1993).

10 Tashkin, D. quoted in Gagnon, L., »Marijuana Less Harmful to Lungs than Cigarettes«, *Medical Post* (Quebec) (6. September 1994).

11 Tashkin, D.P., »Heavy Habitual Marijuana Smoking Does Not Cause an Accelerated Decline in FEV1 With Age«, *American Journal of Respiratory and Critical Care Medicine* 155: 141-48 (1997).

12 Didcott, P. et al., *Long-Term Cannabis Users on the New South Wales North Coast*, Canberra: Australian Government Publishing Service (1997).

13 Glatt, H. et al., »Delta-1-Tetrahydrocannabinol and 1 Alpha, 2 Alpha-Epoxyhexahydrocannabinol: Mutagenicity Investigation in the Ames Test«, *Mutation Research* 66: 329-35 (1979); Zimmerman, S. and Zimmerman, A.M., »Genetic Effects of Marijuana«, *International Journal of the Addictions* 25: 19-33 (199091).

14 Leuchtenberger, C., »Effects of Marijuana (Cannabis) Smoke on Cellular Biochemistry of *In Vitro* Test Systems«, S. 177-224 in Fehr, K.O. and Kalant, K. (Hrsg.), *Cannabis and Health Hazards*, Toronto: Addiction Research Foundation (1983).

15 Novotny, M. et al., »Possible Basis for the Higher Mutagenicity of Marijuana Smoke as Compared to Tobacco Smoke«, *Experientia* 32: 280-82 (1975); Hoffman, D. et al, »On the Carcinogenicity of Marijuana Smoke«, *Recent Advances in Phytochemistry* 9: 63-81 (1975).

16 Harvey, R.G., *Polycyclic Aromatic Hydrocarbons: Chemistry and Carcinogenicity*, Cambridge: Oxford University Press (1991).

17 Huber, G.L. et al., »The Effects of Marijuana on the Respiratory and Cardiovascular Systems«, S. 3-18 in Chesher, G. et al. (Hrsg.), *Marijuana: an International Research Report*, Canberra: Australian Government Publishing Service (1988).

18 Fligiel, S.E.G. et al., »Bronchial Pathology in Chronic Marijuana Smokers: A Light Electron Microscope Study«, *Journal of Psychoactive Drugs* 20: 33-42

(1988).

19 Fligiel, S.E.G. et al., »Pulmonary Pathology in Marijuana Smokers«, S. 43-47 in Chesher, G. et al. (Hrsg.), *Marijuana: An International Research Report*, Canberra: Australian Government Publishing Service (1988).

20 Sridhar, K. et al., »Possible Role of Marijuana Smoking as a Carcinogen in the Development of Lung Cancer at a Young Age«, *Journal of Psychoactive Drugs* 26: 285-88 (1994)

21 Substance Abuse and Mental Health Services Administration, *National Household Survey on Drug Abuse: Main Findings 1994*, Rockville, MD: U.S. Department of Health and Human Services (1996), S. 46, 49.

22 Doblin, R., »The MAPS/California NORML Marijuana Waterpipe/Vaporizer Study«, *Newsletter of the Multidisciplinary Association for Psychedelic Studies* 5, 1: 1922 (1994).

23 Agurell, S. and Leander, K., »Stability, Transfer and Aborption of Cannabinoid Constituents of Cannabis (Hashish) Smoking«, *Acta Pharmaceutica Suecica* 8: 391-402 (1971); Zacny, J.P. and Chait, L.D., »Breathhold Duracion and Response to Marijuana Smoke«, *Pharmacology Biochemistry and Behavior* 33: 481-84 (1989); Zorilosa, J. et al., »Marijuana Smoking: Effects of Varying Puff Volumes and Breathholding Duration«, *Journal of Pharmacology and Experimental Therapeutics* 272: 560-69 (1995).

Kapitel 16 Cannabis im Organismus

1 Committees of Correspondence, *Drug Abuse Newsletter* 16 (März 1984).

2 Peggy Mann, *Marijuana Alert*, New York: McGraw-Hill Book Company (1985), S. 184.

3 Gabriel Nahas, »When Friends or Patients Ask About Marihuana«, *Journal of the American Medical Association* 233 (1979), S. 79.

4 Robert DuPont, *Getting Tough on Gateway Drugs*, Washington, DC: American Psychiatric Press, Inc. (1984), S. 68.

5 Marcin, B.R., »Cellular Effects of Cannabinoids«, *Pharmacological Reviews* 38: 4574 (1986).

6 Agurell, S. et al., »Pharmacokinetics and Metabolism of Delta-1-Tetrahydrocannabinol and Other Cannabinoids with Emphasis on Man«, *Pharmacological Reviews* 38: 21-43 (1986); Cone, E.J. et al., »Acute Effects of Smoking Marijuana on Hormones, Subjective Effects and Performance in Male Human Subjects, *Pharmacology Biochemistry and Behavior* 24: 1749-54 (1986).

7 Barnett, G. et al., »Behavioral Pharmacokinetics of Marijuana«, *Psychopharmacology* 85: 51-56 (1985); Cone, E.J. and Huestis, M.A., »Relating Blood Concentrations of Tetrahydrocannabinol and Metabolites to Pharmacologic Effects and

Time of Marijuana Usage«, *Therapeutic Drug Monitoring* 15: 527-32 (1993); Morgan, J.P., »Marijuana Metabolism in the Context of Urine Testing for Cannabinoid Metabolite«, *Journal of Psychoactive Drugs* 20: 107-15 (1988).

8   Swatek, R., »Marijuana Use: Persistence and Urinary Elimination«, *Journal of Substance Abuse Treatment* 1: 265- 70 (1984).

9   Garrett, E.R., »Pharmacokinetics and Disposition of Delta-9-Tetrahydrocannabinol and its Metabolites«, *Advances in Bioscience* 22-23: 105-21 (1978).

10 Hollister, L.E., »Health Aspects of Cannabis«, *Pharmacological Reviews* 38:1-20 (1986).

11 Moscowitz, H. et al., »Duration of Skills Performance Impairment Under Marijuana«, *American Association for Automotive Medicine Proceedings* 181: 87-96 (1979); Chait, L.D. et al., »›Hangover Effects‹ The Morning After Marijuana Smoking«, *Drug and Alcohol Dependence* 15: 229-38 (1985); Yesavage, J.A. et al., »Carry Over Effects of Marijuana Intoxication on Aircraft Pilot Performance: A Preliminary Report«, *American Journal of Psychiatry* 142: 1325-29 (1985); Leirer, V.O. et al., »Marijuana Carry-Over Effects on Aircraft Pilot Performance«, *Aviation, Space and Environmental Medicine* 62: 221-27 (1991).

12 Chait, L.D., »Subjective and Behavioral Effects of Marijuana the Morning After«, *Psychopharmacology* 100: 328-33 (1990); Cocchetro, D.M. et al., »Relationship Between Plasma Delta-9-Tetrahydrocannabinol Concentration and Pharmacologic Effects in Man«, *Psychopharmacology* 75: 158-64 (1981); Hollister, L.E. et al., »Do Plasma Concentrations of Delta-9-Tetrahydrocannabinol Reflect the Degree of Intoxication?«, *Journal of Clinical Pharmacology* 21: 171-77S (1981); Lindgren, J.C. et al., »Clinical Effects and Plasma Levels of Delta-9-Tetrahydrocannabinol (Delta-9-THC) in Heavy and Light Users of Cannabis«, *Psychopharmacology* 74: 802-12 (1981); Perez-Reyes, M. et al., »The Clinical Pharmacology and Dynamics of Marijuana Cigarette Smoking«, *Journal of Clinical Pharmacology* 21: 201-07S (1981); Perez-Reyes, M. et al., »Comparison of Effects of Marijuana Cigarettes of Three Different Potencies«, *Clinical Pharmacology and Therapeutics* 31: 617-24 (1982); Ohlsson, A. et al., »Plasma Delta-9-Tetrahydrocannabinol Concentrations and Clinical Effects After Oral and Intravenous Administration and Smoking«, *Clinical Pharmacology and Therapeutics* 28: 409-16 (1980); Leirer, V.O. et al., »Marijuana, Aging and Task Difficult Effects on Pilot Performance«, *Aviation, Space and Environmental Medicine* 60: 1145-52 (1989); Janowsky, D.S. et al., »Marijuana Effects on Simulated Flying Ability«, *American Journal of Psychiatry* 133: 384-88 (1976); Cone et al. (1986), vgl. Fußnote 6.

13 Hollister (1986), vgl. Fußnote 10.

14 Kreuz, D.S. and Axelrod, J., »Delta-9-Tetrahydrocannabinol: Localization in

Body Fat«, *Science* 179: 391-92 (1973); Johansson, E. et al, »Analysis of Delta-1-Tetrahydrocannabinol (Delta-1-THC) in Human Plasma and Fat After Smoking«, S. 291-96 in Chesher, E. et al. (Hrsg.), *Marijuana: An International Report*, Canberra: Australian Government Publishing Service (1988).

15 Siegel, G.J. et al., *Basic Neurochemistry*, New York: Raven Press (1989).

16 Ryrfeldt, A., »Whole Body Autoradiography of Delta-1-Tetrahydrocannabinol and Delta-6-Tetrahydrocannabinol in Mouse«, *Acta Pharmaceutica Suecica* 10: 1328 (1973); Nahas, G. et al., »The Kinetics of Cannabinoid Distribution and Storage with Special Reference to the Brain and Testes«, *Journal of Clinical Pharmacology* 21: 208-14S (1981); Bronson, M. et al., »Distribution and Disposition of Delta-9-Tetrahydrocannabinol (THC) in Different Tissues of the Rat«, S. 309-17 in Agurell, S. et al. (Hrsg.), *The Cannabinoids: Chemical Pharmacologic and Therapeutic Aspects*, Orlando: Academic Press (1984); Kreuz and Axelrod (1973), vgl. Fußnote 14.

17 Hollister (1986), vgl. Fußnote 10.

18 Morgan, J.P., »Urine Testing for Cannabinoid Metabolite; Technical and Practical Problems«, S. 333-44 in Chesher, G. et al. (Hrsg.), *Marijuana: An International Report*, Canberra: Australian Government Publishing Service (1988).

Kapitel 17   Cannabis im Straßenverkehr

1 Center on Addiction and Substance Abuse, *Legalization: Panacea or Pandora's Box*, New York (1995), S. 36.

2 Neil Swan, »A Look at Marijuana's Harmful Effects«, *NIDA Notes* 9, 2 (1994), S. 14.

3 Herbert Moskowitz and Robert Petersen, *Marijuana and Driving: A Review*, Rockville, MD: American Council for Drug Education (1982), S. 7.

4 Peggy Mann, *Marijuana Alert*, New York: McGraw-Hill (1985), S. 265.

5 Jacobs, J.B., Drunk Driving: *An American Dilemma*, Chicago: University of Chicago Press (1989).

6 National Commission on Marihuana and Drug Abuse, Marihuana: *A Signal of Misunderstanding*, Washington, DC: U.S. Government Printing Office (1972).

7 Robbe, H. and O'Hanlon, J., *Marijuana and Actual Driving Performance*, Washington, DC: Department of Transportation (1993), S. 107.

8 Moskowitz, H., »Marijuana and Driving«, *Accident Analysis and Projection* 17: 323-45 (1985).

9 Stein, A.C. et al., *A Simulator Study of the Combined Effects of Alcohol and Marijuana on Driving Behavior; Phase II*, Washington, DC: U.S. Department of Transportation (1983); Hansteen, R. W et al., »Effects of Cannabis and Alcohol on Automobile Driving and Psychomotor Tracking«, *Annals of New York Aca-*

demy of Sciences 282: 240-56 (1976); Moskowitz, H. et al., »Marihuana: Effects on Simulated Driving Performance«, *Accident Analysis and Projection* 8: 45-50 (1976); Crancer, A. et al., »Comparison of the Effects of Marihuana and Alcohol on Simulated Driving Performance«, *Science* 164: 851-54 (1969).

10 Klonoff, H., »Marijuana and Driving in Real-Life Situations«, *Science* 186: 317-24 (1974); Sutton, L.R., »The Effects of Alcohol, Marijuana and Their Combination on Driving Ability«, *Journal of Studies on Alcohol* 44: 438-45 (1983); Peck, R.C. et al., »The Effects of Marijuana and Alcohol on Actual Driving Performance«, *Alcohol, Drugs and Driving* 2: 135-54 (1986); Hansteen et al. (1976), vgl. Fußnote 9.

11 Smiley, A., »Marijuana: On-Road and Driving Simulator Studies«, *Alcohol Drugs and Driving* 2: 121-34 (1986); Chesher, G.B., »Cannabis and Road Safety: An Outline of the Research Studies to Examine the Effects of Cannabis on Driving Skills and On Actual Driving Performance«, S. 67-96 in *Inquiry into the Effects of Drugs (Other than Alcohol) on Road Safety in Victoria*, Report of the Parliament of Victoria, Melbourne: Government Printer (1995); Dott, A.B., *Effect of Marihuana on Risk Acceptance in a Simulated Passing Task*, Rockville, MD: U.S. Department of Health, Education, and Welfare (1972); Moskowitz (1985), vgl. Fußnote 8.

12 Anm. der Übersetzerin: In wissenschaftlichen Studien bemißt man die Auswirkungen psychoaktiver Substanzen allgemein nach dem Körpergewicht. Empirische Erfahrungen zeigen jedoch, dass das individuelle Körpergewicht keinen Einfluss auf die Wirkungsweise psychoaktiver Substanzen hat. So können gewichtige Personen sehr empfindlich auf geringe Mengen psychoaktiver Substanzen reagieren. Während Personen mit einem geringen Körpergewicht auch hohe Dosierungen unproblematisch meistern können.

13 Robbe and O'Hanlon (1993), vgl. Fußnote 7.

14 Mathias, R., »Marijuana Impairs Driving-Related Skills and Workplace Performance«, *NIDA Notes* 11, 1: 6 (1996).

15 Moskowitz, H. and McGlothlin, W, »Effects of Marihuana on Auditory Signal Detection«, *Psychopharmacology* 40: 137-40 (1974); Moskowitz et al. (1976), vgl. Fußnote 9.

16 Barnett, G. et al., »Behavioral Pharmacokinetics of Marijuana«, *Psychopharmacology* 85: 51-56 (1985); Smiley (1986), vgl. Fußnote 11.

17 Martin, B.R., »Cellular Effects of Cannabinoids«, *Pharmacological Reviews* 38: 4574 (1986).

18 McBay, A.J. and Owens, S.M., »Marijuana and Driving«, S. 257-63 in Harris, L.S. (Hrsg.), *Problems of Drug Dependence* 1980, Washington, DC: U.S. Government Printing Office (1981); Terhune, K.W et al., *The Incidence and Role of*

Drugs in Fatally Injured Drivers, Washington, DC: Department of Transportation (1992); Cimbura, G. et al., »Incidence and Toxicological Aspects of Drugs Detected in 484 Fatally Injured Drivers and Pedestrians in Canada«, *Journal of Forensic Sciences* 27: 855-67 (1982); Mason, A.P. and McBay, A.J., »Ethanol, Marijuana, and Other Drug Use in 600 Drivers Killed in Single-Vehicular Crashes in North Carolina«, *Journal of Forensic Sciences* 29: 987-1026 (1984); Crouch, D.J. et al., »The Prevalence of Drugs and Alcohol in Fatally Injured Truck Drivers«, *Journal of Forensic Sciences* 38: 1342-53 (1993); Drummer, O.H., »A Review of the Contribution of Drugs in Drivers to Road Accidents«, S. 1-28 in *Inquiry into the Effects of Drugs (Other than Alcohol) on Road Safety in Victoria*, Report of the Parliament of Victoria, Melbourne: Government Printer (1995); Cimbura, G. et al., »Incidence and Toxicological Aspects of Cannabis and Ethanol in 1394 Fatally Injured Drivers and Pedestrians in Ontario (1982-1984)«, *Journal of Forensic Sciences* 35: 1035-41 (1990).

19 Terhune, K., *The Role of Alcohol, Marijuana and Other Drugs in the Accidents of Injured Drivers*, Washington, DC: Department of Transportation (1982).

20 Williams, A. et al., »Drugs in Fatally Injured Young Male Drivers«, *Public Health Reports* 100: 19-25 (1985); Terhune et al. (1992), vgl. Fußnote 17; Drummer (1995), vgl. Fußnote 17.

21 Drummer (1995), vgl. Fußnote 17, p 13.

22 Chait, L.D. and Pierri, J., »Effects of Smoked Marijuana on Human Performance: A Critical Review«, S. 387-424 in Murphy, L. and Bartke, A. (Hrsg.), *Marijuana/Cannabinoids: Neurobiology and Neuropsysiology*, Boca Raton: CRC Press (1992).

23 Ellingstad, V.S. et al., *Alcohol, Marihuana, and Risk Taking*, Washington, DC: National Highway Traffic Safety Administration (1973); Stein et al. (1983), vgl. Fußnote 9; Dott (1972), vgl. Fußnote 11.

24 Cappell, H.D. and Pliner, P.L., »Volitional Control of Marijuana Intoxication: A Study of the Ability to ›Come Down‹ on Command«, *Journal of Abnormal Psychology* 82: 428-34 (1973); Smiley (1986), vgl. Fußnote 11.

25 Mayhew, D.R. et al., »Alcohol and Cannabis Among Fatally Injured Motorcyclists«, S. 267-70 in Noordzj, P.C. et al. (Hrsg.), *Alcohol, Drugs and Traffic Safety*, Amsterdam: Excerpta Medica (1987); Soderstrom, C.A. et al., »Marijuana and Alcohol Use Among 1.023 Trauma Patients«, *Archives of Surgery* 123: 733-37 (1988); Soderstrom, C.A. et al., »Marijuana and Other Drug Use Among Automobile and Motorcycle Drivers Treated at a Trauma Center«, *Accident Analysis and Prevention* 27: 131-35 (1995).

26 Brookoff, D. et al., »Testing Reckless Drivers for Cocaine and Marijuana«, *New England Journal of Medicine* 331: 518-22 (1994).

27 Johnson, V. and White, H.R., »An Investigation of Factors Related to Intoxicated Driving Behaviors Among Youth«, *Journal of Studies on Alcohol* 50: 320-30 (1989).

28 Reeve, V.C. et al., »Hemolyzed Blood and Serum Levels of Delta-9-THC: Effects on the Performance of Roadside Sobriety Tests«, *Journal of Forensic Sciences* 28: 963-71 (1983); Cocchetto, D.M., »Relationship Between Plasma Delta-9-Tetrahydrocannabinol Concentration and Pharmacologic Effects in Man«, *Psychopharmacology* 75: 158-64 (1981); Chesher (1995), vgl. Fußnote 11.

29 Page, T.E., »The Drug Recognition Expert Response«, S. 121-47 in *Inquiry in the Effects of Drugs (Other than Alcohol) on Road Safety in Victoria*, Report of the Parliament of Victoria, Melbourne: Government Printer (1995); Brookoff et al. (1994), vgl. Fußnote 25; Anm. der Übersetzerin: In Deutschland begeht seit dem 1. August 1998 jede Person, die unter dem Einfluss von Betäubungsmitteln ein Kraftfahrzeug führt, eine Ordnungswidrigkeit gemäß § 24a StVG, die mit ein bis drei Monaten Fahrverbot und einer Geldbuße bis 1.500 Euro bestraft wird. Dafür reicht es aus, dass bei einer Blutprobe THC nachgewiesen wird. Im Juni 2002 wies das Bundesverfassungsgericht die Praktik als verfassungswidrig zurück, nach der Verwaltungsbehörden bereits aufgrund des Besitzes von Cannabis ein Überprüfungsverfahren einleiten. (Angaben vom Verein für Drogenpolitik e.V. und Deutscher Hanf-Verband.)

Kapitel 18 Cannabis und Kliniknotfälle

1 Lee Brown, Director of National Drug Control Policy, quoted in U.S. Department of Health and Human Services Press Release, »National Drug Survey Results Released with New Youth Public Education Materials«, Rockville, MD (12. September 1995).

2 Donna Shalala, Secretary of Health and Human Services, »Say ›No‹ to Legalization of Marijuana«, *Wall Street Journal* (18. August 1995), S. A10.

3 Charles Shuster, Director of National Institute on Drug Abuse, quoted in Drug Enforcement Administration, *Drug Legalization: Myths and Misconceptions*, Washington, DC: U.S. Department of Justice (1994), S. 5.

4 Substance Abuse and Mental Health Services Administration, *Annual Emergency Room Data 1993*, Statistical Series, Series I, Number 13-A, Rockville, MD: U.S. Department of Health and Human Services (1996a); Substance Abuse and Mental Health Services Administration, *Preliminary Estimates from the Drug Abuse Warning Network*, Advance Report Number 17, Rockville, MD: U.S. Department of Health and Human Services (1996b).

5 Roberts, C.D., »Data Quality of the Drug Abuse Warning Network«, *American Journal of Drug and Alcohol Abuse* 22: 389-401 (1996).

6 Das Medikament Acetaminophen wurde vom deutschen Markt genommen, da es sich als nierentoxisch erwies.

7 Substance Abuse and Mental Health Services Administration, *Preliminary Estimates from the 1995 National Household Survey on Drug Abuse*, Rockville, MD: U.S. Department of Health and Human Services (1996).

8 Substance Abuse and Mental Health Services Administration (1996a), vgl. Fußnote 4, S. 34.

9 Substance Abuse and Mental Health Services Administration, *Annual Medical Examiner Data* 1994, Statistical Series, Series I, Number 14-B, Rockville, MD: U.S. Department of Health and Human Services (1996).

Kapitel 19 Cannabis und THC-Gehalt

1 Melinda Henneberger, »Pot Surges Back, But It's, Like, a Whole New World«, *New York Times* (6. Februar 1994), S. E18.

2 Lee Brown, Director of National Drug Control Policy, quoted in »Interview with Lee Brown«, *Dallas Morning News* (21. Mai 1995).

3 Drug Enforcement Administration, *U.S. Drug Threat Assessment*, 1993, Washington, DC: U.S. Department of Justice (1993), p: 63.

4 Mark A.R. Kleiman, *Marijuana: Costs of Abuse, Costs of Control*, Westport, CT: Greenwood Press (1989), S. 29.

5 William Bennett, Director of National Drug Control Policy, remarks at Conference of Mayors (23. April 1990).

6 Tartaglino, A., Subcommittee Hearings to Investigate the Administrations of the Internal Security Act and other Internal Security Laws, Senate Judiciary Committee, *Marihuana-Hashish Epidemic and its Impact on United States Security*, Washington, DC: U.S. Government Printing Office (1974); DuPont, R., interview in Science 129 (1976), S. 647; Cohen, S., »Marihuana: A New Ball Game?« *Drug Abuse and Alcoholism Newsletter* 8, 4 (1979); Maugh, T.H., »Marihuana: New Support for Immune and Reproductive Hazards«, Science 190: 865-67 (1975).

7 Drug Enforcement Administration, Drug Legalization: Myths and Misconceptions, Washington, DC: U.S. Department of Justice (1994), S. 4.

8 MacDonald, D.I., Drugs, *Drinking and Adolescents*, Chicago: Year Book Medical Publishers (1984), S. 57.

9 *Potency Monitoring Project, Quarterly Reports*, University of Mississippi: Research Institute of Pharmaceutical Sciences (1974 to 1996).

10 Perez-Reyes, M. et al., »A Comparison of the Pharmacological Activity of Delta-9-Tetrahydrocannabinol and Its Monohydroxylated Metabolites in Man«, *Experientia* 29: 1009-10 (1973); Avico, R. et al., »Variations of Tetrahydrocannabinol Content in Cannabis Plants to Distinguish the Fibre-Type from Drug-Type

Plants«, *Bulletin on Narcotics* 37: 61-65 (1985).

11   Chait, L.D. et al., »Discriminative Stimulus and Subjective Effects of Smoked Marijuana in Humans«, *Psychopharmacology* 94: 206-12 (1988); Jones, R.T., »Marijuana-Induced ›High‹: Influence of Expectation, Setting and Previous Drug Experience«, *Pharmacological Reviews* 23: 359-69 (1971); Hochman, J.S. and Brill, N.Q., »Marijuana Intoxication: Pharmacological and Psychological Effects«, *Diseases of the Nervous System* 32: 676- 79 (1971).

12   Warner, R., »Invisible Hand, The Marijuana Business«, New York: William Morrow (1986); Novak, W, *High Culture: Marijuana in the Lives of Americans*, New York: Alfred A, Knopf (1981); Goldman, A., *Grass Roots: Marijuana in America Today*, New York: Harper & Row (1979).

13   Mikuriya, T.H. and Aldrich, A.R., »Cannabis 1988: Old Drug, New Dangers; The Potency Question«, *Journal of Psychoactive Drugs* 20: 47-55 (1988); Lerner, M, and Zeffert, J.T., »Determination of Tetrahydrocannabinol and Related Compounds«, *Bulletin on Narcotics* 20: 53-54 (1968); Ritzlin, R.S. et al., »Delta-9-Tetrahydrocannabinol Levels in Street Samples of Marijuana and Hashish: Correlation to User Reactions«, *Clinical Toxicology* 15: 45-53 (1979); Starks, M., *Marijuana Potency*, Berkeley: And/Or Press (1977); Perry, D., »Street Drug Analysis and Drug Use Trends, Part II, 1969-1976«, *PharmChem Newsletter* 6, 4 (1977).

14   »Summary of Street Drug Results, 1973«, *PharmChem Newsletter* 3,3 (1974); Mikuriya and Aldrich (1988), vgl. Fußnote 13.

15   Messinger, T.A., »A Decade of Drug Analysis Results: 1973-1983«, *PharmChem Newsletter* 13,2 (1984); Perry (1977), vgl. Fußnote 13.

16   ElSohly, M.A. et al., »Constituents of *Cannabis Sativa* L, XXIV: The Potency of Confiscated Marijuana, Hashish, and Hash Oil Over a Ten-Year Period«, *Journal of Forensic Sciences* 29: 500-14 (1984).

17   Anm. der Übersetzerin: Bei Sinsemilla handelt es sich um die erste kalifornische Züchtung samenloser weiblicher Blütenstände mit einem hohen THC-Gehalt.

18   Nahas, G,G., *Marihuana: Deceptive Weed*, New York: Raven Press (1973); National Commission on Marihuana and Drug Abuse, *Marihuana: A Signal of Misunderstanding*, Washington, DC: U.S. Government Printing Office (1972); Sloman, L., *Reefer Madness: Marijuana in America*, New York: Grove Press, Inc, (1979); Langer, J.H., »Drugs of Abuse«, *Drug Enforcement Magazine* 2, 2: 27 (1975); Goldman (1979), vgl. Fußnote 12.

19   Turner, C, et al., »Constituents of Cannabis Sativa L. IV: Stability of Cannabinoids in Stored Plant Material«, *Journal of Pharmaceutical Sciences* 62: 1601-05 (1973).

20   Mikuriya and Aldrich (1988), vgl. Fußnote 13.s

21 Pear, R., »155 Indicted as Two-Year Federal Drug Inquiry Ends«, *New York Times* (13. März 1981), S. A12; Warner (1986), vgl. Fußnote 12; Kleiman (1980), vgl. Fußnote 4.

22 Tartaglino (1974), vgl. Fußnote 6.

23 Drug Policy Office, *Federal Strategy for Prevention of Drug Abuse and Drug Trafficking*, Washington, DC: The White House (1982).

24 »How Much Marijuana do Americans Really Smoke«, *Forensic Drug Abuse Advisor* 7, 1: 7-8 (1995).

25 *Potency Monitoring Project, Report #46*, University of Mississippi: Research Institute of Pharmaceutical Sciences (1993).

26 Department of Health and Human Services, »Marijuana and the Cannabinoids«, S. 131-44 in *Drug Abuse and Drug Abuse Research*, Third Triennial Report to Congress from the Secretary (1991).

27 Perez-Reyes, M. et al., »Comparison of Effects of Marijuana Cigarettes of Three Different Potencies«, *Clinical Pharmacology and Therapeutics* 31: 617-24 (1982); Cappell, H. et al., »Alcohol and Marihuana: A Comparison of Effects on a Temporally Controlled Operant in Humans«, *Journal of Pharmacology and Experimental Therapeutics* 182: 195-202 (1972); Chait, L.D., »Delta-9-Tetrahydrocannabinol Content and Human Marijuana Self-Administration«, *Psychopharmacology* 98: 51-55 (1989).

28 Heishman, S.J. et al., »Effects of Tetrahydrocannabinol Content on Marijuana Smoking Behavior, Subjective Reports, and Performance«, *Pharmacology Biochemistry and Behavior* 34: 173-79 (1989); Perez-Reyes, M., »Pharmacodynamics of Certain Drugs of Abuse«, S. 287-311 in Barnett, G. and Chiang, C.N. (Hrsg.), *Pharmacokinetics and Pharmacodynamics of Psychoactive Drugs*, Foster City, CA: Biomedical publications (1985); Perez-Reyes, M., »Marijuana Smoking: Factors that Influence the Bioavailablity of Tetrahydrocannabinol«, S. 42-62 in Chiang, N.C. and Hawks, R.L. (Hrsg.), *Research Findings on Smoking of Abused Substances*, Rockville, MD: National Institute on Drug Abuse (1990).

29 Chait, L.D. and Zacny, J.P., »Reinforcing and Subjective Effects of Oral Delta-9-THC and Smoked Marijuana in Humans«, *Psychopharmacology* 107: 255-62 (1992); Kelly, T.H. et al., »Effects of Delta-9-THC on Marijuana Smoking, Dose Choice, and Verbal Report of Drug Liking«, *Journal of Experimental Analysis of Behavior* 61: 203-11 (1994); Wu, H. et al, »Effects of Smoked Marijuana of Varying Potency on Ventilatory Drive and Metabolic Rate«, *American Review of Respiratory Disease* 146: 716-21 (1992); Chait, L.D. et al., »A Cumulative Dosing Procedure for Administering Marijuana Smoke to Humans«, *Pharmacology Biochemistry and Behavior* 29: 553-57 (1988); Higgins, S.T. and Stitzer, M.L., »Acute Marijuana Effects on Social Conversation«, *Psychopharmacology* 89: 234-

38 (1986); Cappell, H. et al. (1972), vgl. Fußnote 26; Heishman et al. (1989), vgl. Fußnote 27.

30 Herning, R.I. et al., »Tetrahydrocannabinol Content and Differences in Marijuana Smoking Behavior«, *Psychopharmacology* 90: 160-62 (1986).

31 Chait (1989), vgl. Fußnote 26.

32 Oviedo, A. et al., »Chronic Cannabinoid Administration Alters Cannabinoid Receptor Binding in Rat Brain: A Quantitative Autoradiographic Study«, *Brain Research* 616: 293-302 (1993).

33 Ritzlin et al. (1979), vgl. Fußnote 13.

34 Chalahan, D. and Room, R. *Problem Drinking Among American Men*, New Brunswick, NJ: Rutgers Center of Alcohol Studies (1974); Swift, G.C. and Tiplady, D., »The Effects of Age on the Response of Caffeine«, *Psychopharmacology* 94: 29-31 (1988).

35 Johnston, L.D. et al., *National Survey Results on Drug Use from the Monitoring the Future Study, 1975-1995, Volume I: Secondary School Students*; Rockville, MD: U.S. Department of Health and Human Services (1996), S. 198.

36 Rosenthal, E., *Marijuana Growing Tips*, Berkeley, CA: And/Or Books (1986); Frank, M., *Marijuana Growers, Insiders Guide*, Los Angeles: Red Eye Press (1988).

Kapitel 20 Cannabisprävention

1   Center on Addiction and Substance Abuse, *National Survey of American Attitudes on Substance Abuse*, New York (1995), S. 28.

2   Lee Brown, Director of National Drug Control Policy, remarks at *National Conference on Marijuana Use; Prevention, Treatment and Research*, sponsored by the National Institute on Drug Abuse, Arlington, VA (Juli 1995).

3   Joseph A. Califano, »Don't Stop This War«, *Washington Post* (26. Mai 1996), S. C7.

4   Donna Shalala, quoted in »Marijuana: A Recurring Problem«, *Prevention Pipeline* 8, 5 (1995), S. 2.

5   James Burke, Partnership for a Drug-Free America, remarks on MS-NBC with Tom Brokaw (3. September 1996).

6   Mathea Falco, *The Making of a Drug-Free America: Programs That Work*, New York: Times Books (1992), S. 202.

7   Drug Policy Office, *Federal Strategy for Prevention of Drug Abuse and Drug Trafficking*, Washington, DC: The White House (1982).

8   Baum, D., Smoke and Mirrors: *The War on Drugs and the Politics of Failure*, Boston: Little, Brown and Company (1996).

9   National Institute on Justice, »The DARE Program: A Review of Prevalence, User Satisfaction, and Effectiveness,« *National Institute of Justice Update*,

Washington, DC: U.S. Department of Justice (1994); Bureau of Justice Statistics, *An Introduction to DARE; Drug Abuse Resistance Education*, 2. Auflage, Washington, DC: U.S. Department of Justice (1992).

10 U.S. Department of Education and U.S. Department of Health and Human Services, *Report to Congress and the White House on the Nature and Effectiveness of Federal State and Local Drug Prevention/Education Programs*, Washington, DC: U.S. Government Printing Office (1987); U.S. Department of Education, Drug Prevention Curricula: A Guide to Selection and Implementation, Washington, DC: U.S. Government Printing Office (1988).

11 Interview with Thomas A. Hedrick, Partnership for a Drug-Free America, *The Facts About Tobacco, Alcohol and Other Drugs* 4,2: 1 (1995).

12 Center for Substance Abuse Prevention, *Young Teens: Who They Are and How to Communicate with Them About Alcohol and Other Drugs*, Rockville, MD: U.S. Department of Health and Human Services (1991).

13 University of Michigan Press Release, »The Rise in Drug Use Among American Teens Continues in 1996«, Ann Arbor: News and Information Services (19. Dezember 1996).

14 University of Michigan (1996), vgl. Fußnote 13.

15 Johnston, L.D. et al., *National Survey Results on Drug Use from the Monitoring the Future Study 1975-1995, Volume I: Secondary School Students*, Rockville, MD: U.S. Department of Health and Human Services (1996).

16 Shedler, J. and Block, J., »Adolescent Drug Use and Psychological Health«, *American Psychologist* 45: 612-30 (1990).

17 Johnston et al. (1996), vgl. Fußnote 15.

18 Block, J. et al., »Longitudinally Foretelling Drug Usage in Adolescence: Early Childhood Personality and Environmental Precursors«, *Child Development* 59: 336-55 (1988); Robins, L.N. and McEvoy, L., »Conduct Problems as Predictors of Substance Abuse«, S. 182-204 in Robins, L.N. and Rutter, M. (Hrsg.), *Straight and Devious Pathways From Childhood to Adulthood*, Cambridge: Cambridge University Press (1990); Donovan, J.E. et al., »Syndrome of Problem Behavior in Adolescence: A Replication«, *Journal of Consulting and Clinical Psychology* 56: 762-65 (1988); Scheier, L.M. and Newcombe, M.D., »Psychosocial Predictors of Drug Use Initiation and Escalation: An Expansion of the Multiple Risk Factors Hypothesis Using Longitudinal Data«, *Contemporary Drug Problems* 18: 31-73 (1991); Farrell, A.D. et al., »Relationship Between Drug Use and Other Problem Behaviors in Urban Adolescents«, *Journal of Consulting and Clinical Psychology* 60: 705-12 (1992); Kandel, D.P. and Davies, M., »High School Students Who Use Crack and Other Drugs«, *Archives of General Psychiatry* 53: 71-80 (1996); Shedler and Block (1990), vgl. Fußnote 16.

19   Shalala, D., *Reality Check: Q & A*, Rockville, MD: Center for Substance Abuse Prevention (1996).

20   Remarks at National Conference on Marijuana Use (Juli 1995), vgl. Fußnote 2.

21   Alan Leschner, quoted in Swan, N., »Marijuana, Other Drug Use Among Teens Continues to Rise«, *NIDA Notes* 10,2 (1995), S. 2.

22   Senate Judiciary Committee Hearings, *Teenage Drug Use* (4. September 1996).

23   Quoted in Suro, R., »U.S., Private Sector Would Split $3 Million Cost«, *Washington Post* (13. Februar 1997), S. A1.

24   Flay, B.R. and Sobel, J.L., »The Role of Mass Media in Preventing Adolescent Substance Abuse«, S. 5-35 in Glynn, T.J. et al. (Hrsg.), *Preventing Adolescent Drug Abuse: Intervention Strategies*, Rockville, MD: National Institute on Drug Abuse (1983).

25   Anm. der Übersetzerin: An dieser Stelle sei daran erinnert, dass »Amerika« nicht gleichbedeutend mit den USA ist, sondern begrifflich auch Lateinamerika (also Mittel- und Südamerika) umfasst. Die einst von unzähligen indianischen Ureinwohnern bevölkerten Landmassen der so genannten »Neuen Welt« teilen sich vielmehr geographisch in Süd- Mittel- und Nordamerika auf, wobei Nordamerika heutzutage politisch die USA und Kanada umfasst. Wann immer im Text von »Amerika« die Rede ist, bezieht sich dieser Begriff allein auf die Vereinigten Staaten der USA!

26   Black, G.S., *Changing Attitudes Toward Drug Use*, Rochester, NY: Gordon S. Black Corporation (1988).

27   National Institute on Drug Abuse, »National Ad Campaign ›Unsells‹ Drugs«, *NIDA Notes* 3,2: 4 (1988); Partnership for a Drug-Free America, 1995 *Partnership Attitude Tracking Survey*, New York (1996).

28   Brecher, E.M., *Licit and Illicit Drugs*, Boston: Little, Brown and Company (1972).

29   Bass, L., »Public Perceptions of Marijuana: Knowledge, Attitudes, and Norms«, paper presented at *National Conference on Marijuana Use: Prevention, Treatment and Research*, sponsored by the National Institute on Drug Abuse, Arlington, VA (Juli 1995); Brown, L., remarks at *National Conference on Marijuana Use* (Juli 1995); Burke, J.E., Partnership for a Drug-Free America Press Release (12. Dezember 1994); Drug Enforcement Administration, Marijuana Blunts, Washington, DC: U.S. Department of Justice (1994); Califano, J.A., »Forward«, S. 2-4 in Center on Addiction and Substance Abuse, *National Survey of American Attitudes on Substance Abuse*, New York (1995); Guttman, M., »The New Pot Culture«, USA Weekend (16. Februar 1996), S. 4-7.

30   Bonnie, R.J. and Whitebread, C.N., *The Marihuana Conviction: A History of Marihuana Prohibition in the United States*, Charlottesville: University of Virgi-

nia Press (1974); National Commission on Marihuana and Drug Abuse, *Marihuana: A Signal of Misunderstanding*, Washington, DC: U.S. Government Printing Office (1972).

31 Braucht, G.N. et al., »Drug Education: A Review of Goals, Approaches and Effectiveness, and a Paradigm for Evaluation«, *Quarterly Journal of Studies of Alcohol* 34: 1279-92 (1973); Boldt, R.F. et al., »A Survey and Assessment of the Current Status of Drug-Related Instructional Programs in Secondary and Elementary Institutions«, S. 455-547 in National Commission on Marihuana and Drug Abuse, *Drug Use in America: Problem in Perspective, Volume 2*, Washington, DC: U.S. Government Printing Office (1973); Swisher, J. and Hoffman, A., »Information: The Irrelevant Variable in Drug Education«, S. 49-62 in Corder, B. et al. (Hrsg.), *Drug Abuse Prevention*, Dubuque, IA: WC. Brown Company (1975); Blum, R. et al., *Drug Education: Results and Recommendations*, Lexington, MA: Lexington Books (1976); Berberian, R.M. et al., »The Effectiveness of Drug Education Programs: A Critical Review«, *Health Education Monographs* 4: 377-98 (1976); Goodstadt, M.S., »Drug Education-A Turn On Or a Turn Off?« *Journal of Drug Education* 10: 89-99 (1980); Schaps, E. et al., »A Review of 127 Drug Abuse Prevention Programs«, *Journal of Drug Issues* 11: 17-34 (1981); Moskowitz, J.M., »Evaluation of a Substance Abuse Prevention Program for Junior High School Students«, *International Journal of the Addictions* 19: 419-30 (1984); Bangert-Drowns, R.L., »The Effects of School-Based Substance Abuse Education-A Meta-Analysis«, *Journal of Drug Education* 18: 243-64 (1988); Tobler, N.S., »Meta-Analysis of 143 Adolescent Drug Prevention Programs: Quantitative Outcome Results of Program Participants Compared to a Control or Comparison Group«, *Journal of Drug Issues* 16: 537-67 (1986).

32 DeJong, W., *Arresting the Demand For Drugs: Police and School Partnerships to Prevent Drug Abuse*, Washington, DC: National Institute of Justice (1987); Botvin, G.J., »Principles of Prevention«, S. 19-44 in Coombs, R.H. and Ziedonis, D.M. (Hrsg.), *Handbook on Drug Abuse Prevention: A Comprehensive Strategy to Prevent the Abuse of Alcohol and Other Drugs*, Boston: Allyn and Bacon (1995); Ellickson, P.L., »Schools«, S. 93-120 in Coombs, R.H. and Ziedonis, D.M. (Hrsg.), *Handbook on Drug Abuse Prevention: A Comprehensive Strategy to Prevent the Abuse of Alcohol and Other Drugs*, Boston: Allyn and Bacon (1995); Falco (1992), vgl. Fußnote 6.

33 U.S. Department of Education (1988), vgl. Fußnote 10.

34 Pentz, M.A. et al., »A Multicommunity Trial for Primary Prevention of Adolescent Drug Abuse: Effects on Drug Use Prevalence«, *Journal of the American Medical Association* 261: 3259-66 (1989); Johnson, C.A. et al., »Relative Effectiveness of Comprehensive Community Programming for Drug Abuse Prevention

With High-Risk and Low-Risk Adolescents«, *Journal of Consulting and Clinical Psychology* 58: 447-56 (1990).

35 Flay, B.R. et al., »Effects of Program Implementation on Adolescent Drug Use Behavior«, *Evaluation Review* 14: 416-49 (1990); Ellickson, P.L. and Bell, R.M., »Drug Prevention in Junior High: A Multi-Cite Longitudinal Test«, *Science* 247: 1299-1305 (1990); Ellickson, P.L. et al., »Preventing Adolescent Drug Use: Long-Term Results of a Junior High Program«, *American Journal of Public Health* 83: 856-61 (1993); Botvin, G.J. et al., »Long-Term Follow-Up of a Randomized Drug Abuse Prevention Trial in a White Middle-Class Population«, *Journal of the American Medical Association* 273: 1106-12 (1995); Hansen, WB. et al., »Affective and Social Influences Approaches to the Prevention of Multiple Substance Abuse among Seventh Grade Students: Results from Project SMART«, *Preventative Medicine* 17: 135-54 (1988).

36 Wysong, E. et al., »Truth and Dare: Tracking Drug Education to Graduation and as Symbolic Politics«, *Social Problems* 41: 448- 72 (1994); Ennett, S. T. et al., »How Effective Is Drug Abuse Resistance Training? A Meta-Analysis of Project DARE Outcome Evaluations«, *American Journal of Public Health* 84: 1394-1401 (1994); Rosenbaum, D.P. et al., »Cops in the Classroom: A Longitudinal Evaluation of Drug Abuse Resistance Education (DARE)«, *Journal of Research in Crime and Delinquency* 31: 3-31 (1994); Dukes, R.L. et al.; »Three-Year Follow-Up of Drug Abuse Resistance Training (D.A.R.E.)«, Evaluation Review 20: 4966 (1996).

37 Brown, J.H. et al., »Students and Substances: Social Power in Drug Education«, *Educational Evaluation and Policy Analysis* 19: 65-82 (1997).

38 Johnston et al. (1996), vgl. Fußnote 15.

39 National Commission on Drug-Free Schools, *Toward a Drug-Free Generation: A Nation's Responsibility*, Washington, DC: U.S. Department of Education (1990).

40 Brown et al. (1997), vgl. Fußnote 36.

41 U.S. Department of Education (1988), vgl. Fußnote 10, S. 13.

42 United States General Accounting Office, *Drug Abuse Prevention: Federal Efforts to Identify Exemplary Programs Need Stronger Design*, Washington, DC: United States General Accounting Office (1991).

43 Saunders, B., »Illicit Drugs and Harm Reduction Education«, *Addiction Research* 2: i-iii (1995); Goodstadt, M.S., *Drug Education*, Washington, DC: U.S. Department of Justice (1988); Moskowitz, J.M., »The Primary Prevention of Alcohol Problems: A Critical Review of the Research Literature«, *Journal of Studies on Alcohol* 50: 54-88 (1989); Polich, J.M. et al., *Strategies for Controlling Adolescent Drug Use*, Santa Monica, CA: Rand Corporation (1984); Cohen, J., »Drug Education, Politics, Propaganda and Censorship:« *International Journal of Drug Po-*

licy 7: 153-57 (1996); Rosenbaum, M., *Kids, Drugs, and Drug Education: A Harm Reduction Approach*, San Francisco: National Council on Crime and Delinquency (1996); Engs, R.C. and Fors, S.W, »Drug Abuse Hysteria: The Challenge of Keeping Perspective«, *Journal of School Health* 58: 26-28 (1988); Duncan, D.F., »Drug Abuse Prevention in Post-Legalization America: What Could It Be Like?«, *Journal of Primary Prevention* 12: 317-22 (1992); Brown, J.H., »Drug Education and Democracy [In]Action«, *Multidisciplinary Association for Psychedelic Studies* 7, 1: 2834 (1997); Nadelmann, E.A., »Stop Kidding About Drug-Free Kids«, *Los Angeles Times* (3. Januar 1997).

44 National Institute on Drug Abuse, *Doing Drug Education: The Role of the School Teacher*, Rockville, MD (1975).

45 National Institute on Drug Abuse, *Let's Talk About Drug Abuse: Some Questions and Answers*, Rockville, MD: U.S. Department of Health, Education, and Welfare (1979); National Institute on Drug Abuse, *This Side Up: Making Decisions About Drugs*, Rockville, MD: U.S. Department of Health, Education, and Welfare (1977).

46 Swisher, J.D., »Prevention Issues«, S. 423-35 in DuPont, R.L. et al. (Hrsg.), *Handbook on Drug Abuse*, Rockville, MD: National Institute on Drug Abuse (1979); Abrams, A. et al. (Hrsg.), *Accountability in Drug Education: A Model for Evaluation*, Washington, DC: Drug Abuse Council (1973); Bushy, J., *Drug Education: Goals, Approaches, Evaluation*, Arlington, VA: Educational Research Service (1975); Girdana, D. and Girdana, D., *Drug Education: Content and Methods*, Reading, MA: Addison-Wesley (1972); Edwards, G., *Reaching Out*, New York: Holt, Rhinehard and Winston (1971); Cornacchio, H., *Drugs in the Classroom: A Conceptual Model for School Programs*, St. Louis: C.V. Mosby (1973); Dohner, V.A., »Alternatives to Drugs«, *Journal of Drug Education* 2: 3-22 (1972).

47 Drug Policy Office, *Federal Strategy for Prevention of Drug Abuse and Drug Trafficking*, Washington, DC: The White House (1982).

48 U.S. Department of Education, *What Works: Schools Without Drugs*, Washington, DC (1986).

49 Lindblad, R.A, »A Review of the Concerned Parent Movement in the United States of America«, *Bulletin on Narcotics* 35, 3: 41-52 (1983); Booth, W., »War Breaks Out Over an Agency«, *Science* 211: 648-50 (1988); Jaffe, J.H., »Footnotes in the Evolution of the American National Response: Some Little Known Aspects of the First American Strategy for Drug Abuse and Drug Trafficking Prevention«, *British Journal of Addiction* 82: 587 -600 (1987).

50 Cohen, J., »Achieving a Reduction in Drug-Related Harm Through Education«, S. 65-76 in Heather, N. et al., *Psychoactive Drugs and Harm Reduction: From Faith to Science*, London: Whurr (1993); Staples, P., »Reduction of Alcohol- and

Drug-Related Harm in Australia: A Government Minister's Perspective«, S. 49-54 in Heather, N. et al., *Psychoactive Drugs and Harm Reduction: From Faith to Science*, London: Whurr (1993); Marshall, I.H. and Marshall, C.E., »Drug Prevention in the Netherlands – A Low Key Approach«, S. 205-32 in Leuw, E. and Marshall, I.H. (Hrsg.), *Between Prohibition and Legalization: The Dutch Experiment in Drug Policy*, Amsterdam: Kugler Publications (1994)

51   Lifeline, 101-103 Oldham Street, Manchester, England M4 1LW.

52   McDermott, P. et al., »Ecstasy in the United Kingdom: Recreational Drug Use and Subcultural Change«, S. 230-44 in Heather, N. et al. (Hrsg.), *Psychoactive Drugs and Harm Reduction: From Faith to Science*, London: Whurr (1993); Fromberg, E., »A Harm Reduction Educational Strategy Toward Ecstasy«, S. 146-153 in O'Hare, P.A. et al. (Hrsg.), *The Reduction of Drug-Related Harm*, New York: Routledge (1992). Anm. der Übersetzerin: Die Selbsthilfeorganisation »Eve and Rave« ist seit 1995 in Deutschland und seit 1996 in der Schweiz entsprechend informativ vor Ort tätig. Ob sie vor Ort Proben analyseren können, hängt von der politischen Akzeptanz der Schadensbegrenzung einzelner Bundesstaaten und Kantone ab. Mit offizieller Unterstützung wurden »drug checks« bislang in Bern und Zürich (CH), in Hannover, Berlin und Münster (D) sowie in Amsterdam (NL) und Wien (A) durchgeführt. Bei Open-Air-Raves sind außerdem seit einigen Jahren andere Selbsthilfeorganisationen wie DROPS und Eclipse tätig, um Erste Hilfe bei Drogennotfällen zu leisten, mit denen sich die Sanitäter vor Ort erfahrungsgemäß überfordert fühlen.

53   Netherlands Institute on Alcohol and Drugs, »Cannabis Policy Fact Sheet«, *Netherlands Alcohol and Drug Report* 1 (1995). Anm. der Übersetzerin: Bei dem jährlich in Amsterdam stattfindenden Cannabiscup (zum Preisverleih der besten Cannabissorten) fallen insbesondere US-amerikanische Touristen unangenehm auf. Aufgrund der restriktiven Drogenpolitik in ihrer Heimat können sie offenbar weitaus schlechter als andere Besucher des Events mit den Wirkungen der angebotenen Cannabissorten umgehen!

54   Jacobs, J.B., *Drunk Driving: An American Dilemma*, Chicago: University of Chicago Press (1989).

55   Cohen, J. and Kay, J., *Taking Drugs Seriously: A Parent's Guide to Young People's Drug Use*, Great Britain: Thorsons (1994); Miller, M. and Burbank, S., *Teach Your Children Well – A Rational Guide to Family Drug Education*, Mosier, OR: Mothers Against Misuse and Abuse (1995); De Miranda, J., »Do Our Drug Prevention Messages Underestimate Kids?« *Alcoholism and Drug Abuse Weekly* (17. Februar 1997); Anonymous, »The Rite of Passage: A Family's Perspective on the Use of MDMA«, *Multidisciplinary Association for Psychedelic Studies* 7, 1: 40-45 (1997); Anonymous, »Stumbling on His Stash«, *Multidisciplinary Association for*

Psychedelic Studies 7, 1: 37-39 (1997); Beam, A., »Getting Real About Drugs«, *Boston Globe* (25. November 1991).

56 Center on Addiction and Substance Abuse, *National Survey of American Attitudes on Substance Abuse*, New York (1995); Center on Addiction and Substance Abuse, *National Survey of American Attitudes on Substance Abuse II: Teens and Their Parents*, New York (1996).

Resumee: Wissenschaft, Politik und Drogenpolitik

1   Advisory Committee on Drug Dependence, *Cannabis*, London: Her Majesty's Stationery Office (1969).

2   Canadian Government Commission of Inquiry, *The Non-Medical Use of Drugs*, Ottawa, Canada: Information Canada (1970).

3   National Commission on Marihuana and Drug Abuse, *Marihuana: A Signal of Misunderstanding*, Washington, DC: U.S. Government Printing Office (1972).

4   Werkgroep Verdovende Middelen, *Background and Risks of Drug Use*, The Hague: Staatsuigeverij (1972).

5   Senate Standing Committee on Social Welfare, *Drug Problems in Australia – An Intoxicated Society*, Canberra: Australian Government Publishing Service (1977).

6   National Research Council, *An Analysis of Marijuana Policy*, Washington, DC: National Academy Press (1982).

7   McDonald, D. et al., *Legislative Options for Cannabis in Australia*, Report on the National Task Force on Cannabis, Canberra: Australian Government Publishing Service (1994).

8   Ministry of Health, Welfare and Sport, *Drugs Policy in the Netherlands: Continuity and Change*, The Netherlands (1995).

9   National Commission on Marihuana and Drug Abuse, »Marihuana Use in American Society«, S. 249-339 in *Marihuana: A Signal of Misunderstanding*, Appendix I, Washington, DC: U.S. Government Printing Office (1972).

10 National Commission on Marihuana and Drug Abuse, »Enforcement Behavior at the State Level«, S. 612-728 in *Marihuana: A Signal of Misunderstanding*, Appendix I, Washington, DC: U.S. Government Printing Office (1972).

11 National Commission on Marihuana and Drug Abuse, »A Nationwide Study of Beliefs, Information and Experiences«, S. 855-968 in *Marihuana: A Signal of Misunderstanding*, Appendix II, Washington, DC; U.S. Government Printing Office (1972).

12 National Commission on Marihuana and Drug Abuse, »Opinion Within the Criminal Justice System«, S. 782-852 in *Marihuana: A Signal of Misunderstanding*, Appendix II, Washington, DC: U.S. Government Printing Office (1972).

13 Subcommittee Hearings to Investigate Juvenile Delinquency, Senate Judiciary

Committee, *Marijuana Decriminalization*, Washington, DC: U.S. Government Printing Office (1975).

14 New York Academy of Medicine, Committee on Public Health, »Marihuana and Drug Abuse«, *Bulletin of the New York Academy of Medicine* 49: 77-80 (1973).

15 Quoted in Baum, D., *Smoke and Mirrors: The War on Drugs and the Politics of Failure*, Boston: Little, Brown and Company (1996), S. 92.

16 Subcommittee Hearings to Investigate Juvenile Delinquency, Senate Judiciary Committee (1975), vgl. Fußnote 13, S.6.

17 Quoted in DiChiara, A. and Galliher, J.F., »Dissonance and Contradictions in the Origins of Marihuana Decriminalization«, *Law and Society Review* 28: 41-77 (1994), S. 58.

18 Quoted in *Marihuana and Health in Perspective, Summary and Comments* and Fischer, B., »Canadian Cannabis Policy: The Impact of Criminalization, the Current Reality and Future Policy Options«, S. 227-42 in Bollinger, L. (Hrsg.), *Cannabis Science: From Prohibition to Human Right*, New York: Peter Lang (1997).

19 Quoted in DiChiara and Galliher (1994), vgl. Fußnote 17, S.55.

20 Quoted in DiChiara and Galliher (1994), vgl. Fußnote 17, S.53.

22 Quoted in DiChiara and Galliher (1994), vgl. Fußnote 17, S.52.

23 Quoted in DiChiara and Galliher (1994), vgl. Fußnote 17, S.51.

24 President's Advisory Commission on Narcotics and Drug Abuse, *Final Report*, Washington, DC: U.S. Government Printing Office (1963).

25 President's Commission on Law Enforcement and the Administration of Justice, *Task Force Report on Narcotics and Drug Abuse*, Washington, DC: U.S. Government Printing Office (1967).

26 National Institute of Law Enforcement and Criminal Justice, *Marijuana: A Study of State Policies and Penalties*, Washington, DC: U.S. Department of Justice (1977).

27 DiChiara and Galliher (1994), vgl. Fußnote 17.

28 Subcommittee Hearings to Investigate the Administration of the Internal Security Act and Other Internal Security Laws, *Marihuana-Hashish Epidemic and Its Impact on United States Security*, Washington, DC: U.S. Government Printing Office (1974). Anm. der Übersetzerin: Das US-amerikanische Schulsystem unterscheidet sich wesentlich von dem europäischen und weicht innerhalb der Bundesstaaten voneinander ab. Manche Bundesstaaten unterscheiden die Junior Highschool (7. bis 9. Jahrgang, d. h. die Altersstufen von 13 bis 15 Jahren) von der Senior Highschool (10. bis 12. Jahrgang, d. h. die Altersstufen von 16 bis 18 Jahren). Andere Bundesstaaten kennen nur eine Highschoool, die im 9. Jahrgang mit den so genannten »freshmen« im Alter von 15 beginnt und die 16-jährigen

»sophomores«, die 17-jährigen »juniors« sowie die 18-jährigen »seniors« umfasst.

29 Slaughter, J.B., »Marijuana Prohibition in the United States: History and Analysis of a Failed Policy«, *Columbia Journal of Law and Social Problems* 21: 417-74 (1988).

30 Johnston, L.D. et al., *National Survey Results on Drug Use from the Monitoring the Future Study, 1975-1995, Volume I, Secondary School Students*, Rockville, MD: U.S. Department of Health and Human Services (1996).

31 Cook, M.H. and Newman, C., *This Side Up*, Rockville, MD: National Institute on Drug Abuse (1977); National Institute on Drug Abuse, *Drug Abuse Prevention for Your Family*, Rockville, MD (1977).

32 Manatt, M., *Parents, Peers and Pot*, Rockville, MD: National Institute on Drug Abuse (1979); Manatt, M., *Parents, Peers and Pot II*, Rockville, MD: National Institute on Drug Abuse (1983); Mann, P. *Marijuana Alert*, New York: McGraw-Hill Book Company (1985); National Institute on Drug Abuse, »Celebrating Parent Power in Georgia«, *Prevention Resources* 3, 3-4 (1978).

33 National Institute on Drug Abuse, »Prevention at the Grassroots«, *Prevention Resources* 6, 1 (1982).

34 National Institute on Drug Abuse, *State of the Art Report on the Parent Movement*, Rockville, MD (1981).

35 Lindblad, R.A., »A Review of the Concerned Parent Movement in the United States of America«, *Bulletin on Narcotics* 35, 3: 41-52 (1983); Jaffe, J.H., »Footnotes in the Evolution of the American National Response: Some Little Known Aspects of the First American Strategy for Drug Abuse and Drug Trafficking Prevention«, *British Journal of Addiction* 82: 587-600 (1987).

36 DuPont, R.L., *Getting Tough on Gateway Drugs*, Washington, DC: American Psychiatric Press (1984).

37 Manatt (1979), vgl. Fußnote 32.

38 Baum (1996), vgl. Fußnote 15.

39 Mann, P., *Marijuana Update*, Pleasantville, NY: Reader's Digest (1982), S. 3,11, 17.

40 Mann (1985), vgl. Fußnote 32.

41 The American Council on Marijuana was later renamed the American Council on Marijuana and Other Psychoactive Drugs, and then the American Council for Drug Education.

42 Zum Beispiel: Heath, R.G., *Marijuana and the Brain*, Rockville, MD: American Council on Marijuana and Other Psychoactive Drugs (1981); Tashkin, D.P. and Cohen, S., *Marijuana Smoking and Its Effects on the Lungs*, Rockville, MD: American Council on Marijuana and Other Psychoactive Drugs (1981); Turner, C.E., *The Marijuana Controversy*, Rockville, MD: American Council on Marijuana and Other Psychoactive Drugs (1981); Moskowitz, H. and Petersen, R., *Marijuana and Driving*, Rockville, MD: American Council on Marijuana and Other

Psychoactive Drugs (1982); Smith, C.G. and Asch, R.H., *Marijuana and Reproduction*, Rockville, MD: American Council on Marijuana and Other Psychoactive Drugs (1982).

43 Russell, G.K., *Marihuana Today: A Compilation of Medical Findings for the Layman*, New York: The Myrin Institute (1978).

44 Nahas, G.G., *Marijuana – Deceptive Weed*, New York: Raven Press (1973); Nahas, G.G., *Keep Off the Grass*, New York: Reader's Digest Press (1976).

45 Nahas (1976), vgl. Fußnote 44, S. 152,163.

46 »Reagan Warns Against Easier ›Pot‹ Penalties«, *Los Angeles Times* (5. Dezember 1974), S. 32.

47 Drug Policy Office, *Federal Strategy for Prevention of Drug Abuse and Drug Trafficking*, Washington, DC: The White House (1982).

48 »Discussion Highlights«, S. 100-108 in National Institute on Drug Abuse, *Marijuana and Youth: Clinical Observations on Motivation and Learning*, Rockville, MD (1982), S. 101.

49 »Highlights of Final Discussion«, S. 109-120 in National Institute on Drug Abuse, *Marijuana and Youth: Clinical Observations on Motivation and Learning*, Rockville, MD (1982), S. 114-15.

50 National Institute on Drug Abuse, *Marijuana and Health*, Ninth Report to the U.S. Congress from the Secretary of Health and Human Services (1982).

51 National Institute on Drug Abuse, *Marijuana and Health*, Eighth Annual Report to the U.S. Congress from the Secretary of Health, Education, and Welfare (1980).

52 Kleiman, M.A.R., *Marijuana: Costs of Abuse, Costs of Control*, New York: Greenwood Press (1989); Reuter, P., »On the Consequences of Toughness«, S. 138-164 in Kraus, M.B. and Lazear, E.P., *Searching for Alternatives: Drug Control Policy in the United States*, Stanford: Hoover Institution Press (1991); Baum (1996), vgl. Fußnote 15.

53 Gordon, D.R., *The Return of the Dangerous Classes: Drug Prohibition and Policy Politics*, New York: W.W. Norton & Company (1994); Trebach, A.S., *The Great Drug War*, New York: Macmillan Publishing Company (1987).

54 Federal Bureau of Investigation, *Uniform Crime Reports*, Washington, DC: U.S. Department of Justice (1991-1995).

55 Marijuana Policy Project, *»Smoke a Joint, Lose Your License«*, Juli 1995 Status Report, Washington, DC (1995).

56 Marijuana Policy Project, »MPP Analyzes States' Medicinal Marijuana Laws«, *Marijuana Policy Report* 2, 3: 1-6 (1996); Wren, C.S., »Votes on Marijuana are Stirring Debate«, *New York Times* (17. November 1996), S. 16.

57 Drug Enforcement Administration, *Drug Legalization: Myths and Misconcep-*

tions, Washington, DC: U.S. Department of Justice (1994); Barry McCaffrey, Director of National Drug Control Policy, Senate Judiciary Committee Hearings, Teenage Drug Use (4. September 1996); Office of National Drug Control Policy, *The Administration's Response to the Passage of California Proposition 215 and Arizona Proposition 200*, Washington, DC: The White House (30. Dezember 1996); »Doctors Given Federal Threat on Marijuana: U.S. Acts to Overcome States' Easing of Law«, *New York Times* (31. Dezember 1996), S. 1.

58 Office of National Drug Control Policy, *National Drug Control Strategy*, Washington, DC (1989), S. 47.

59 U.S. Department of Education, *What Works: Schools Without Drugs*, Washington, DC (1992); Office of National Drug Control Policy (1989), vgl. Fußnote 58.

60 American Management Association, *1994 Survey on Workplace Drug Testing and Drug Abuse Policies*, New York (1994).

61 Booth, W., »Florida County Sets Drug Tests for Welfare Clients«, *Washington Post* (17. September 1996), S. A3.

62 Boodman, S.G., »Testing Your Children for Drugs«, *Washington Post Health* (25. Februar 1997), S. 12.

63 Glass, S., »Don't You D.A.R.E.«, *New Republic* (3. März 1997), S. 18-28.

64 *Substance Abuse and Mental Health Services Administration, National Household Survey on Drug Abuse: Main Findings 1994*, Rockville, MD: U.S. Department of Health and Human Services (1996); Johnson et al. (1996), vgl. Fußnote 30.

65 Zum Beispiel: Center on Addiction and Substance Abuse, *Cigarettes, Alcohol, Marijuana: Gateway to Illicit Drug Use*, New York (1994); Center on Addiction and Substance Abuse, *National Survey of American Attitudes on Substance Abuse*, New York (1995); Center on Addiction and Substance Abuse, *National Survey of American Attitudes on Substance Abuse II: Teens and Their Parents*, New York (1996).

66 Leshner, A.I., »Marijuana Initiative Features Scientifically Accurate Messages«, *NIDA Notes* 10,4: 3 (1995).

67 Partnership for a Drug-Free America Press Release, »With Potenzial Marijuana Crisis Re-Emerging, Partnership Launches Massive Advertising Blitz on Marijuana«, New York (23. Januar 1995).

68 Hadi, N., »The Reality Check Campaign«, *Prevention Pipeline* 9, 4: 5-6 (1996).

69 Quoted in »NIDA Conference Advances HHS Secretary's Marijuana Initiative«, *NIDA Notes* 10,6: 5 (1995).

70 Ministry of Health, Welfare and Sport (1995), vgl. Fußnote 8.

71 Bollinger, L., »German Drug Law in Action«, S. 153-68 in Bollinger, L. (Hrsg.), *Cannabis Science: From Prohibition to Human Right*, Frankfurt: Peter Lang (1997); Arnao, G., »Anti-Prohibitionism: Prospects For the Future«, S. 107-203

in *Questioning Prohibition: 1994 International Report on Drugs*, International Report on Drugs, Brussels: International Antiprohibitionist League (1994); Radical Anti-Prohibitionist Co-Ordination, »The Cora and the Italian Referendum on Drugs«, S. 151-52 in *Questioning Prohibition: 1994 International Report on Drugs*, Brussels: International Antiprohibitionist League (1994); McDonald et al. (1994), vgl. Fußnote 7.

72 McDonald et al. (1994), vgl. Fußnote 7.

73 Bonnie, R.J., »America's Drug Policy: Time for Another Commission?« *Contemporary Drug Problems* 20: 395-408 (1993).

74 National Commission on Drug-Free Schools, *Toward a Drug-Free Generation: A Nation's Responsibility*, Washington, DC: U.S. Department of Education (1990); Office of National Drug Control Policy, *National Drug Control Strategy*, Washington, DC: The White House (1995); U.S. Department of Health and Human Services Press Release, »Marijuana and Tobacco Use Still Rising Among 8th and 10th Graders«, Rockville, MD (19. Dezember 1996).

75 Center on Addiction and Substance Abuse, Legalization: Panacea or Pandora's Box, New York (1995); Gorman, T.J., *The Myths of Drug Legalization*, Santa Clarita, CA: California Narcotics Officers' Association (1994); Drug Enforcement Administration (1994), vgl. Fußnote 57.

76 Adlaf, E. et al., *The Ontario Student Drug Use Survey: 1975-1995*, Toronto: Addiction Research Foundation (1995); Donnelly, N. and Hall, W, *Patterns of Cannabis Use in Australia*, Canberra: Australian Government Publishing Service (1994); Harrison, L.D., »More Cannabis in Europe? Perspectives from the USA«, paper presented at the Conference on Drug Use and Drug Policy, European Research Group on Drug Issues and Drug Policy, Amsterdam (September 1996).

77 Single, E., »The Impact of Marijuana Decriminalization: An Update«, *Journal of Public Health Policy* 10: 456-66 (1989); Johnston, L.D. et al., *Marijuana Decriminalization: The Impact on Youth, 1975-1980*, Monitoring the Future, Occasional Paper 13, Ann Arbor: University of Michigan (1981); Saveland, Wand Bray, D. F., »Trends in Cannabis Use Among American States with Different and Changing Legal Regimes, 1972-77«, Contemporary Drug Problems 10: 335-61 (1981).

78 Belden & Russonello, »American Voters' Opinions on the Use and Legalization of Marijuana«, national random poll conducted for the American Civil Liberties Union, New York (1995).

79 Bureau of Justice Statistics, *Sourcebook of Criminal Justice Statistics 1994*, Washington, DC: U.S. Department of Justice (1994), S. 197; Partnership for a Drug Free America, *1995 Partnership Attitude Tacking Study*, New York (1996); Center

on Addiction and Substance Abuse (1995), vgl. Fußnote 65; Center on Addiction and Substance Abuse (1996), vgl. Fußnote 65; Belden & Russonello (1995), vgl. Fußnote 78.

80 Johnston et al. (1996), vgl. Fußnote 30.

81 Bureau of Justice Statistics, *Sourcebook of Criminal Justice Statistics 1995*, Washington, DC: U.S. Department of Justice (1995), S. 219.

82 The Field Institute, poll of California voters' Support for Proposition 215 (1996); Center on Addiction and Substance Abuse Press Release, »Majority of Californians Support Marijuana for Terminally Ill But Reject Other Provisions« (28. Oktober 1996; Lake Research, Inc., national random poll conducted for the Lindesmith Center, New York (1997); Belden & Russonello (1995), vgl. Fußnote 78.

83 Center on Substance Abuse Prevention, »Marijuana Issues: Meeting Summary«, Rockville, MD: U.S. Department of Health and Human Services (April 1995); Center on Addiction and Substance Abuse (1995), vgl. Fußnote 65; Center on Addiction and Substance Abuse (1996), vgl. Fußnote 65; Partnership for a Drug-Free America (1996), vgl. Fußnote 79.

84 Substance Abuse and Mental Health Services Administration (1996), vgl. Fußnote 64.

Deutschsprachige Literatur

Hans-Georg Behr: *Von Hanf ist die Rede – Kultur und Politik einer Pflanze.* Zweitausendeins (1998)

Ivan Bocsa, Michael Karus, C.F. Müller: *Der Hanfanbau. Botanik, Sorten, Anbau und Ernte.* Müller Verlag (1997)

Mathias Bröckers, Jack Herer: *Die Wiederentdeckung der Nutzpflanze Hanf.* Zweitausendeins (1998)

Mathias Bröckers: *Cannabis – Hanf Hemp Chanvre Canamo.* AT-Verlag (2002)

Wilhelm Burian, Irmard Eisenbach-Stangl (Hrsg.): *Haschisch: Prohibition oder Legalisierung, Ursachen und Folgen des Cannabisverbots.* Beltz (1982)

Robert Connell Clarke: *Hanf,* AT Verlag (1997)

Lester Grinspoon. *Marihuana, die verbotene Medizin.* Zweitausendeins (1994)

Franjo Grotenhermen: *Hanf als Medizin.* AT Verlag (2004)

Franjo Grotenhermen: *Cannabis und Cannabinoide.* Huber Verlag (2001)

Franjo Grotenhermen, Michael Karus: *Cannabis, Straßenverkehr und Arbeitswelt. Recht – Medizin – Politik.* Springer Verlag (2002).

Dieter Kleiber, Renate Soellner: *Cannabiskonsum. Entwicklungstendenzen, Konsummuster und Risiken.* Juventa Verlag (1998).

Dieter Kleiber, Karl-Artur Kovar: *Auswirkungen des Cannabiskonsums.* Wissenschaftliche Verlagsgesellschaft (1997).

Roger Liggenstorfer, François Reusser, Franz Schori (Hrsg.): *Hanf-Szene Schweiz. Für eine Regulierung des Cannabis-Marktes.* Nachtschatten Verlag (2004)

Jürgen Neumeyer: *Cannabis.* Verlag Hans Schickert (1996), (Stand der Diskussion im Bereich Pharmakologie, Medizin, Szene, Politik, Kultur und Recht)

nova-Institut Köln: *Hanfsamen und Hanföl als Lebens- und Heilmittel.* Die Werkstatt (1998)

Christian Rätsch: *Hanf als Heilmittel.* AT Verlag (1998)

Wolfgang Schneider: *Biographie und Lebenswelt von Langzeitcannabiskonsumenten.* Express Edition (1984)

Wolfgang Schneider: *Risiko Cannabis? Bedingungen und Auswirkungen eines kontrollierten, sozial-integrierten Gebrauchs von Haschisch und Marihuana.* VWB Verlag für Wissenschaft und Bildung (1995)

Renate Söllner. *Abhängig von Haschisch? Cannabiskonsum und psychosoziale Gesundheit.* Hans-Huber Verlag (2000)

Internetseiten zum Thema

Drogenpolitische Initiative
http://www.cannabislegal.de/

Internationale Arbeitsgemeinschaft Cannabis als Medizin
http://www.acmed.org/german/home.htm

Institut für klinische Forschung
http://www.ikf-berlin.de/

THC Pharm
http://www.thc-pharm.de/

Delta 9 Pharma (Neumarkt)
http://www.delta9pharma.de

Dronabinol Arbeitsgemeinschaft
http://www.dronabinol-ag.de/

Webseiten von Patienten
http://www.inside.to/cannabis/
http://www.cannabisprozess.de/

Biographische Angaben

Lynn Zimmer, Ph.D., ist als Associate Professor [außerordentliche Professorin] für Soziologie am Queens College der City University von New York tätig. Sie ist Autorin der Bücher *Operation Pressure Point and the Disruption of Street-Level Drug Trafficking* (New York University School of Law, 1987) und *Women Guarding Men* (University of Chicago Press, 1986) sowie zahlreicher wissenschaftlicher Artikel über Drogengebrauch, Drogentests, Strafverfolgungen und Strafvollzug. Ihre Artikel erschienen in Fachzeitschriften wie *Behavioral Sciences and the Law, Social Problems, Gender and Society, Women and Criminal Justice, Contemporary Drug Problems, American Journal of the Police und International Journal of Drug Policy.*
Zimmer promovierte in Soziologie an der Cornell University und erlangte Forschungsstipendien von der American Association of University Women, der Edna McConnell Clark Stiftung und dem Center for Research in Crime and Justice an der University School of Law von New York.

John P. Morgan, M.D., ist als Arzt und Professor für Pharmakologie an der University of New York Medical School und als Adjunct Professor an der Mount Sinai School of Medicine tätig. Nach seinem Examen an der University of Cincinnati College of Medicine absolvierte er an der State University von New York in Syracuse eine Ausbildung zum Internisten und an der Johns Hopkins and the University of Rochester zum klinischen Pharmakologen. Im Bereich der medizinischen Forschung publizierte Morgan unzählige Artikel zu Themen der Pharmakologie, zur Toxizität von Drogen und ärztlichen Verschreibungspraktiken. Seine Artikel wurden in Fachzeitschriften wie dem *Journal of the American Medical Association, New England Journal of Medicine, British Medical Journal, Archives of Neurology, Annals of Internal Medicine, Clinical Pharmacology and Therapeutics, und dem Journal of Pharmacology and Experimental Therapeutics* publiziert. Für seine Beiträge zur Reform der gesetzlich geregelten Drogenpolitik wurde Morgan 1996 von der Drug Policy Stiftung mit dem LeDain Award ausgezeichnet.

Morgan und **Zimmer** publizierten als Ko-Autoren zwei Artikel über Kokain: »The Pharmacology of Smokable Cocaine: Not All It's Cracked Up to Be« (hrsg. von Craig Reinarman und Harry G. Levine, *Crack in America*, University of California Press, 1997) und »Animal Self-Administration of Cocaine: Misinterpretation, Misrepresentation, and Invalid Extrapolation to Humans« (hrsg. von Patricia G. Erickson et al.; *New Public Health Policies and Programs for the Reduction of Drug Related Harm*, University of Toronto Press, 1997).

Das **Lindesmith Center** ist als Forschungsinstitut der Vermittlung und Verbreitung von Informationen für Diskussionen über Drogenpolitik und verwandte Themen verpflichtet. Zu diesem Zweck beherbergt das Zentrum eine umfassende Bibliothek, unterhält eine Website (www.lindesmith.org), veröffentlicht Artikel und Bücher, organisiert Seminare, vermittelt Kontakte zwischen Forschern und Journalisten, finanziert eine Arbeitsgruppe zur Methadon-Politik und subventioniert Forschungsvorhaben in Europa und den osteuropäischen Staaten. Der Institutsleiter **Ethan Nadelmann** und seine Mitarbeiter steuern [zu diesem Themenbereich] Artikel für maßgebliche Magazine und Zeitungen bei, halten öffentliche Vorträge und beliefern die Medien mit Informationen. Das Lindesmith Center ist den Richtlinien der Schadenbegrenzung [harm reduction] verpflichtet; eine Alternative zur [gängigen] Drogenpolitik, die darauf abzielt, schädliche Auswirkungen des Drogenmissbrauchs und einer an Sanktionen orientierten Drogenprohibition zu begrenzen.

Der Herausgeber **Mathias Bröckers** ist freier Journalist und Buchautor. Von 1981 bis 1991 leitete er den Kulturteil der Berliner Tageszeitung *taz*. Er verfaßte Kolumnen für die *Zeit* und die *Woche*. Zusammen mit Jack Herer gab er 1993 bei Zweitausendeins den Bestseller *Die Wiederentdeckung der Nutzpflanze Hanf* heraus. Im Zusammenhang mit dem Attentat auf das World Trade Center am 11. September 2001 brachte er bei Zweitausendeins zwei Bücher über Verschwörungstheorien heraus. Weitere Beiträge zu diesem Theme schreibt er für die Websites www.telepolis.de und www.broeckers.com. Im AT-Verlag veröffentlichte Bröckers 2002 einen kommentierten Bildband über *Cannabis*.

Die Übersetzerin **Dr. Claudia Müller-Ebeling** ist Beiratsmitglied des Europäischen Collegiums für Bewusstseinsstudien (ECBS). Als Kunsthistorikerin war sie an Hamburger Museen tätig und führte als Ethnologin Feldforschungen zum Heilpflanzenwissen und Schamanismus in der Karibik, auf den Seychellen, in Korea, Peru und vor allem in Nepal durch. Ihre Forschungsschwerpunkte gelten der visionären Malerei, dem Schamanismus und veränderten Bewusstseinszuständen. Sie ist Ko-Autorin der beim AT-Verlag erschienenen Bücher *Hexenmedizin, Schamanismus und Tantra in Nepal* und *Lexikon der Liebesmittel*.

Index

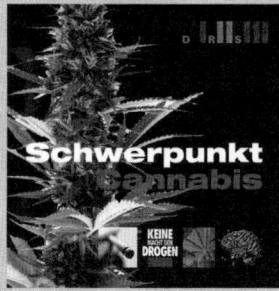
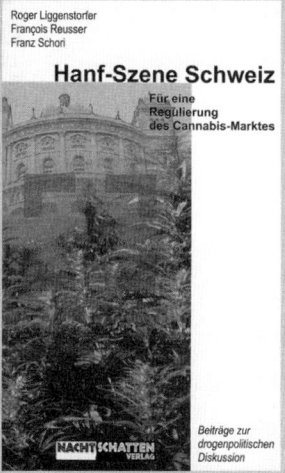

Die ganze Welt des Hanfs

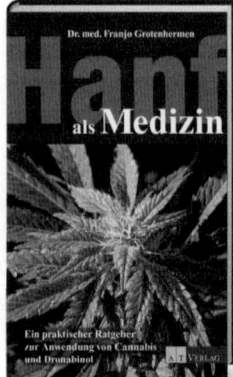
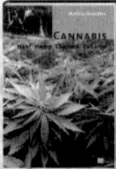
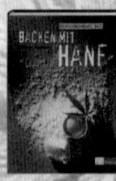
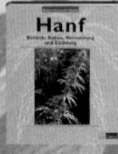
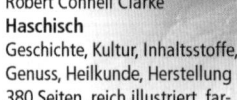
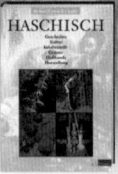
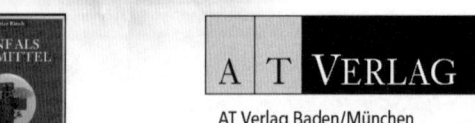